117/118 Universale Bollati Boringhieri

Carl Gustav Jung

Il problema della malattia mentale

Bollati Boringhieri

Prima edizione 1975

Ristampa maggio 2002

Stampato in Italia dalla Stampatre di Torino
ISBN 88-339-0319-2

Titoli originali

Über die Psychologie der Dementia praecox (1907) / *Der Inhalt der Psychose* (1908/1914) / *On the Importance of the Unconscious in Psychopathology* (1914) / *On the Problem of Psychogenesis in Mental Disease* (1919) / *On the Psychogenesis of Schizophrenia* (1939) / *Recent Thoughts of Schizophrenia* (1957/1959)

Traduzioni di Lucia Personeni e Luigi Aurigemma

Schema grafico della copertina di Enzo Mari

Indice

Introduzione di Luigi Aurigemma

Cos'è la malattia mentale? Come può accadere che, improvvisamente o progressivamente, le parole di un uomo si facciano incomprensibili per coloro tra i quali egli vive? O che il suo comportamento non risponda più alle possibilità di comprendimento e di sopportazione della società cui appartiene, ma la turbi rompendo in maniera più o meno irreparabile ed eventualmente pericolosa qualcuna delle modalità in cui se ne esprimono le regole consce o inconsce?

La domanda è lì da sempre. Le risposte, attraverso i secoli, portano soprattutto la testimonianza del disagio e della paura collettivi dinanzi a un tale fenomeno; e così la storia della malattia mentale è di fatto una storia di repressione e di violenza.

A ben guardare, repressione e violenza non sono veramente scomparse con lo scomparire dai manicomi delle catene, o di altre forme relativamente attenuate di contenzione proprie a tempi più recenti. Perché se la cura attuale del delirio esclude, salvo eccezioni, i metodi più direttamente e brutalmente coercitivi, repressione e violenza restano ancora troppo spesso presenti nel modo stesso in cui il delirio è concepito e affrontato: un disordine pauroso e indecifrabile, un nemico soltanto da stroncare, sia pure con catene medicamentose e non più con catene di ferro.

Ma se invece quel disordine fosse, almeno in certi casi, un linguaggio, udibile e interpretabile? E se, in quei casi almeno, lo sforzo di comprensione potesse e dovesse sostituirsi all'esercizio della violenza "terapeutica", e valesse di per sé ad alleggerire il peso della chiusura nelle sequele di un qualche grave trauma, distruttore del regolato scorrere della vita psichica?

La psichiatria moderna è nata appunto col porsi acuto di questo problema dopo che, tra la fine del secolo scorso e l'inizio del nostro, si dovettero considerare come relativamente insoddisfacenti i risultati dei tentativi, peraltro quanto mai meritori e fecondi, di definire con precisione e per intero la topografia cerebrale dell'attività psichica, e quindi di concepire le malattie mentali esclusivamente in termini di affezioni cerebrali precisamente localizzate.

Jung va considerato tra i primi rappresentanti di una psichiatria libera dalle pretese dell'organicismo a oltranza, e appunto aperta a legare alcune e assai diffuse forme della destrutturazione psichica a fattori di natura non organica e tuttavia ugualmente capaci di compromettere anche in modo gravissimo il funzionamento della vita psichica.

Il gruppo delle malattie mentali in questione è il gruppo delle psicosi. Tra queste Jung ha studiato lungo tutta la sua vita con particolare costanza la dementia praecox, altrimenti detta schizofrenia, con termine proposto nel 1911 dallo psichiatra zurighese Eugen Bleuler, e che venne sempre più affermandosi con l'inoltrarsi del nostro secolo.

Il dato di fatto costituito dall'alto numero, tra i ricoverati manicomiali, di malati classificabili quali schizofrenici, aiuta a comprendere un interesse così profondo e tenace. Lo stesso Jung sottolinea questo dato oggettivo già nel 1908, nel Contenuto della psicosi, uno dei saggi del presente volume, riferendo per quegli anni e per il Burghölzli (l'ospedale psichiatrico zurighese nel quale egli prestava la sua opera) una percentuale del quarantacinque per cento. Ma va aggiunto, ed è l'essenziale, che un tale tenace interesse si fonda soprattutto sulla scoperta, cui egli ha contribuito in larghissima misura, del fatto che appunto nella psicosi schizofrenica la psichiatria incontra in modo perspicuo la psicologia individuale e collettiva e, al di là ancora, i complessi problemi delle loro relazioni con le strutture della società e i prodotti della civiltà. Le ricerche sui diversi aspetti di questa riconosciuta interrelazione — terapeutici, ma anche sociologici, artistici, religiosi — sono uno dei grandi temi dell'opera junghiana. I saggi compresi nel presente volume affrontano e lumeggiano quelli che più direttamente sono legati alla pratica psichiatrica e alla spiegazione del delirio.

Fin dal titolo: Psicologia della dementia praecox, il primo di essi, pubblicato nel 1907, imposta il problema d'un accostamento psicologico alla condizione, al comportamento e al delirio dello schizofrenico. Uno scritto davvero rivoluzionario nel campo della psichiatria, perché interamente costruito sul tentativo di guarire, o perlomeno di curare attraverso la comprensione dei drammi affettivi (traumi) sepolti nella storia del malato, e nell'adeguamento del terapeuta ai modi propri di espressione della psiche sconvolta. Freud, con ogni evidenza, è vicino; Jung ne cita infatti ripetutamente le opere e non manca di riconoscere fin dalla prima pagina della prefazione il debito nei confronti delle "geniali concezioni" del maestro viennese.

Il debito, fondamentalmente, va alla freudiana intuizione della possibilità di risalire dal sintomo patologico manifesto al suo significato più profondo e inconscio, e di riconoscere al sogno il valore di espressione, secondo modalità simboliche che non è impossibile comprendere, di realtà intime che l'organizzazione psichica cosciente tende a rimuovere, cioè ad ignorare. Strumenti terapeutici nuovissimi, cui viene ad aggiungersi per Jung quello ch'egli stesso aveva messo a punto al Burghölzli con i suoi "esperimenti di associazione", un metodo di sondaggio delle condizioni affettive inconsce tramite parole stimolo, che lo aveva portato alla scoperta sperimentale dei "complessi", cioè di quelle cariche affettive particolarmente dense, di forza segreta e sconvolgente, cui Freud giungeva per parte sua con i mezzi della pura esplorazione analitica.

È con questi nuovissimi strumenti terapeutici che il giovane psichiatra ch'egli era allora affronta la folla dei suoi malati. Il saggio, e l'altro già citato, Il contenuto della psicosi, che ne è una ripresa a livello divulgativo, sono vivacissimi di casi in cui, dopo anni o decenni di chiusura nell'assurdo del delirio ovvero al momento stesso dell'esplosione psicotica, la nuova luce della comprensione psicologica rivela abissi di sofferenza. Così il gesto stereotipato di una vecchia paziente – una sorta di "cucire" o "spazzolare" scarpe – ripetuto all'infinito, rivela la tragedia di un amore giovanile e infelice per un ciabattino, ferita mai guarita e finita nella follia, e testimonia la fedeltà immobile al momento in cui il destino ha colpito. Così dietro l'esplosione psicotica conseguente in modo del tutto inadeguato a un'estrazione dentaria appare l'oscura vicenda di una maternità illegittima, come dietro le voci persecutorie di un'altra paziente un'antica e segreta infedeltà preconiugale. Così, più diffusamente, tutta una parte di Psicologia della dementia praecox è dedicata all'analisi paradigmatica di un caso di demenza paranoide, in cui l'esame del delirio è condotto, come scrive lo stesso Jung, "esattamente come l'analisi onirica". E in tal modo frasi assurde per qualsiasi altro orecchio, come: "Io sono la più fine Turchia", ovvero: "Io ho affermato la più potente isola d'argento del mondo", ovvero "Io soffro in modo geroglifico", e le tante altre di cui è intessuto il delirio, si sciolgono, e attraverso l'analisi delle associazioni della paziente ai suoi propri neologismi rivelano le loro radici nelle sofferenze, nei palpiti, nei desideri di una vita sventurata.

Nella prospettiva junghiana, la condizione schizofrenica si rivela insomma in certo modo come un sogno infinito: il delirio si organizza, sulla realtà inconscia di traumi profondi e di complessi rimossi, secondo le modalità del pensiero "fantastico", cioè di quella forma del pensare che a livello individuale presiede appunto all'organizzazione del sogno, come a livello della psiche collettiva è matrice del pensiero mitologico.

Naturalmente, nessuno lo ignora, traumi e sventure costellano moltissime vite, se non ogni vita. La schizofrenia invece è, proporzionalmente, la sorte infelice di pochissimi. Allora? Chi sono costoro, a che è legata questa loro "eccezionalità negativa", per così dire, del perdere la ragione? Il problema si ripresenta da un capo all'altro di questo volume; le riflessioni di Jung a questo proposito mantengono, con qualche mutamento di accento, una notevole coerenza lungo l'arco del mezzo secolo coperto dai diversi scritti.

Sostanzialmente, Jung ha ritenuto che la schizofrenia vada ascritta al concorso di condizioni molteplici. Egli ha naturalmente rilevato, nell'insorgenza di uno stato psicotico, l'importanza di una strutturazione debole della coscienza, debole cioè poco atta a resistere all'afflusso di materiale inconscio; ovvero della presenza di una realtà inconscia insolitamente forte e pressante. Ma ha ritenuto indispensabile che queste condizioni incontrassero uno stato affettivo di eccezionale vivacità, ad esempio una situazione conflittuale di particolare gravità, o un qualche trauma insostenibile, capaci di provocare un abbassamento estremo del livello mentale, e con ciò uno stato di sommersione dell'Io, di dissociazione psichica profonda: lo stato delirante.

Ma bastano queste condizioni a fare la durata spesso spaventosa del delirio, la costante minaccia d'irreversibilità cioè d'inguaribilità, anzi di deterioramento?

Fin dalla Psicologia della dementia praecox, e quasi a stabilire una frontiera tra nevrosi e psicosi, Jung ha avanzato l'ipotesi che nel caso della psicosi le condizioni scatenanti diano "occasione alla comparsa di un'anomalia del metabolismo (tossina?) che danneggia il cervello in maniera più o meno irreparabile, cosicché le funzioni psichiche superiori vengono paralizzate"; avanzando anche che "una più perfetta chimica o anatomia del futuro dimostrerà forse un giorno le anomalie oggettive del metabolismo o gli effetti tossici concomitanti". Questa ipotesi, di cui studi recenti sembrano confermare l'importanza, Jung l'ha sempre mantenuta, fino alle Nuove considerazioni sulla schizofrenia che sono, nel 1959, la sua ultima pubblicazione sul problema. Essa testimonia indubbiamente della sua prudenza scientifica e dei limiti delle sue speranze quanto alla guaribilità degli stati più profondi di distruzione psichica. È tuttavia anche vero che, pur confermando sempre l'importanza da lui attribuita al supposto elemento tossico nel rafforzamento o nella stessa costituzione del delirio, Jung non ha mai precisato o sviluppato questa ipotesi. Il suo interesse in realtà è andato piuttosto al versante psicogeno della malattia e quindi a ricerche di psicologia individuale e collettiva che, nella luce delle nuove scoperte analitiche, gli appaiono indispensabili a guarire, o quanto meno ad alleviare, le sofferenze dei malati.

È per questo ch'egli ha sempre considerato come un impedimento gravissimo al buon esercizio della funzione psichiatrica la mancanza di conoscenze psicologiche, così di quelle che i nuovi metodi di sondaggio analitici venivano definendo quanto ai meccanismi della psiche individuale, come di quelle relative alle manifestazioni storiche della psiche collettiva. "Né gli psichiatri né i neurologi hanno una qualsiasi altra preparazione che non sia quella scientifica", lamentava Jung nel 1919 nel Problema della psicogenesi nella malattia mentale. E vent'anni più tardi, nel 1939, in Psicogenesi della schizofrenia, parlando dei "grandi sogni" che "provengono direttamente da fonti inconsce" e "hanno un carattere collettivo, in quanto contengono particolari immagini mitologiche, leggendarie o generalmente arcaiche", egli ripeteva ancora, sottolineandone l'analogia con la sintomatologia schizofrenica, che "senza un'approfondita conoscenza dei simboli storici ed etnici è naturalmente impossibile valutare correttamente l'importanza della psicologia comparativa per la teoria dei deliri". Esigenza terapeutica questa che, va qui appena ricordato, fonda una notevole parte delle sue pionieristiche ricerche sulla storia dell'alchimia e sulla storia del simbolismo mitologico e religioso.

Lo stesso interesse preferenziale per il versante psicogeno della malattia mentale è presente nei suoi studi sociologici in senso lato, e per quanto concerne più particolarmente questo volume, nelle osservazioni sui problemi della organizzazione manicomiale. Jung è stato assertore convinto dell'eventuale influenza patogena dell'ambiente di cura, giungendo ad affermare nel già citato: Il problema della psicogenesi nella malattia mentale, che "le più gravi catatonie e i più gravi casi di demenza sono spesso prodotti del manicomio", spesso, cioè "allorché cattiva organizzazione, sovraffollamento, misure costrittive e inattività forzata" dànno "al manicomio il carattere di una prigione". E ricorda il caso impressionante e patetico d'una donna che, trasportata e trattenuta in clinica dopo una lite per la strada, non ottenendo di essere rilasciata dichiarò che "avrebbe fatto vedere lei cosa vuol dire essere matti", entrando davvero in delirio, un delirio durato ininterrottamente due mesi. Delirio che per Jung ha il senso d'una protesta contro la condizione d'imprigionamento manicomiale attraverso una furiosa e sconnessa rivendicazione di libertà, ed è quindi a suo modo linguaggio, e ha un suo fine, quello cioè di esprimere, sia pure in modo sommamente soggettivo e aberrante ma non totalmente incomprensibile, il desiderio di un mondo in cui il rispetto e la comprensione per la realtà psichica siano ben altri da quelli sperimentati dalla paziente.

Queste poche pagine introduttive hanno cercato di avvicinare il lettore a testi densi e dedicati a un problema affascinante ma arduo. La densità tuttavia non vi è affatto disgiunta dalla chiarezza, qualità particolarmente ammirevole di questi scritti. Resta, nel concludere, da sottolineare quella che, al di là delle indispensabili competenze tecniche, è per Jung la virtù essenziale nell'avvicinamento al mondo della malattia mentale, la condizione ultima di ogni efficacia terapeutica. "Ciò che importa soprattutto nel trattamento – egli scrive – è l'impegno personale, il serio proposito e la dedizione, anzi il sacrificio del terapeuta. Ho visto risultati miracolosi in cui semplici infermieri e profani sono riusciti, con la loro comprensione, il coraggio personale e la paziente dedizione, a stabilire il rapporto psichico col malato e in tal modo a ottenere sorprendenti guarigioni." Parole di grande semplicità e saggezza, e che ricordano che, senza spirito di solidarietà e – osiamo pure la parola – senza amore, le porte del delirio restano chiuse, e non può esserci vera partecipazione, né quindi vero sollievo e vera speranza di guarigione per le menti smarrite.

L. A.

1

Psicologia della dementia praecox

1907

Prefazione

Questo lavoro è il frutto di tre anni di indagini sperimentali e di osservazioni cliniche. Data la difficoltà e la vastità dell'argomento il mio lavoro non può e non vuole avanzare alcuna pretesa né di completezza dell'esposizione né di piena sicurezza delle conclusioni e delle affermazioni; al contrario, esso unisce in sé tutti gli svantaggi dell'eclettismo, che forse a certi lettori appariranno così evidenti che essi considereranno il mio scritto più una professione di fede che un libro scientifico. *Peu importe!* L'essenziale è riuscire a mostrare ai miei lettori come sono arrivato a certe opinioni attraverso la ricerca psicologica, opinioni che ritengo adatte a stimolare i problemi sui fondamenti psicologici individuali della *dementia praecox* in una nuova e feconda direzione. Le mie opinioni non sono fantasmi di una fantasia sfrenata, bensì pensieri maturati in un contatto quasi quotidiano con il mio stimato direttore, professor Bleuler. Di considerevoli arricchimenti del mio materiale empirico sono particolarmente riconoscente al mio amico dottor Riklin di Rheinau. Anche uno sguardo superficiale alle mie pagine mostra di quanto io sia debitore alle geniali concezioni di Freud. Poiché Freud non è ancora arrivato al debito riconoscimento e apprezzamento, ma viene combattuto anche in ambienti molto autorevoli, vorrei che mi fosse concesso di precisare un poco la mia posizione nei suoi confronti. Ho conosciuto il nome di Freud attraverso la lettura che mi accadde di fare della sua *Interpretazione dei sogni* (1899); da allora ho studiato anche gli altri suoi scritti. Posso assicurare che fin dall'inizio mi si sono naturalmente presentate tutte le obiezioni che vengono mosse a Freud nella letteratura. Ma mi sono detto che può contraddire Freud solo chi abbia applicato egli stesso largamente il metodo psicoanalitico, e proceda veramente come Freud, vale a dire esplori a lungo e pazientemente la vita quotidiana, l'isterismo e il sogno dal *suo* punto di vista. Chi non lo fa o non può farlo, non può esprimere giudizi su Freud, altrimenti agisce come quei famosi uomini di scienza che rifiutarono di guardare attraverso il cannocchiale di Galileo. La lealtà nei confronti di Freud non significa, come molti temono, una incondizionata sottomissione a un dogma; si può benissimo conservare un giudizio indipendente. Se io per esempio riconosco i meccanismi complessuali del sogno e dell'isterismo, ciò non significa affatto che io attribuisca al trauma sessuale infantile l'importanza decisiva che Freud evidentemente vi annette; altrettanto poco che io ponga la sessualità così fortemente in primo piano o che le attribuisca addirittura l'universalità psicologica che Freud postula – come sembra – sotto l'impressione della parte comunque importantissima che la sessualità ha nella psiche. Per quanto riguarda la terapia freudiana, nel migliore dei casi essa è una delle alternative possibili, e forse non offre sempre ciò che teoricamente ci si aspetta da essa. Tuttavia tutte queste sono cose secondarie, e scompaiono completamente di fronte ai princìpi psicologici la cui scoperta è il più grande merito di Freud e a cui la critica presta troppo poca attenzione. Chi vuole essere giusto nei confronti di Freud deve agire secondo le parole di Erasmo: "Unumquemque move lapidem, omnia experire, nihil intentatum relinque."

Dato che il mio lavoro si basa per buona parte su indagini sperimentali, voglia il lettore scusare se troverà moltissimi riferimenti al volume da me curato "Diagnostische Assoziationsstudien".[1]

Zurigo, luglio 1906

C. G. JUNG

[1] [A un primo volume curato da Jung e pubblicato nel 1906 da Barth a Lipsia fece seguito un secondo volume pubblicato nel 1909 dallo stesso editore. I due volumi furono ristampati nel 1911 e 1915. I contributi di Jung sono raccolti nel vol. 2. delle "Opere".]

1. *Esposizione critica dei punti di vista teorici sulla psicologia della dementia praecox*

Sul significato dei disturbi *psicologici* che si hanno nella dementia praecox, in letteratura esistono soltanto degli accenni che talora sono abbastanza estesi, ma che non hanno mai un rapporto esplicito tra di loro. Tutte le affermazioni degli autori più antichi hanno solo un valore relativo, dato che si riferiscono ora a queste, ora a quelle forme morbose che non si possono sempre classificare con sicurezza nell'ambito della dementia praecox. Dunque non si può attribuire ad esse alcuna validità generale: la prima, e in certo modo più generale, concezione della natura dei disturbi psicologici che si osservano nella catatonia è, per quanto ne so, quella di Tschisch (1886),[2] che designava come elemento essenziale l'*incapacità di attenzione*. Una concezione analoga, formulata diversamente, è espressa da Freusberg:[3] i gesti automatici dei catatonici sono legati a uno stato d'indebolimento della coscienza che ha perso il suo dominio sui processi psichici. Il disturbo motorio è solo un'espressione sintomatica del grado di tensione psichica.

Per Freusberg, dunque, i sintomi motori catatonici sono dipendenti da corrispondenti fenomeni psicologici. L'indebolimento della coscienza rimanda al punto di vista assai più moderno di Pierre Janet. Anche Kraepelin[4] e Aschaffenburg[5] costatano il disturbo del-

[2] Secondo Arndt, pp. 81 sgg. [3] pp. 757 sgg. [4] *Psychiatrie.*

[5] Vedi *Bericht über die 28. Versammlung des südwestdeutschen psychiatrischen Vereins*, pp. 60 sgg.

l'attenzione, così come Ziehen e altri. Nel 1894 troviamo per la prima volta un lavoro di *psicologia sperimentale* che ha come oggetto la catatonia: è l'indagine di Sommer *Zur Lehre von der "Hemmung" geistiger Vorgänge.*[6] L'autore fa le seguenti osservazioni, che hanno un significato generale:

1. Il processo rappresentativo è rallentato.
2. Le immagini presentate al paziente captano spesso a tal punto la sua attenzione, che gli riesce difficile staccarsene.

I frequenti *inceppamenti* (prolungamento del tempo di reazione) sono spiegati da Sommer in questo caso con la fissazione dello sguardo.[7] Lo stato di distrazione nel normale presenta occasionalmente fenomeni analoghi (lo "stupore", il "fissare il vuoto"). Dunque Sommer, con questa analogia tra lo stato catatonico e la distrazione normale, costata qualcosa di simile a ciò che hanno osservato Tschisch e Freusberg, cioè una *diminuzione dell'attenzione*. Un altro fenomeno strettamente imparentato con la fissazione dello sguardo è secondo Sommer la *catalessia*, che egli ritiene "in ogni caso un fenomeno completamente psicogeno". Con questa concezione, Sommer si pone in netto contrasto con l'opinione di Roller, a cui si associa incondizionatamente anche Clemens Neisser.

Roller dice: "Le rappresentazioni e sensazioni, che nell'alienato si affollano verso la percezione per entrare nel campo della coscienza, sono quelle che vengono scatenate dallo stato morboso dei centri subordinati; quando l'appercezione attiva, l'attenzione, entra in azione, essa viene assorbita dalle percezioni morbose."[8]

A questo proposito osserva Neisser: "Dovunque noi guardiamo nella follia, ci imbattiamo in qualcosa d'altro, di estraneo; sono processi che non si possono spiegare per analogia con la vita psichica normale. Nella follia, il meccanismo logico viene messo in moto non già dall'attività psichica cosciente appercettiva o associativa, ma

[6] pp. 234 sgg.

[7] Von Leupoldt, che ha studiato recentemente questo sintomo, chiama questo fenomeno "il sintomo del nominare e toccare".

[8] Citato da Neisser, *Über die Katatonie*, p. 61.

da stati patologici di eccitamento che stanno al di sotto della soglia della coscienza."[9] Neisser approva dunque la concezione di Roller. Questo punto di vista non mi sembra del tutto immune da critiche. In primo luogo esso si basa su una concezione anatomica degli eventi psichici, contro la quale non si potrà mai abbastanza mettere in guardia. Noi non sappiamo assolutamente quale importanza abbiano i "centri subordinati" per la formazione di elementi psicologici (rappresentazioni, sensazioni ecc.). Una simile spiegazione è fatta dunque di pure e semplici parole.

In secondo luogo sembra che alla base della concezione di Roller-Neisser stia l'idea che al di fuori della coscienza la psiche, per così dire, cessi. Dalla psicologia francese e dalle esperienze dell'ipnotismo risulta invece che le cose non stanno così.

In terzo luogo Neisser, se non sbaglio, intende per "stati patologici di eccitamento che stanno al di sotto della soglia della coscienza" dei processi cellulari corticali. Questa ipotesi va troppo oltre. Tutti i processi psichici sono correlati a processi cellulari (sia secondo la concezione materialistica sia secondo quella del parallelismo psicofisico). Dunque, non è affatto sorprendente che anche i processi psichici catatonici siano correlati a una serie di fenomeni fisici. Noi sappiamo che la normale vita psichica si sviluppa sotto il costante influsso di innumerevoli *costellazioni* psicologiche, di cui di regola non siamo coscienti. Perché questa legge fondamentale improvvisamente non dovrebbe essere più valida nella catatonia? Forse perché i contenuti rappresentativi del catatonico sono estranei alla sua coscienza? Ma non è ciò del tutto uguale a quanto avviene nei nostri sogni? Tuttavia nessuno vorrà sostenere che i sogni, senza una costellazione psicologica, derivano direttamente dalla cellula. Chi ha analizzato i suoi sogni secondo il metodo freudiano sa come proprio qui sia potente l'influsso della costellazione. L'emergere di rappresentazioni estranee nella coscienza senza alcun rapporto dimostrabile con contenuti precedenti della coscienza non

[9] Contro questa opinione, allora sostenuta anche da Kraepelin, si leva anche Ernst Meyer.

è nulla di inaudito, né per la psicologia normale né per quella isterica. Le "intuizioni patologiche" dei catatonici hanno molte analogie presso sani e isterici (vedi oltre). Ciò che ci manca non è tanto il materiale obiettivo e confrontabile, quanto piuttosto la chiave che ci permetta di decifrare la psicologia dell'automatismo catatonico. In generale mi sembra sempre piuttosto arrischiato ammettere nella scienza naturale qualcosa di nuovo *toto coelo* e assolutamente eterogeneo.

Nella dementia praecox, dove in effetti esistono ancora innumerevoli associazioni normali, dobbiamo aspettarci che le leggi normali della psiche seguitino ad agire a lungo, prima che si possano riconoscere quei processi certo molto delicati che sono veramente specifici. Solo che purtroppo le nostre conoscenze della psiche sana sono ancora a un livello molto primitivo, con gran danno della psicopatologia, nel cui ambito si è d'accordo soltanto sull'ambiguità dei concetti impiegati.

Altri fecondi spunti li dobbiamo alle indagini di Sommer[10] sulle *associazioni* dei catatonici. In certi casi di catatonia le associazioni si svolgono normalmente, e sono interrotte improvvisamente da combinazioni, basate su un peculiare manierismo, di rappresentazioni apparentemente del tutto prive di rapporti tra loro, come mostra il seguente esempio:[11]

Scuro: verde
bianco: marrone
nero: *buongiorno Guglielmo*
rosso: marrone.

Anche Diem[12] ha potuto confermare queste associazioni a salti; egli le considera come "intuizioni" improvvise. Sommer le ritiene giustamente un *criterio importante per la diagnosi di catatonia*. Le

[10] *Lehrbuch*.
[11] *Ibid.*, p. 362. Di recente Fuhrmann ha riportato alcuni esperimenti di associazione in casi di "deterioramento acuto giovanile", senza risultati caratteristici (pp. 817 sgg.).
[12] *Die einfach demente Form der Dementia praecox*.

"ispirazioni patologiche" descritte da Breukink[13] richiamandosi a Ziehen sono state osservate da questi autori tra il materiale di ospedali psichiatrici, esclusivamente nei casi di dementia praecox e specialmente nelle forme paranoidi, dove le "ispirazioni" di qualsiasi forma hanno una parte universalmente nota. Le "intuizioni patologiche" di Bonhoeffer[14] dovrebbero riguardare un fenomeno in linea di massima simile. La questione sollevata dalla scoperta di Sommer, naturalmente, è ancora ben lungi dall'essere chiusa, ma in ogni caso noi per ora dobbiamo cercare di coordinare i fenomeni osservati da autori delle più diverse scuole, che hanno loro attribuito nomi quasi uguali. Benché per l'esperienza clinica le "intuizioni patologiche" sembrino presentarsi solo nel campo della dementia praecox (naturalmente noi qui prescindiamo dalle alterazioni della memoria, che spesso compaiono all'improvviso, della demenza organica e della sindrome di Korsakov), io vorrei tuttavia far notare che nel campo dell'isterismo, sia pure in casi che non arrivano al ricovero, le "intuizioni patologiche" hanno spesso una parte considerevole. Gli esempi più interessanti sono quelli riferiti da Flournoy.[15] In un caso molto chiaro di isterismo ho osservato analoghe irruzioni improvvise di attività psicologica alterata,[16] e recentemente ho potuto osservarle nuovamente in un caso simile. L'improvviso disturbo dell'associazione causato dal presentarsi di rappresentazioni estranee, irrompenti, si verifica anche nell'individuo normale, come ho dimostrato.[17] Nell'associazione a salti o nell'"intuizione patologica" si dovrebbe dunque trattare forse di un fenomeno psicologico di carattere generale che tuttavia – come noi concediamo senz'altro a Sommer – compare nella dementia praecox nella forma più elementare.

Nelle sue indagini sulle associazioni dei catatonici, Sommer trovò in particolare numerose *associazioni fonetiche* e *stereotipie*, dove per stereotipia s'intende il frequente ripresentarsi di reazioni prece-

[13] *Über eknoische Zustände.*
[14] *Über den pathologischen Einfall.*
[15] 1900, e 1901, pp. 101 sgg.
[16] *Psicologia e patologia dei cosiddetti fenomeni occulti* (1902).
[17] "Diagnostische Assoziationsstudien", saggio 4.

denti. (Nei nostri esperimenti abbiamo chiamato ciò "ripetizione"). I tempi di reazione presentano enormi oscillazioni.

Nel 1902 Ragnar Vogt[18] riprende il problema della coscienza catatonica: egli parte dalle indagini di Müller e Pilzecker,[19] tenendo conto principalmente delle loro osservazioni sulla "perseverazione". Il persistere di processi psichici (o di processi correlativi), anche quando nella coscienza sono già stati sostituiti da altre rappresentazioni, è secondo Vogt l'analogia normale dei processi di perseverazione catatonica (verbigerazione, catalessia ecc.). Secondo questo punto di vista, nella catatonia la capacità di perseverazione delle funzioni psicofisiche sarebbe particolarmente elevata. Ma dato che ora, secondo le indagini di Müller e Pilzecker, la perseverazione appare molto chiaramente solo là dove non venga impresso alcun nuovo contenuto di coscienza,[20] Vogt ammette che nella catatonia la perseverazione è resa possibile solo perché non si verifica alcun altro processo che interessi la coscienza. Bisogna dunque ammettere un certo *restringimento della coscienza*. Da ciò si può anche comprendere perché gli stati *ipnotici* e quelli *catatonici* presentano una certa somiglianza.[21] Le azioni impulsive dei malati sono anch'esse spiegate da Vogt sulla base del restringimento della coscienza, che impedisce l'intervento delle inibizioni. Vogt subisce evidentemente l'influsso di Pierre Janet, per il quale "restringimento della coscienza", "diminuzione dell'attenzione", equivalgono a "abaissement du niveau mental".[22] Dunque incontriamo qui nuovamente, anche se in una forma un po' più moderna e generalizzata, il punto di vista già menzionato, secondo il quale nella catatonia l'attenzione, o in generale

[18] pp. 433 sgg.

[19] *Experimentelle Beiträge zur Lehre vom Gedächtnis.*

[20] Nello stato di distrazione nell'esperimento di associazione spesso le perseverazioni aumentano. Vedi "Diagnostische Assoziationsstudien", saggio 1, e gli interessanti esperimenti di Stransky, *Über Sprachverwirrtheit*; inoltre l'eccellente lavoro di Heilbronner, *Über Haftenbleiben und Stereotypie*, pp. 293 sgg., che sostiene vedute teoriche simili.

[21] Ricordo qui il lavoro di Kaiser, *Beiträge zur Differentialdiagnose der Hysterie und Katatonie*, pp. 957 sgg.

[22] Janet (1903), vol. 1, pp. 514 sgg. Già in precedenza Janet (1889 e 1898) aveva adottato una posizione analoga.

l'attività psichica positiva, è disturbata.[23] Interessante è l'accenno di Vogt all'analogia con gli stati ipnotici, che però purtroppo egli fa appena intravedere.

Analoghe vedute sono espresse da Evensen.[24] Egli traccia un efficace parallelo tra la catatonia e la distrazione e sostiene che la carenza di rappresentazioni in un campo di coscienza ristretto è il fondamento della catalessia ecc.

Un'accurata ed esauriente indagine sulla psicologia catatonica costituisce la tesi di René Masselon.[25] Fin dall'inizio l'autore costata come carattere principale la *diminuzione dell'attenzione* (*distraction perpetuelle*). Conformemente alla sua preparazione psicologica di scuola francese, qui egli intende l'attenzione in senso molto generale e comprensivo. Egli dice: "La percezione degli oggetti esteriori, la percezione della nostra stessa personalità, il giudizio, la nozione dei rapporti, il convincimento, la certezza, scompaiono quando scompare la forza dell'attenzione."

Come mostra questa citazione, molte cose dipendono dall'attenzione, come la intende Masselon. Come tratti più generali dello stato catatonico egli riepilogando indica: "apatia, abulia, perdita dell'attività intellettuale". Una breve valutazione di queste tre nozioni astratte mostra che esse in fondo vogliono tutte dire la stessa cosa; e così anche Masselon, nel suo lavoro, continua a sforzarsi di trovare la parola o la similitudine che meglio sia in grado di esprimere la più intima essenza della sua giusta intuizione. Ma è difficile trovare un concetto del linguaggio umano che sia così multiforme, e non ne esiste alcuno che non sia già stato inglobato entro limiti unilaterali di significato da qualche scuola o sistema. Al massimo, Masselon ci può suggerire ciò che egli *sente* come essenza della dementia praecox in alcune sue espressioni: "Lo stato abituale è l'apatia emotiva – questi disturbi sono intimamente legati ai disturbi

[23] L'attenzione, secondo Binet (1900), è "un adattamento mentale a uno stato nuovo per noi".

[24] *Die psychologische Grundlage der katatonischen Krankheitszeichen*.

[25] *Psychologie des déments précoces*. (Il lavoro di Masselon *La démence précoce* è un compendio più clinico della malattia.)

dell'intelligenza: *sono della stessa natura* – [i malati] non manifestano più alcun desiderio – la volontà è spezzata – *la scomparsa del desiderio è legata a tutti gli altri disturbi dell'attività mentale* – un vero e proprio torpore dell'attività cerebrale – gli elementi [dello spirito] *hanno tendenza a vivere una vita individuale*, non essendo più organizzati dalla mente inattiva."[26]

In Masselon si mescolano disparate cose e teorie, di cui egli sente che derivano tutte da un'unica radice, che non può però indicare senza rendere oscuro il suo lavoro. Nonostante la mancanza di precisione, le indagini di Masselon contengono osservazioni utili. Così, egli trova una grande somiglianza con l'isterismo: forte tendenza dei malati a sviare l'attenzione da sé su qualunque cosa, specialmente sui propri sintomi (la "fissazione dello sguardo" di Sommer), *stancabilità*, una *memoria capricciosa*. I critici tedeschi gli hanno rimproverato quest'ultima affermazione, certamente a torto, se si considera che Masselon propriamente intende solo la capacità di riproduzione. Se un malato, direttamente interrogato, non dà una risposta corretta, la scuola tedesca intende ciò come "parlar di traverso", come negativismo, dunque qualcosa del tipo resistenza attiva; Masselon invece ritiene ciò piuttosto un'*incapacità a riprodurre*. Visto dall'esterno può trattarsi di entrambe le cose; la differenza nasce dalle diverse interpretazioni che si danno del fenomeno. Masselon parla di un "vero obnubilamento dell'immagine mnemonica", e vede il disturbo della memoria come "la scomparsa della consapevolezza di certi ricordi e l'incapacità del malato a ritrovarli". La contraddizione tra le due concezioni si risolve senz'altro se noi pensiamo alla psicologia degli *isterici*. Se un'isterica durante l'anamnesi dice: "non so, ho dimenticato", è come se avesse detto: "non posso o non voglio dirlo, perché è qualcosa di molto spiacevole".[27] Spesso questo "non lo so" è così goffo che si indovina subito il motivo del non sapere. La stessa psicologia hanno gli *errori* (mancanza

[26] *Ibid.*
[27] Vedi a questo proposito *ibid.*; inoltre i lavori di Freud, nonché Riklin, *Zur Psychologie hysterischer Dämmerzustände.*

di reazione) che compaiono nell'esperimento di associazione, per i quali ho già più volte portato prove sperimentali.[28] Nella pratica spesso è possibile solo con difficoltà stabilire, negli isterici, se veramente non lo sanno, o se soltanto non possono o non vogliono dirlo. Chiunque abbia l'abitudine di esaminare in modo approfondito dei casi di dementia praecox, sa quanta fatica costi, spesso, ottenere delle informazioni esatte; ora si è sicuri che i malati sanno, ora c'è un "inceppamento" che dà l'impressione di essere piuttosto involontario, e infine esistono casi in cui si è costretti a parlare di un'"amnesia" proprio come nell'isterismo, in cui dall'amnesia al non voler parlare non c'è che un passo. Infine l'esperimento di associazione ci dimostra che tutti questi fenomeni sono presenti anche nell'individuo normale, ma solo in nuce.[29]

Per Masselon il disturbo della memoria deriva dalla stessa fonte del disturbo dell'attenzione, ma quale sia questa fonte rimane poco chiaro. In un certo contrasto con ciò, l'autore trova delle rappresentazioni che perdurano ostinatamente, e le qualifica come segue: "*Taluni ricordi che una volta erano più intimamente connessi alla personalità affettiva* dei malati tendono a riprodursi incessantemente e a occupare continuamente la coscienza – i ricordi che persistono prendono una forma stereotipata – *il pensiero tende a fissarsi*" (se figer, coagulare).[30] Senza tuttavia addurre altre prove, Masselon afferma qui che le idee stereotipate (dunque le idee deliranti) sono associazioni del complesso della personalità. È un peccato che l'autore non si sia soffermato più a lungo proprio su questo punto, perché sarebbe stato molto interessante sapere in quale misura per esempio un paio di neologismi o un'"insalata di parole", che spesso sono gli ultimi rimasugli attraverso i quali ci viene ancora rivelata l'esistenza di pensieri, siano associazioni del complesso della personalità. Che la vita mentale del demente precoce "coaguli", mi sem-

[28] "Diagnostische Assoziationsstudien", saggio 4, e Jung, *Osservazioni sperimentali sulla facoltà di memoria* (1905) [pp. 653 sgg. dell'ed. originale].

[29] Vedi "Diagnostische Assoziationsstudien", saggio 4.

[30] Masselon (1902).

bra essere un'immagine appropriata per il graduale irrigidimento che si ha nella malattia; esso definisce in modo veramente pregnante l'impressione che certo ogni osservatore attento della dementia praecox ha avuto. La derivazione di un "automatismo ai comandi" (*suggestibilité*) dalle sue premesse riesce naturalmente facile all'autore. Ma sull'insorgenza del *negativismo* egli non fa che vaghe supposizioni, anche se in realtà la letteratura francese sui fenomeni ossessivi offriva numerosi spunti per spiegazioni analogiche. Masselon ha anche verificato sperimentalmente le associazioni, trovando molte ripetizioni di parole stimolo e numerose intuizioni improvvise, apparentemente di natura del tutto casuale. Egli arrivò alla conclusione che da questi esperimenti si vedeva solo che i malati non riescono a stare attenti. Giusta conclusione; tuttavia Masselon non ha prestato sufficiente attenzione alle intuizioni patologiche.

Come risultato principale del lavoro di Masselon bisogna dunque considerare il fatto che anche questo autore, come i precedenti, tende a ipotizzare un disturbo psicologico centrale,[31] un disturbo che si innesta là dove è la fonte vitale di tutte le funzioni mentali, dunque del *riconoscere*, del *sentimento* e del *desiderio*.[32]

Nelle sue chiare spiegazioni sulla psicologia della debolezza mentale nella dementia praecox, Weygandt definisce il processo finale della malattia, secondo la terminologia di Wundt, *deterioramento appercettivo*.[33] Com'è noto, il concetto wundtiano di appercezione è estremamente generico; esso copre non solo la concezione di Binet e di Masselon dell'attenzione, ma anche il concetto di Janet della "fonction du réel",[34] su cui ritorneremo ancora. Per la generalità del concetto di appercezione nel senso cui abbiamo accennato par-

[31] Del resto, Séglas (1895) dice, della insicurezza della prestazione catatonica: "Ciò non ha nulla di sorprendente se si riflette che ogni movimento esige la sintesi preliminare di una folla di rappresentazioni mentali – *e che è precisamente il potere di operare questa sintesi che difetta a questi individui.*"

[32] Kant.

[33] Weygandt, pp. 613 sgg.

[34] 1903, vol. 1, p. 433. La "fonction du réel" si può esprimere in altre parole anche come l'*adattamento psicologico all'ambiente*. Essa corrisponde alla "adaptation" di Binet, che rappresenta un aspetto del tutto particolare dell'appercezione.

lano le dichiarazioni di Wundt, che riporto letteralmente: "Lo stato che accompagna la chiara comprensione d'un contenuto psichico ed è caratterizzato da particolari sensazioni, lo chiamo *attenzione*; il singolo processo attraverso cui un qualunque contenuto psichico viene portato a chiara comprensione, lo chiamo *appercezione*."[35] Ma l'apparente contrasto tra *attenzione* e *appercezione* si può risolvere: "In base a quanto detto, *attenzione* e *appercezione* sono espressioni di un unico fatto elementare psicologico. La prima di queste espressioni si sceglie di preferenza per designare l'aspetto *soggettivo* di questo fatto elementare, le sensazioni e percezioni concomitanti; con la seconda si accenna principalmente agli eventi *oggettivi*, alle trasformazioni qualitative dei contenuti di coscienza."[36]

Nella definizione: *appercezione è il "singolo processo, attraverso il quale un qualunque contenuto psichico viene portato a chiara comprensione"*, si dice moltissimo con poche parole. L'appercezione è dunque volontà, sentimento, affetto, suggestione, fenomeno ossessivo ecc., perché tutti questi sono processi che portano un "contenuto psichico a chiara comprensione". Con ciò non vogliamo esercitare una critica negativa sul concetto di appercezione, ma solo accennare alla sua enorme estensione; esso contiene in sé ogni attività psichica positiva, in generale la *progressiva acquisizione di nuove associazioni*, cioè niente di più e niente di meno di tutti gli enigmi dell'attività psichica, sia conscia che inconscia. Il concetto di Weygandt del deterioramento enuncia dunque ciò che Masselon preannunciava. Ma, con questo, per la psicologia della dementia praecox non abbiamo trovato che un'espressione generale, troppo generale per avere una qualche validità logica, ove si vogliano dedurre da essa tutti i sintomi.

Madeleine Pelletier[37] studia nella sua tesi il procedere delle rappresentazioni nella fuga delle idee maniacale, e nella "debilité mentale", in cui sono compresi chiari casi di dementia praecox. Il punto

[35] Wundt (1902), p. 249.
[36] Wundt (1903), vol. 3, p. 341.
[37] *L'association des idées dans la manie aiguë.*

di vista teorico da cui l'autrice considera la fuga delle idee concorda sostanzialmente con quello di Liepmann.[38] Il contenuto del lavoro di Liepmann si può dare per noto.

La Pelletier mette in parallelo il piatto processo associativo nella dementia praecox con la fuga delle idee. L'elemento caratteristico della fuga delle idee è "l'assenza del principio direttivo". Lo stesso si verifica anche nel processo associativo della dementia praecox: "L'idea direttrice è assente e lo stato di coscienza resta vago senza ordinamento dei suoi elementi... L'unica modalità di attività psichica che nello stato normale possa essere paragonata alla mania è la *rêverie*, anche se la rêverie è piuttosto il modo di pensare del deficiente che quello del maniaco." La Pelletier ha ragione quando trova una grande somiglianza tra le fantasticherie dell'individuo normale e le piatte associazioni del maniaco, ma ciò è vero solo quando le associazioni stanno sulla carta. Clinicamente il maniaco non appare affatto come un sognatore. L'autrice evidentemente se ne accorge, e trova l'analogia adatta piuttosto per lo stato di dementia praecox, che dopo Reil è stata più volte paragonata al sogno (per esempio da Chaslin nella *Confusion mentale primitive*). La ricchezza e la rapidità delle rappresentazioni che si hanno nella fuga delle idee maniacale si distingue nettamente dal tipo associativo del sogno, che spesso scorre in modo stagnante e lento, e anche dalla povertà e dalle numerose perseverazioni delle associazioni catatoniche. L'analogia è corretta solo nella misura in cui tutti questi casi sono privi della rappresentazione direttrice; nella mania, perché tutte le associazioni si affollano alla coscienza con grande velocità e forte intensità emotiva,[39] per il che probabilmente non può sussistere nessuna attenzione;[40] nella fantasticheria

[38] *Über Ideenflucht.*

[39] Aschaffenburg ha costatato nei maniaci un certo prolungamento del tempo di associazione. Ma non si deve dimenticare che nell'esperimento acustico-verbale l'attenzione e la comprensione verbale hanno una parte molto grande. Si osservano e si misurano solo le espressioni verbali e non le associazioni di rappresentazioni.

[40] La velocità e l'intensità affettiva delle rappresentazioni sono almeno ciò che possiamo costatare attraverso l'osservazione. Ma con questo non si esclude affatto che entrino in gioco anche altri fattori sostanziali, che non sono accessibili allo stadio attuale delle nostre conoscenze.

l'attenzione non esiste fin dall'inizio, e dovunque questa manchi, il processo associativo deve fatalmente scadere verso la fantasticheria, dunque verso uno svolgimento lento, che procede secondo le leggi dell'associazione, principalmente secondo somiglianza, contrasto, coesistenza e collegamento verbomotorio.[41] Gli esempi sono offerti in abbondanza dalla quotidiana autosservazione o dalle normali "conversazioni", se seguite attentamente. Come mostra la Pelletier, il processo associativo della dementia praecox è costruito secondo lo stesso schema, che possiamo vedere meglio da un esempio: "Je suis l'être, l'être ancien, le vieil Hêtre,[42] que l'on peut écrire avec un H. Je suis universel, primordial, divine, catholique, Romaine,[43] l'eusses-tu cru, l'être tout cru, suprumu,[44] l'enfant Jésus.[45] Je m'appelle Paul, c'est un nom, ce n'est pas une négation,[46] on en connaît la signification.[47] - Je suis éternel, immense, il n'y a ni haut, ni bas, fluctuat nec mergitur, le petit bâteau,[48] vous n'avez pas peur de tomber."[49]

Questo bell'esempio ci illustra con molta chiarezza il tipo di processo associativo che si ha nella dementia praecox; lo svolgimento è molto piatto e si muove attraverso molte associazioni per assonanza (fonetiche). Ma la decomposizione è così forte che non la possiamo più paragonare alla fantasticheria dello stato normale, bensì direttamente al *sogno*. Circa così suonano i discorsi fatti in sogno.[50] Numerosi esempi si trovano nell'*Interpretazione dei sogni* (1899) di Freud.

Nel saggio 1 dei "Diagnostische Assoziationsstudien" [*Ricerche sperimentali sulle associazioni di individui normali* (1904-05)], fu

[41] "Diagnostische Assoziationsstudien", saggio 1, introduzione.

[42] Assonanza.

[43] Contiguità.

[44] Assonanza.

[45] Assonanza.

[46] Assonanza.

[47] Assonanza.

[48] "Somiglianza e contiguità: 'immense' suggerisce l'oceano, poi il battello e l'aforisma che formano lo stemma della città di Parigi".

[49] Pelletier, p. 142. [Lasciamo di proposito in francese questo esempio, cui la traduzione toglierebbe ogni valore.]

[50] A ciò rimandano anche Kraepelin (in *Bericht der 19. Wanderversammlung*, 1894, p. 595) e Stransky, *Über Sprachverwirrtheit*.

fornita la prova che una diminuzione dell'attenzione produce un tipo associativo piatto (collegamenti verbomotori, associazioni fonetiche ecc.) e che viceversa dal comparire di un tipo piatto si può sempre dedurre un disturbo dell'attenzione. Secondo le nostre proprie prove sperimentali, la Pelletier ha dunque ragione quando collega il tipo piatto della dementia praecox a una diminuzione dell'attenzione. Essa chiama questa diminuzione, con le parole di Janet, "abaissement du niveau mental". Ciò che si può ricavare da questo lavoro è ancora una volta il riferimento del disturbo al problema centrale dell'appercezione.

In particolare si deve osservare che l'autrice trascura le perseverazioni, mentre ha il merito di una preziosa osservazione sui simboli e sui rapporti simbolici così frequenti nella dementia praecox: "Bisogna osservare che il simbolo ha una parte molto importante nelle divagazioni degli alienati; nei soggetti affetti da delirio di persecuzione, da debolezza mentale, lo si incontra ad ogni passo; ciò è dovuto al fatto che il simbolo è una forma molto inferiore del pensiero. Si potrebbe definire il simbolo come percezione falsa di un rapporto d'identità o di analogia molto grande tra due oggetti che non presentano in realtà che un'analogia vaga."[51]

Da ciò risulta che la Pelletier mette in rapporto i *simboli catatonici* con il disturbo dell'attenzione. Questa ipotesi viene anche confermata in modo decisivo dal fatto che il simbolo è un fenomeno abituale e da tempo noto nella *fantasticheria* e *nel sogno*.

Un capitolo particolare è costituito dalla psicologia del *negativismo*, sul quale disponiamo già di numerose pubblicazioni. Si deve ritenere certo che il sintomo del negativismo non è affatto univoco. Esistono molte forme e gradi di negativismo, che clinicamente non sono ancora state studiate e analizzate col necessario rigore. Facilmente comprensibile è la distinzione dei negativismi in una forma *attiva* e una *passiva*, dove sotto forma di resistenza *attiva* compaiono i più complicati casi psicologici. Se in questi casi fosse ogni volta

[51] Pelletier, pp. 128 sgg.

possibile un'analisi, probabilmente spesso si potrebbero trovare ben precise motivazioni delle contraddizioni del comportamento, che farebbero dubitare dell'opportunità di parlare ancora di negativismo. Anche nella forma passiva non sono pochi i casi che presentano difficoltà d'interpretazione. Tuttavia esiste una gran quantità di casi da cui si vede con la massima evidenza che persino i più semplici processi volitivi vengono sempre ciecamente trasformati nel contrario. Secondo il nostro punto di vista il negativismo si basa in ultima analisi su corrispondenti associazioni. Non so se esista anche un negativismo attivo al livello del midollo spinale. Il punto di vista più generale sulla questione del negativismo è espresso dal lavoro di Bleuler,[52] che mette l'accento sulla *suggestionabilità* negativa, cioè sulla coazione all'associazione contrastante, non solo come componente della psiche normale, ma anche come frequente meccanismo di sintomi patologici, nell'isterismo, nei fenomeni ossessivi e nella dementia praecox. Il meccanismo di contrasto è una funzione completamente radicata nell'affettività, e che si contrappone autonomamente all'attività associativa; perciò si esprime specialmente nelle rappresentazioni a forte carica emotiva, nelle decisioni e simili. "Il meccanismo deve proteggere da *un'azione* troppo precipitosa e costringere a una valutazione dei pro e dei contro." Il meccanismo di contrasto fa da contrappeso alla *suggestionabilità*. La suggestionabilità è la capacità di accogliere e di realizzare rappresentazioni di forte carica affettiva, il meccanismo di contrasto ha effetto opposto; Bleuler lo chiama perciò appropriatamente *suggestionabilità negativa*. La stretta connessione tra queste due funzioni fa apparire comprensibile la loro coesistenza clinica. (Suggestionabilità insieme a insuperabili autosuggestioni contrarie nell'isterismo; negativismo, automatismo ai comandi, ecoprassia nella dementia praecox.)

L'importanza della suggestionabilità negativa per gli avvenimenti psichici quotidiani ci fa capire perché le associazioni per contrasto

[52] *Die negative Suggestibilität.*

siano dovunque enormemente frequenti: esse sono le più accessibili.[53]

Anche nella lingua vediamo qualcosa di simile: le parole che esprimono contrasti abituali sono molto strettamente associate, e perciò costituiscono perlopiù le associazioni verbali più correnti (bianco-nero ecc.). Nelle lingue primitive talvolta esiste *un unico* termine che esprime concetti contrastanti. Per la produzione dei fenomeni negativistici, dunque, secondo il senso delle enunciazioni di Bleuler, basta solo un disturbo affettivo relativamente lieve. Come dimostra Janet,[54] basta già l'"abaissement du niveau mental" dei soggetti ossessivi per scatenare il gioco dei contrasti. Quanto allora dobbiamo aspettarci dal "deterioramento appercettivo" della dementia praecox! E qui incontriamo realmente il gioco apparentemente privo di regole del positivo e negativo, che spesso si rispecchia molto bene nelle associazioni verbali.[55] Dunque nella questione del negativismo non ci mancano i motivi per fare l'ipotesi che anche questo sintomo stia in stretti rapporti con il "deterioramento appercettivo": *la direzione centrale della psiche è diventata così debole che non può favorire l'atto positivo e impedire l'atto negativo, o viceversa.*[56]

Ricapitoliamo ora anzitutto quanto detto: gli autori esaminati finora hanno essenzialmente *dichiarato come elemento caratteristico della dementia praecox la diminuzione dell'attenzione,* o, *secondo un'espressione più generale, il "deterioramento appercettivo"* (Weygandt). *A questo fatto si deve in linea di massima collegare il particolare appiattimento di associazioni, simboli, stereotipie, perseverazioni, automatismo ai comandi, apatia, abulia, disturbi della riproduzione e, in senso più limitato, anche negativismo.*

Che del generale peggioramento non partecipino, di regola, la *capacità percettiva* e la *capacità di fissazione* appare, a prima vista,

[53] Così pensano anche Paulhan (1889); Svenson, *Om Katatoni*; Janet (1903); Pick (1904). Un caso ricco di insegnamenti è riportato da Royce, *The Case of John Bunyan.*

[54] 1903, vol. 1, p. 60.

[55] Vedi le analisi della Pelletier, op. cit., come pure le indagini sperimentali di Stransky, *Über Sprachverwirrtheit.*

[56] Altri lavori sul negativismo ecc. sono già stati sottoposti a critica in Bleuler, *Die negative Suggestibilität.*

strano. In effetti nella dementia praecox si trova spesso, nei momenti in cui il malato è accessibile, una memoria sorprendentemente buona, quasi fotografica, che registra di preferenza proprio le cose più indifferenti, che a un uomo normale sfuggirebbero immancabilmente.[57] Ma proprio questa peculiarità indica di quale specie sia la memoria: non è altro che *registrazione passiva* dei fatti che si svolgono negli immediati dintorni. Ma tutto ciò per cui si richiede un impiego d'interesse passa accanto al malato senza lasciare tracce, o al più viene registrato allo stesso livello della visita quotidiana del medico o del pasto di mezzogiorno; così almeno ci sembra. Weygandt[58] ha descritto molto bene questa mancanza di ricezione attiva. Anche la capacità percettiva suole essere turbata nei periodi di eccitamento. Capacità percettiva e capacità di fissazione, o *ricevere* e *conservare*, sono in gran parte processi passivi, che si verificano in noi senza un particolare dispendio di energia, così come il semplice vedere o udire, quando non sono legati all'attenzione.

Dal concetto di Weygandt del deterioramento appercettivo (Janet: "abaissement du niveau mental") si può dedurre in una certa misura l'insorgenza dei sintomi cui abbiamo accennato (automatismo, stereotipia ecc.), ma esso non ci fa comprendere il polimorfismo individuale dei sintomi, la loro capricciosità, il peculiare contenuto delle idee deliranti e delle allucinazioni ecc. Già parecchi ricercatori si sono provati a sciogliere questi enigmi.

Stransky[59] ha trattato la questione della dementia praecox dal punto di vista clinico. Partendo dal concetto kraepeliniano del "deterioramento affettivo" egli afferma che con questo concetto si devono intendere due cose: "In primo luogo la povertà, o superficialità, delle reazioni 'affettive', in secondo luogo l'incongruenza delle stesse con il contenuto rappresentativo che di volta in volta domina la

[57] Anche Kraepelin è dell'avviso che la capacità percettiva non sia fortemente danneggiata; è solo "aumentata la tendenza all'esibizione volontaria di rappresentazioni arbitrarie" (1903-04, vol. 2, p. 177).

[58] *Alte Dementia praecox.*

[59] 1903, pp. 1 sgg.

psiche."[60] Con ciò Stransky differenzia il contenuto del concetto kraepeliniano e in particolar modo mette in rilievo come clinicamente non si veda solo il "deterioramento affettivo". La notevole sproporzione tra rappresentazione e affetto, che possiamo osservare quotidianamente nei dementi precoci, è un sintomo molto più frequente nel periodo di sviluppo della malattia che non il deterioramento affettivo. La *incongruenza* tra rappresentazione e intonazione affettiva obbliga Stransky a postulare due fattori psichici distinti, *noopsiche* e *timopsiche*, il primo concetto coprendo tutti i processi puramente intellettuali e il secondo tutti quelli affettivi. Questi concetti corrispondono in certo modo a intelletto e volontà della psicologia di Schopenhauer. Nella psiche sana ha luogo naturalmente una interazione dei due fattori, continua e finemente coordinata. Se compare un'incongruenza, ciò corrisponde analogicamente all'*atassia*, e allora abbiamo davanti il quadro della dementia praecox con i suoi affetti sproporzionati e incomprensibili. In questa misura la separazione delle funzioni psichiche in noopsichiche e timopsichiche concorda con la realtà. Ma ci si può ora domandare se in un contenuto rappresentativo banale, che nel malato si accompagna a un forte affetto, non sia presente un'incongruenza, non solo per noi, che al massimo possiamo vedere lacunosamente nella sua anima, ma anche per la sensazione soggettiva del malato.

Voglio chiarire la questione con un esempio. Vado a trovare un signore nel suo ufficio. Improvvisamente il signore viene preso dall'ira e con grandissima eccitazione ingiuria un usciere che in quell'istante ha posato il giornale sul tavolo a destra invece che a sinistra. Io mi meraviglio e mi faccio le mie idee sul nervosismo di questo signore. In seguito, però, vengo a sapere da un altro impiegato che l'usciere ha già in precedenza sbagliato la cosa dozzine di volte e che perciò l'ira del signore era del tutto giustificata.

Se in seguito non mi avessero spiegato come stavano le cose, mi sarei fatto un'immagine errata della psicologia di questo signore. In

[60] *Ibid.*, p. 28. Id., *Zur Lehre von der Dementia praecox*; inoltre *Zur Auffassung gewisser Symptome der Dementia praecox* e *Über die Dementia praecox*.

questa situazione ci troviamo spesso noi medici di fronte alla dementia praecox: a causa della particolare chiusura del malato vediamo troppo poco in essa: fatto questo che ogni psichiatra potrà confermare. Perciò è molto facile pensare che stati di eccitamento ci rimangano spesso incomprensibili perché non ne vediamo le cause associative. A noi stessi può succedere di essere per un certo tempo di cattivo umore, anche in modo del tutto inadeguato, senza avere coscienza della causa. Diamo le risposte più semplici in un tono sproporzionatamente energico e irritato ecc. Se anche gli individui normali non hanno sempre le idee chiare sulle cause delle loro proprie alterazioni d'umore, quanto poco possiamo averle chiare di fronte all'anima di un demente precoce! Data l'evidente insufficienza della nostra diagnostica psicologica dobbiamo essere molto cauti nel supporre una vera incongruenza nel senso di Stransky. Anche se per l'apparenza clinica spesso è presente un'incongruenza, ciò non accade soltanto per la dementia praecox. Anche nell'*isterismo* l'incongruenza è una cosa di tutti i giorni; la si vede già nel fatto banalissimo delle cosiddette "esagerazioni" isteriche, al cui opposto si trova la nota "belle indifférence" dell'isterico. Allo stesso modo troviamo violenti eccitamenti per cose da nulla, a volte per qualcosa di cui non è in alcun modo riconoscibile il rapporto con l'eccitamento. Ma la psicoanalisi scopre le motivazioni, e cominciamo a comprendere perché i malati reagiscono così. Nella dementia praecox, per ora, non possiamo ancora penetrare sotto la superficie, perciò i nessi ci rimangono sconosciuti, e noi postuliamo una "atassia" tra noopsiche e timopsiche. Ma nell'isterismo sappiamo, grazie all'analisi, che non esiste "atassia", ma solo ipersensibilità, che diventa immediatamente chiara e comprensibile non appena conosciamo il complesso di rappresentazioni patogeno.[61] È dunque ancora necessario postulare per la dementia praecox un meccanismo del tutto nuovo, visto che sappiamo come si verifica l'incongruenza nell'iste-

[61] Una isterica, per esempio, un giorno cade in una profonda e persistente depressione, "perché il tempo è così nuvolo e piovoso". Ma l'analisi dimostra che la depressione era collegata con l'anniversario di un triste evento, decisivo per l'intera vita della paziente.

rismo? In complesso sappiamo ancora troppo poco della psicologia normale e isterica[62] per osare formulare l'ipotesi di meccanismi nuovi e sconosciuti al resto della psicologia in una malattia così impenetrabile come la dementia praecox. *Bisogna essere parsimoniosi con i nuovi princìpi esplicativi*: per questo io respingo l'ipotesi di Stransky, anche se chiara e ingegnosa.

Ma in compenso possediamo di Stransky[63] un lavoro sperimentale molto bello, che dà i fondamenti per la comprensione di un sintomo importante: la *confusione verbale*.

La confusione verbale è il prodotto del disturbo psicologico di fondo. (Stransky lo chiama "atassia intrapsichica".) Quando i rapporti tra la vita affettiva e quella rappresentativa sono turbati, come nella dementia praecox, e perciò manca l'orientamento proprio al pensiero normale verso una rappresentazione superiore (Liepmann), deve svilupparsi un corso del pensiero simile alla fuga delle idee. (Come ha dimostrato la Pelletier: prevalere delle leggi associative sull'influenza direttiva.) Nel caso di un processo verbale, allora, come hanno dimostrato i nostri esperimenti di associazione in stato di attenzione sviata, si deve avere un aumento degli *elementi di collegamento* puramente *superficiali* (associazioni verbomotorie e reazioni fonetiche). A ciò si accompagna una diminuzione delle associazioni significative. Inoltre si presentano anche altri disturbi: aumento delle *associazioni indirette*, delle reazioni *senza significato*, ripetizione della parola stimolo (spesso multipla). Le perseverazioni presentano, sotto distrazione, un comportamento contraddittorio; secondo i nostri esperimenti esse aumentano nelle donne, mentre diminuiscono negli uomini. Per moltissimi casi abbiamo potuto dimostrare la presenza di una forte intonazione affettiva come causa del formarsi delle perseverazioni: la rappresentazione a forte tonalità affettiva presenta di solito la tendenza a perseverare. Questo lo prova già

[62] Binet (1892, p. 89) dice giustamente: "Gli isterici sono per noi soggetti d'elezione, poiché accentuano fenomeni che si devono necessariamente ritrovare in un qualche grado presso un gran numero di altre persone che non sono colpite, e nemmeno sfiorate, dalla nevrosi isterica."

[63] *Über Sprachverwirrtheit*. [Le citazioni sono tratte dalle pp. 37 sgg., 62 sg., 73 sgg.]

l'esperienza quotidiana. Quando l'attenzione viene sviata si crea una specie di *vuoto di coscienza*,[64] ove le rappresentazioni possono perseverare più facilmente che non nello stato di piena attenzione.

Stransky studiò come si comportino le serie continue di associazioni verbali sotto l'influenza del rilassamento dell'attenzione. I suoi soggetti d'esperimento dovevano ciascuno per un minuto parlare "come veniva" in un fonografo, dicendo quello che veniva loro in mente e come veniva loro in mente. Nel far ciò non dovevano prestare attenzione a quanto dicevano. Come punto di partenza si dava una parola stimolo. (Nella metà degli esperimenti si provocò anche una distrazione esterna.)

Questi esperimenti diedero interessanti risultati: *le sequenze di parole e di frasi ricordavano immediatamente i discorsi (e anche i frammenti scritti) della dementia praecox.* Una direzione determinata del discorso veniva esclusa dal modo in cui l'esperimento era condotto; la parola stimolo agiva solo per un certo tempo come "tema" più o meno indeterminato. *Elementi di collegamento* superficiali predominavano largamente (in corrispondenza con la distruzione dei nessi logici), comparivano in massa *perseverazioni* (o ripetizioni della parola precedente, cosa che corrisponde all'incirca alla ripetizione della parola stimolo dei nostri esperimenti); inoltre numerose erano le *contaminazioni*,[65] e nel più stretto rapporto con queste i *neologismi*, formazione di parole nuove.

Dal vasto materiale di Stransky desidero citare alcuni esempi:

"Su una gamba stanno le cicogne, hanno mogli, hanno bambini, sono quelle che portano i bambini, i bambini che esse portano a casa, questa casa, un'idea che gli uomini hanno delle cicogne, dell'efficacia delle cicogne, le cicogne sono grandi uccelli – con un lungo becco e vivono di rane, rane, rame, le rane sono rami del mattino, nel mattino sono insieme – colazione del mattino, caffè, e

[64] "Diagnostische Assoziationsstudien", saggio I, B: "Durchschnittsberechnungen", sez. 3.

[65] Vedi Meringer e Mayer. Per contaminazione si deve intendere la condensazione di più frasi o parole in una frase o una parola, per esempio: "Impreparato, come mi sono" è una condensazione di: 1. "impreparato, come sono"; 2. "preparato, come mi sono",

col caffè bevono anche cognac, e col cognac bevono anche vino, e col vino bevono di tutto, le rane sono grosse bestie, e quelle che mangiano le cicogne, le cicogne mangiano gli uccelli, gli uccelli mangiano le bestie, e le bestie sono grosse, le bestie sono piccole, le bestie sono uomini, le bestie non sono uomini..." ecc.

"Queste pecore sono... state, pecore merinos, da cui si è tagliato via il grasso a chili, con lo Shylock si è tagliato via il grasso, tagliato via il chilo..." ecc.

"K... era un K... con un lungo naso, con un naso da montone, con un naso da caprone, con un naso per martellare, un veleno di martello, un uomo, che ha martellato, che è martellato..." ecc.

Da questi esempi degli esperimenti di Stransky si vede senz'altro secondo quali leggi associative si svolge il pensiero: sono principalmente quelle della somiglianza, della coesistenza, dei collegamenti verbomotori e per assonanza. Inoltre saltano subito all'occhio le numerose perseverazioni e ripetizioni (Sommer: "stereotipie"). Se confrontiamo con questi il saggio di associazioni della dementia praecox, che abbiamo citato più su dall'opera della Pelletier, troviamo una sorprendente somiglianza:[66] qui come là le stesse leggi di "ressemblance", "contiguïté" e "assonance". Nell'analisi della Pelletier mancano solo le stereotipie[67] e le perseverazioni, anche se esse sono chiaramente presenti nel materiale descritto. Stransky documenta poi anche questa evidente rassomiglianza con numerosi begli esempi prodotti da dementi precoci.

Particolarmente importante è il fatto che negli esperimenti di Stransky su normali si presentano numerosi conglomerati di frasi o di parole che si possono definire come contaminazioni.

Esempio: "... Soprattutto una carne di cui non ci si può più liberare, pensieri di cui non ci si può più liberare, specialmente se si deve perseverare, perseverare, severare, Severino..." ecc.

[66] Tuttavia non si deve tacere il fatto che negli esperimenti di Stransky appare inconfondibilmente un carattere di *precipitazione*, che suole mancare nei discorsi dei dementi precoci. Ma è difficile formulare che cosa dia l'impressione della precipitazione.

[67] Come è stato detto sopra [pp. 8 sg.], Sommer ha dimostrato la presenza di associazioni fonetiche e stereotipie già nelle semplici reazioni verbali.

In questo conglomerato secondo Stransky sono condensate le seguenti serie di rappresentazioni:
a) la carne di montone si consuma molto in Inghilterra;
b) di questa rappresentazione non riesco a sbarazzarmi;
c) questa è perseverazione;
d) io *devo* parlare di quello che mi salta in mente.

La contaminazione è dunque una condensazione di diverse serie di rappresentazioni. Perciò essa si deve intendere sostanzialmente come *associazione mediata*.[68] *Questo carattere della contaminazione si può dimostrare chiaramente* con gli esempi patologici di Stransky:

Esempio:

"*Domanda*: Che cos'è un mammifero?

"*Risposta* [paziente]: È una vacca, per esempio un'ostetrica."

"Ostetrica" è un'associazione indiretta con vacca e indica la probabile sequenza di pensiero: vacca - che partorisce piccoli viventi - così fanno anche gli esseri umani - ostetrica.[69]

"*Domanda*: A che cosa Le fa pensare la 'santa Vergine'?

"*Risposta*: Alla condotta di una signorina."

Come osserva giustamente Stransky, il pensiero dovrebbe procedere come segue: "Immacolata concezione - virgo intacta - condotta pudica."

"*Domanda*: Che cos'è un quadrilatero?

"*Risposta*: Un quadrato con angoli."

Condensazione di:
a) il quadrilatero è un quadrato;
b) il quadrilatero ha quattro angoli.

[68] Vedi l'analisi dell'associazione indiretta in "Diagnostische Assoziationsstudien", saggio 1.

[69] Secondo l'opinione del professor Bleuler è più probabile la seguente composizione:

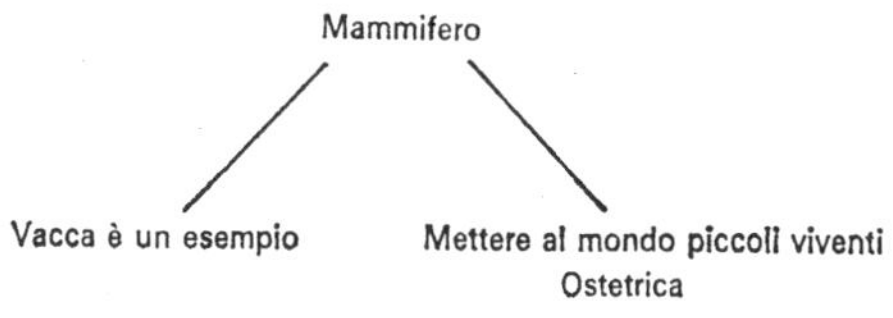

Da questi esempi dovrebbe essere chiaro che le contaminazioni sono qualcosa di simile alle associazioni mediate che si presentano nelle reazioni verbali semplici sotto distrazione. È noto che i nostri esperimenti hanno dimostrato un sensibile aumento numerico delle associazioni mediate in stato di distrazione.

Questo incontro di tre sperimentatori, Stransky, io e, per così dire, la dementia praecox, non può essere un caso; esso è la prova dell'esattezza della nostra concezione e con ciò rappresenta un'ulteriore conferma della debolezza appercettiva che traspare da tutti i sintomi degenerativi della dementia praecox.

Stransky sottolinea che la contaminazione spesso produce strane formazioni verbali (per esempio "primordialconsiglio"), che sono così bizzarre da ricordare immediatamente i *neologismi* della dementia praecox. Sono convinto che un gran numero di neologismi si formi proprio in questo modo. Una demente precoce, che voleva convincermi della sua totale normalità, mi disse: "Che io sia sana, è *chiaro come il palmo.*" Essa ripeté con energia queste parole diverse altre volte. Come si può facilmente capire, questa formazione si scompone in:

a) è palmare;
b) è chiaro come il sole.

Nel 1898, in base a osservazioni cliniche, Neisser[70] notò che le neoformazioni verbali, che, di regola, proprio come le radici verbali, non sono né verbi né sostantivi, non rappresentano propriamente delle parole, ma intere frasi, *perché servono sempre alla simbolizzazione di un intero processo.* In questa espressione di Neisser è adombrato il concetto di *condensazione.* Ma Neisser va ancora più in là e parla direttamente della *simbolizzazione di un intero processo.* A questo punto, però, vorrei ricordare che Freud nella sua opera *L'interpretazione dei sogni* (1899), ha indicato nel sogno una *condensazione* in grande stile.[71] Del vasto, e psicologicamente preziosissimo

[70] 1897, pp. 443 sgg.

[71] Anche Kraepelin nel suo saggio *Über Sprachstörungen im Traume* si occupa di questi problemi, basandosi su un vasto materiale empirico. Per quanto riguarda la genesi psico-

materiale di questo ricercatore ancora troppo poco apprezzato, non posso purtroppo occuparmi in extenso, perché ciò ci porterebbe troppo lontano. Devo semplicemente dare per scontata la conoscenza di questo importante libro. Per quanto ne so, non sono mai state portate vere e proprie prove contro la concezione di Freud; mi limito dunque ad affermare che il sogno, che ha già, comunque, numerose analogie con i disturbi associativi della dementia praecox, presenta anche la speciale condensazione verbale nel senso della contaminazione di intere frasi e situazioni. Anche Kraepelin ha notato la rassomiglianza tra il parlare in sogno e la dementia praecox.[72] Tra i numerosi esempi che ho osservato nei miei sogni e in quelli di altre persone, voglio menzionarne solo uno molto semplice, che illustra al tempo stesso condensazione e neologismo:

Qualcuno vuole esprimere in sogno una frase di riconoscimento su una certa situazione e dice: "Questo è fimoso."

Contaminazione di:

logica dei fenomeni in questione, alcune affermazioni di Kraepelin fanno pensare che egli non sia lontano dalla concezione qui sviluppata. Così egli dice a pagina 10: "La comparsa di disturbi del linguaggio nel sogno è certamente in uno stretto rapporto di dipendenza con l'obnubilamento della coscienza, e con la conseguente diminuzione di chiarezza delle rappresentazioni." Ciò che Paul, Meringer e Mayer e altri definiscono come contaminazione, Freud come condensazione, è chiamato da Kraepelin ellisse ("mescolanza di diverse serie di rappresentazioni", "raggruppamento ellittico di parecchie serie contemporanee di pensieri"). Colgo l'occasione per far notare che Forel già negli anni attorno al 1880 ha usato per le condensazioni e le neoformazioni di parole dei paranoidi l'espressione "ellissi". È sfuggito a Kraepelin che Freud già nel 1900 aveva trattato estesamente delle condensazioni oniriche. Freud definisce "condensazioni" la fusione di situazioni, immagini ed elementi verbali. L'espressione "contaminazione" usata dalla linguistica riguarda solo le fusioni verbali, e quindi è un concetto specialistico, che si subordina al concetto tedesco della condensazione. È raccomandabile conservare per le condensazioni verbali il termine "contaminazione".

[72] *Bericht der 19. Wanderversammlung*, p. 595. Vedi anche *Über Sprachstörungen im Traume*, dove dice (p. 79): "Non si deve pensare che gli strani discorsi dei malati [Dementia praecox] siano semplicemente 'insensati', e tanto meno che siano prodotti intenzionali di un umore esuberante, bensì che siano l'espressione di un particolare disturbo nella scelta delle parole, che deve essere strettamente imparentato con quello del sogno." Kraepelin esprime anche l'opinione che "nella confusione verbale, accanto ai disturbi della scelta delle parole e della formulazione verbale dei pensieri, siano presenti anche disturbi del corso stesso del pensiero, che in parte assomigliano molto a quelli del sogno" (p. 83).

a) fine;
b) famoso.

Anche il sogno rappresenta una "debolezza appercettiva" per eccellenza, cosa che si esprime con particolare chiarezza nella tendenza, generalmente riconosciuta, al *simbolo*.[73]

Infine dobbiamo ancora sollevare una questione a cui invero avremmo dovuto rispondere prima, e cioè: lo stato di coscienza degli esperimenti su normali di Stransky corrisponde veramente a quello di un'attenzione turbata? Anzitutto si deve notare che gli esperimenti di distrazione di Stransky non hanno permesso di riconoscere alcuna sostanziale modifica nei confronti degli esperimenti normali; l'associazione dunque non può essere stata molto diversa nelle due condizioni, quindi nemmeno l'attenzione. Tuttavia, come si deve considerare il disturbo negli esperimenti normali?

Mi sembra che il motivo principale si debba ricercare nella "forzatura" dell'esperimento. I soggetti dell'esperimento venivano invitati a parlare senza pensarci, e il fatto che in parte lo facessero con grande velocità è dimostrato dalla loro produzione media di 100-250 parole al minuto, mentre nel discorso normale la media è di 130-140 parole.[74] Ora, se qualcuno parla più in fretta e forse anche pensa più in fretta di quanto si è soliti fare su cose indifferenti, allora non può più rivolgere sufficiente attenzione all'associazione. Un secondo punto, che ha anch'esso molto peso, è la situazione insolita per la grande maggioranza dei soggetti dell'esperimento che deve aver influenzato il loro stato emotivo. Bisogna immaginarsi la situazione come simile a quella di un oratore eccitato, che cade in uno stato di "stupidità emotiva".[75] In questa condizione ho trovato percentuali straordinariamente alte di perseverazione e ripetizione. Ma anche la stupidità emotiva è un grave disturbo dell'attenzione. Perciò possiamo ritenere con sicurezza che anche negli esperimenti sui nor-

[73] Vedi sopra [p. 18] l'acuta osservazione della Pelletier sul simbolo.

[74] Stransky, *Über Sprachverwirrtheit*, p. 14.

[75] Vedi Jung, *Simulazione di malattia mentale* (1903), e Wihrlin, "Diagnostische Assoziationsstudien", saggio 2.

mali di Stransky l'attenzione fosse veramente turbata, anche se lo stato di coscienza non è per nulla chiaro.

Un'importante osservazione si deve a Heilbronner,[76] che nello studio di serie di associazioni di una ebefrenica trovò che una volta il quarantuno per cento, l'altra volta il ventitré per cento delle parole di reazione si riferiva all'*ambiente circostante*. Heilbronner vede in questo fatto una prova della derivazione della persistenza dal "vacuum", cioè dalla mancanza di nuove rappresentazioni. Io posso confermare questa osservazione sulla base della mia esperienza. Teoricamente sarebbe interessante sapere in che rapporto questo fenomeno stia con il sintomo di Sommer-Leupoldt del "nominare e toccare".

Teorie nuove e autonome sulla psicologia della dementia praecox sono espresse da Otto Gross.[77] Egli propone che la malattia venga chiamata *dementia sejunctiva*; il motivo di questo nome è la *disgregazione* della coscienza del demente precoce, la *disgiunzione* della coscienza. Il concetto di disgiunzione Gross lo prende naturalmente da Wernicke; ma avrebbe potuto altrettanto bene prendere il più vecchio concetto sinonimo di *dissociazione* (Binet, Janet). In fondo la dissociazione della coscienza ha lo stesso significato della "disgregazione della coscienza" di Gross. Con quest'ultimo concetto non abbiamo fatto che acquistare una parola in più, e la psichiatria non ne difetta certamente. Per dissociazione la scuola francese intendeva un indebolimento della coscienza causato dal fatto che una o più serie di rappresentazioni si scindevano, cioè si liberavano dalla gerarchia dell'Io-coscienza e iniziavano un'esistenza più o meno autonoma.[78] Su questo fondamento si è sviluppata per esempio anche la teoria dell'isterismo di Breuer-Freud. Secondo le più recenti formulazioni di Janet la dissociazione è la conseguenza dell'"abaissement du niveau mental", che distrugge la gerarchia e favorisce o causa di-

[76] *Über Haftenbleiben.*

[77] *Über Bewusstseinszerfall*, pp. 45 sgg.; inoltre *Beitrag zur Pathologie des Negativismus; Zur Nomenklatur "Dementia sejunctiva"* e *Zur Differentialdiagnostik negativistischer Phänomene.*

[78] Vedi il lavoro fondamentale di Janet (1889).

rettamente la formazione di automatismi.[79] Quali automatismi poi si liberino, è stato dimostrato nel modo migliore da Breuer e Freud.[80] Nuovo e teoricamente importante è l'uso che Gross fa di questa teoria per la dementia praecox. Sul suo concetto fondamentale l'autore si esprime come segue:

"Disgregazione della coscienza, nella mia accezione, significa lo svolgimento *simultaneo* di serie di associazioni funzionalmente distinte... Per me il punto centrale sta nella concezione che l'attività della coscienza in ogni momento si deve considerare come la risultante di diversi processi psicofisici che si svolgono in sincronia."[81]

Le due citazioni dovrebbero bastare ad illustrare la concezione dell'autore. Si può forse condividere l'opinione che la coscienza (meglio il contenuto della coscienza) è la risultante di numerosi processi psicofisici non coscienti (o inconsci). Questa concezione rappresenta per la psichiatria un riconfortante progresso nei confronti della corrente psicologia della coscienza, per la quale al di là dell'epifenomeno "coscienza" iniziano subito i processi nutritivi della cellula cerebrale. Gross sembra immaginare il *contenuto psichico* (non il contenuto della coscienza) sotto forma di singole serie associative, che decorrono simultaneamente. Io ritengo questo paragone abbastanza equivoco; mi sembra più corretto fare l'ipotesi di complessi di rappresentazioni che diventano successivamente coscienti, e che vengono costellati da complessi precedentemente associati. Il cemento che tiene insieme questi complessi è un determinato affetto.[82] Se a causa della malattia il legame tra le serie sincrone di Gross viene spezzato, allora si ha la disgregazione della coscienza. Il che, tradotto nel linguaggio della scuola francese, suona così: se una o più serie di rappresentazioni si scindono, si ha la dissociazione, che produce un indebolimento della coscienza. Non vogliamo far questioni

[79] Janet (1903).
[80] *Studi sull'isteria* (1892-95).
[81] *Zur Nomenklatur*, p. 1146.
[82] Le semplici leggi dell'associazione hanno un ruolo del tutto trascurabile di fronte alle onnipotenti costellazioni affettive. Proprio come nella vita reale, dove la logica del pensiero non significa nulla di fronte alla logica del sentimento.

di parole: anche Gross ritorna qui sul problema del disturbo appercettivo; ma egli si avvicina al problema da un lato nuovo e interessante, dal lato dell'*inconscio*. Gross compie il tentativo di scoprire le radici dei numerosi fenomeni automatici che irrompono con impeto elementare ed estraneità nella coscienza del demente precoce. I segni dei fenomeni automatici nella vita cosciente del demente precoce dovrebbero essere noti ad ogni psichiatra: sono le idee "autoctone", gli impulsi improvvisi, le allucinazioni, i fenomeni dell'influenzamento del pensiero, serie di rappresentazioni ossessive con carattere di estraneità, arresto e scomparsa del pensiero (definito acutamente da una mia paziente come "furto dei pensieri"), ispirazioni (intuizioni patologiche) ecc.

Gross dice: i fenomeni catatonici sono "alterazioni della volontà stessa causate da un agente che viene sentito come esterno alla continuità dell'Io e di conseguenza viene interpretato come una potenza estranea". Essi sono di volta in volta una "interruzione della continuità della volontà dell'Io per l'intrusione di altre serie nella coscienza". "Dobbiamo pensare che molte serie associative – come vorremmo chiamarle – possono svolgersi nell'organo della coscienza contemporaneamente e senza influenzarsi a vicenda. Tra queste serie di coscienza una dovrà poi diventare portatrice della continuità della coscienza. Le altre serie associative sono allora naturalmente 'subconsce' o meglio 'inconsce'. Ora, però, dev'essere possibile in ogni momento che anche in esse, per così dire, l'energia nervosa si accentui, e raggiunga una tale intensità che improvvisamente l'attenzione si rivolga a uno dei *loro* elementi finali, cioè dunque che un membro di una serie associativa inconscia si spinga direttamente nella continuità della serie fino allora dominante. Se questi presupposti sono realizzati, allora il processo soggettivo concomitante non può essere altro che la percezione di un qualunque fenomeno psichico vissuto come qualcosa di direttamente presente alla coscienza e nello stesso tempo di totalmente estraneo alla continuità della coscienza. Sembra quasi inevitabile che vi si debba associare l'idea esplicativa che il fenomeno psichico in questione (rappresentazione) derivi non dai propri organi di coscienza, ma che sia stato gettato in essa dall'esterno."[83]

Di questa ipotesi non ci convince, come abbiamo già detto, il postulato di serie associative sincrone e indipendenti. La psicologia normale non offre alcuna conferma di questo postulato. Là dove possiamo studiare nel modo migliore le serie associative scisse, cioè nell'isterismo, troviamo la prova del contrario: anche dove si tratta di serie apparentemente del tutto separate, troviamo in qualche punto nascosto il ponte che conduce da una serie all'altra.[84] Nella psiche tutto è in rapporto con tutto: la psiche del presente è la risultante di miliardi di costellazioni.

A prescindere da questo piccolo inconveniente, credo di poter definire l'ipotesi di Gross molto felice. Essa ci dice, in breve, che *le radici di tutti i fenomeni automatici stanno nei legami associativi inconsci.* Se la coscienza "si disgrega" ("abaissement du niveau mental", debolezza appercettiva), allora anche i complessi coesistenti con la coscienza si trovano ad essere simultaneamente liberati da ogni inibizione e possono irrompere nell'Io-coscienza. Questa concezione è eminentemente psicologica e coincide chiaramente con le teorie della scuola francese, con le esperienze dell'ipnotismo e dell'analisi dell'isterismo. Se mediante la suggestione produciamo una serie di rappresentazioni scissa depotenziando la coscienza, per esempio nel comando postipnotico, questa serie scissa farà poi irruzione con una potenza che l'Io-coscienza non può spiegare. Anche nella psicologia dei sonnambuli estatici troviamo le irruzioni delle serie scisse, in una forma tipica.[85]

Purtroppo Gross lascia aperta solo *una* domanda, che suona così: quali sono le serie rappresentative scisse, e di quale specie ne è il contenuto?

[83] Gross (1904-05).

[84] Ho dimostrato esaurientemente proprio questo punto (appoggiandomi a Flournoy) in un caso di sonnambulismo (*Psicologia e patologia dei cosiddetti fenomeni occulti* [1902]).

[85] Si confrontino particolarmente i magnifici esempi di scrittura di Hélène Smith, in Flournoy (1900).

Già parecchio tempo prima che Gross cominciasse a pubblicare, Freud ha risposto a questa domanda brillantemente. Già nel 1893 Freud[86] dimostrò preliminarmente come un delirio allucinatorio procede da un affetto intollerabile alla coscienza, come questo delirio è una compensazione di desideri non appagati, come l'uomo si rifugia, per così dire, nella psicosi, per trovare là, nel delirio onirico della malattia, ciò che la realtà gli ha rifiutato. Nel 1896 Freud analizzò una malattia paranoide che secondo Kraepelin si deve annoverare tra le forme paranoidi della dementia praecox, e dimostrò che i suoi sintomi sono determinati esattamente secondo lo schema dei meccanismi di trasformazione nell'isterismo. Freud ritenne allora che "*anche la paranoia (o il gruppo di forme comprese sotto tale nome) sia una psicosi da difesa, cioè che anche essa, come l'isterismo e le ossessioni, provenga dalla rimozione di ricordi penosi, e che i suoi sintomi assumano la forma determinata dal materiale rimosso*".[87]

Tenendo conto dell'enorme importanza di simile ipotesi, vale la pena di esaminare con maggiore attenzione la classica analisi di Freud.

Il caso riguarda una donna di trent'anni, che si ammala di sintomi ben noti: l'ambiente si è trasformato, le si manca di rispetto, la si offende, la si osserva, si conoscono i suoi pensieri. Più tardi le viene il pensiero che *la si osserva di sera mentre si sveste*, poi compaiono *sensazioni al basso ventre*, a proposito delle quali crede che siano *causate da un pensiero indecente della cameriera*. Ora compaiono anche visioni, che mostrano genitali maschili e femminili nudi. Quando si trova da sola con altre donne, allucina l'organo genitale femminile, e contemporaneamente ha la sensazione che anche *l'altra donna veda il suo (della paziente) organo genitale*.

Freud analizzò questo caso. Egli costatò che la paziente si comportava esattamente come un'isterica (cioè presentava le stesse resistenze ecc.). Ma il fatto insolito era che i pensieri rimossi compari-

[86] Freud e Breuer, *Meccanismo psichico dei fenomeni isterici* (1893).
[87] *Nuove osservazioni sulle neuropsicosi da difesa* (1896) pp. 318 sgg.

vano non, come nell'isterismo, sotto forma di intuizioni spontanee con scarsi legami tra loro, ma sotto forma di *allucinazioni interiori*; perciò essa le considerava secondo le loro voci. (Più avanti avrò occasione di portare una prova sperimentale di questa osservazione.) Le allucinazioni menzionate comparvero quando la paziente in casa di cura vide, nella sala da bagno comune, un certo numero di pazienti nude. Era lecito supporre che se tali impressioni si erano riprodotte, ciò era dovuto al fatto che la paziente vi aveva annesso un grande interesse. Essa affermò che a quel tempo si era vergognata per le donne. Questa vergogna altruistica alquanto ossessiva dava nell'occhio, e rimandava a qualcosa di rimosso. La paziente riprodusse "una serie di scene che andavano dal suo diciassettesimo al suo ottavo anno d'età, nelle quali ella, trovandosi nuda in bagno davanti alla madre, alla sorella, al medico, si era vergognata della sua nudità; questa serie si concludeva però con una scena di quando ella aveva sei anni: si trovava nella camera dei bambini e, spogliandosi per andare a letto, non provava alcuna vergogna per la presenza del fratello". Infine risultò che "per anni fratello e sorella erano stati soliti mostrarsi a vicenda le proprie nudità prima di andare a letto". Nel far questo essa non provava vergogna. "Con la vergogna attuale compensava la mancanza di vergogna di quando era bambina."

"La comparsa dello squilibrio affettivo della paziente coincise con uno screzio verificatosi tra il marito e il fratello, a seguito del quale quest'ultimo non mise più piede in casa loro. Ella aveva sempre molto amato questo fratello... La paziente parlò inoltre di un momento della sua malattia, nel quale per la prima volta 'tutto le fu chiaro', cioè del momento in cui si convinse che il suo sospetto di essere disprezzata e intenzionalmente mortificata da tutti corrispondeva veramente alla realtà. Questa certezza le venne in occasione della visita di una cognata, la quale nel corso della conversazione uscì a dire: 'Se una cosa del genere dovesse capitare a me, non ci farei un gran caso.' Al momento la signora P. non diede importanza alla frase, ma quando la cognata se ne fu andata, le parve che quelle parole contenessero un rimprovero indirizzato proprio a lei, quasi che lei fosse abituata a prendere alla leggera cose serie; da quel momento fu quindi certa di essere al centro delle chiacchiere della gente." Ella riteneva convincente specialmente il *tono* in cui la cognata aveva parlato. Ma poi si venne a sapere che la cognata prima di questa frase aveva trattato un altro tema. Essa aveva raccontato alla paziente che "nella casa paterna vi erano stati guai d'ogni sorta a causa dei suoi *fratelli*, e aveva saggiamente soggiunto: 'In ogni famiglia succedono cose sulle quali è meglio stendere un velo pietoso. Ma se una cosa del genere fosse capitata a me, l'avrei presa sicuramente alla leggera.' La signora P. dovette ora ammettere che il suo squilibrio si ricollegava a *queste* frasi, che avevano preceduto l'ultima dichiarazione. Poiché ella aveva rimosso queste due frasi, che potevano risvegliare in lei il ricordo del rapporto col fratello, e aveva ricordato solo l'ultima frase insignificante, a questa doveva necessariamente connettere la sensazione che la cognata le avesse rivolto un rimprovero; dato però che il contenuto di questa frase non poteva in alcun modo giustificare tale impressione, ella aveva dovuto ripiegare sul *tono* con cui le parole erano state dette."

Dopo questa spiegazione Freud passò all'analisi delle voci. "Occorreva anzitutto chiarire come mai un contenuto così indifferente: 'Guarda la signora P.', 'Sta cercando casa', e simili, potesse suscitare nella paziente una reazione così penosa." Essa sentì per la prima volta delle voci dopo aver letto il racconto di Ludwig *Die Heiterethei*.[88] Dopo la lettura la paziente era andata a passeggio per la strada maestra, e, improvvisamente, mentre passava davanti a una capanna di contadini le voci le dissero: "Così era la casa di Heiterethei! Ecco il pozzo e il boschetto! Com'era felice nella sua povertà!" Poi le voci ripeterono interi brani che essa aveva appena letto, ma che per contenuto non avevano importanza.

"Dall'analisi risultò che, durante la lettura, erano venute in mente alla paziente altre idee, e che inoltre ella era stata maggiormente

[88] [Otto Ludwig (1813-65), scrittore drammaturgo nato in Turingia. L'eroina di *Die Heiterethei und ihr Widerspiel* (1854) è una giovane contadina della Turingia.]

impressionata da tutt'altre parti del libro. Contro questo materiale – analogie tra la coppia del racconto e quella formata da lei e suo marito, ricordi intimi riguardanti la sua vita matrimoniale e segreti di famiglia – contro tutto ciò si era opposta una resistenza rimovente, perché tutto ciò si riconnetteva, per vie ideative facilmente individuabili, al suo pudore sessuale e riconduceva così, in ultima analisi, al risveglio delle antiche esperienze infantili. A causa della censura esercitata dalla rimozione, quei passi innocenti e idilliaci, collegandosi sia per contrasto sia per contiguità agli eventi biasimati, acquistavano per la coscienza quel rafforzamento per cui si erano trasformati in voci. La prima delle idee rimosse si riferiva, per esempio, alle chiacchiere di vicinato cui l'eroina, che viveva appartata, si trovava esposta. Alla paziente non fu quindi difficile trovare un'analogia tra l'eroina e sé stessa, poiché lei pure viveva in un piccolo centro, non frequentava nessuno e si riteneva disprezzata dai vicini. Questa sua diffidenza verso i vicini aveva un reale fondamento nel fatto che, appena sposata, si era vista costretta ad accontentarsi di un piccolo appartamento, nel quale la camera da letto della giovane coppia confinava con una camera dei vicini, e il letto matrimoniale era appoggiato al muro divisorio. Con l'inizio della vita matrimoniale sorse in lei (evidentemente per il ridestarsi nell'inconscio del ricordo del suo comportamento infantile, quando aveva giocato col fratello a marito e moglie) una grande timidezza sessuale, per cui temeva costantemente che i vicini potessero percepire parole e rumori attraverso il muro divisorio; in seguito tale pudico timore si trasformò in lei in sospetto nei confronti dei suoi vicini."

Nell'analisi di altre voci Freud costatò spesso un "carattere di diplomatica indeterminatezza; l'allusione offensiva vi era, in genere, profondamente celata e la connessione delle singole frasi risultava occultata da espressioni strane, da forme verbali inusitate ecc.: caratteristiche, queste, che sono generalmente proprie delle allucinazioni uditive dei paranoici e che secondo me recano l'impronta della distorsione dovuta al compromesso".

Ho a bella posta lasciato la parola all'autore di questa prima analisi della paranoia, infinitamente importante per la psicopatologia: non ho saputo abbreviare l'ingegnosa esposizione di Freud.

Torniamo nuovamente al nostro problema del tipo delle serie di rappresentazioni scisse. Ora vediamo quale contenuto Freud dia alle serie scisse postulate da Gross: esse non sono altro che i complessi rimossi, come quelli che hanno gli *isterici*[89] e – *last not least* – anche i *normali*.[90] L'enigma delle serie di rappresentazioni rimosse si svela come un meccanismo psicologico d'importanza generale e di evenienza del tutto abituale. Freud illumina di una nuova luce il problema esposto da Stransky della *incongruenza tra contenuto di coscienza e tono affettivo*. Egli dimostra come rappresentazioni indifferenti, persino insignificanti, possano essere accompagnate da un intenso tono affettivo, che però hanno preso da una rappresentazione rimossa. Qui Freud apre una strada che può condurci alla comprensione del tono affettivo inadeguato nella dementia praecox. Non c'è bisogno che spieghi che cosa ciò possa significare.

Possiamo riassumere il risultato delle ricerche di Freud come segue: *nella forma e nel contenuto dei sintomi di questa dementia praecox paranoide si esprimono pensieri che a causa del loro tono affettivo penoso erano diventati incompatibili con l'Io-coscienza e perciò erano stati rimossi; essi determinano il tipo delle idee deliranti, delle allucinazioni e di tutto il comportamento in generale. Se dunque in una persona compare una paralisi dell'appercezione, gli automatismi che ne conseguono contengono i complessi di rappresentazioni scissi: tutta la schiera dei pensieri messi al bando si scatena.* Possiamo generalizzare così il risultato dell'analisi freudiana.

Come è noto, Tiling[91] non influenzato da Freud ha espresso, dal punto di vista dell'esperienza clinica, dei pensieri che si avvicinano molto alle idee di Freud. Anch'egli vorrebbe riconoscere all'individualità un'importanza quasi imprevedibile per l'insorgenza e la forma

[89] Vedi "Diagnostische Assoziationsstudien", saggi 5, 6, 7, 8.

[90] Ibid., saggio 4.

[91] Tiling (1904); inoltre Id. (1903), pp. 561 sgg.

specifica della psicosi. La moderna psichiatria indubbiamente sottovaluta l'importanza del fattore individuale, e in genere della psicologia individuale, forse non tanto per motivi teorici quanto per incapacità pratico-psicologica. Si può perciò seguire Tiling per un lungo tratto, comunque un po' più lungo di quello che Neisser[92] crede di poter percorrere. Alla questione dell'etiologia, cioè al nocciolo della questione, bisogna fermarsi. La psicologia individuale non spiega, né secondo Freud né secondo Tiling, l'insorgenza di una data psicosi. Ciò si vede nel modo più chiaro dall'analisi freudiana citata sopra: i meccanismi "isterici" da lui scoperti sono sufficienti a spiegare l'insorgere di un *isterismo*; ma perché insorge una *dementia praecox*? Noi comprendiamo perché il contenuto delle idee deliranti e delle allucinazioni sia questo e non un altro; ma perché compaiano delle idee deliranti e allucinazioni *non isteriche*, non possiamo capirlo. Qui dovrebbe esserci alla base una causa fisica che oltrepassa qualunque causa psicologica. Inoltre accettiamo pure, con Freud, il principio che ogni forma paranoide di dementia praecox segua i meccanismi dell'isterismo; ma perché la sindrome paranoide è qualcosa di estremamente stabile e resistente, mentre l'isterismo è caratterizzato proprio dalla grande mobilità dei sintomi?

Qui ci imbattiamo in un nuovo elemento della malattia. La mobilità dei sintomi isterici si basa sulla mobilità degli affetti, mentre la sindrome paranoide è caratterizzata dalla *fissazione degli affetti*, come dice Neisser.[93] Questo concetto, estremamente importante per la teoria della dementia praecox, viene formulato da Neisser[94] come segue: "L'assimilazione dall'esterno diventa lacunosa, il paziente esercita un'influenza via via decrescente sul corso delle sue rappresentazioni, e in tal modo si formano, in misura molto maggiore che di norma, gruppi diversi tra loro di complessi di rappresentazioni, legati nel contenuto solo dal riferimento personale inerente a tutti,

[92] *Individualität und Psychose.*

[93] *Ibid.*, p. 29.

[94] A dire il vero, Neisser lo fa solo per la paranoia, nella quale però egli comprende quasi solo la paranoia originaria (Kraepelin). La sua esposizione si adatta principalmente alle forme paranoidi. [La citazione è dalle pp. 28 sg.]

ma per il resto per nulla fusi tra loro; e tra i quali ora questo ora quello determina – a seconda della costellazione del momento – la direzione del lavoro psichico e delle associazioni. Così si prepara una graduale disgregazione della personalità, quest'ultima diventa per così dire spettatore passivo delle impressioni provenienti dalle diverse fonti di stimolo e inerte zimbello delle eccitazioni da esse scatenate. Gli affetti che di norma devono regolare i nostri rapporti col mondo esterno e mediare il nostro adattamento ad esso, che rappresentano un criterio protettivo per l'organismo e le forze motrici dell'autoconservazione, sono estraniati dal loro fine naturale. La forte tonalità affettiva, di origine organica, posseduta dai pensieri deliranti, fa in modo che essi, ed *essi soltanto*, vengano riprodotti in risposta a qualunque genere di eccitazione emotiva. Questa *fissazione degli affetti* distrugge la capacità di partecipare alle gioie e ai dolori altrui, e conduce a un isolamento emotivo del malato, che procede parallelamente alla sua alienazione intellettuale."

Neisser descrive qui il quadro a noi già noto del *deterioramento appercettivo*: mancanza di nuove acquisizioni, paralisi di ogni progresso finalizzato (adeguato alla realtà), disgregazione della personalità, autonomia dei complessi. Infine egli aggiunge la "fissazione degli affetti", cioè la fissazione dei complessi di rappresentazioni a tonalità affettiva (infatti gli affetti hanno di regola un contenuto intellettuale, che non è sempre necessariamente cosciente). Egli spiega in base a questo il vuoto emotivo (Masselon trovò per questo l'espressione appropriata di "coagulazione"). "Fissazione degli affetti" significa dunque, in accordo con Freud: *i complessi rimossi (portatori dell'affetto) non possono più venir esclusi dal processo della coscienza, essi permangono e perciò impediscono l'ulteriore sviluppo della personalità.*

Per evitare gli equivoci, devo avanzare fin da ora il principio secondo cui la prolungata predominanza di un forte complesso nella vita psichica normale non può portare che all'isterismo. Le conseguenze dell'affetto isterogeno sono però diverse dalle manifestazioni dei complessi nella dementia praecox; dobbiamo perciò presupporre per l'insorgenza della dementia praecox tutta un'altra disposizione che per l'insorgenza dell'isterismo. Se è concesso avanzare una pura ipotesi, potremmo forse formulare il seguente ragionamento: il complesso isterogeno scatena conseguenze riparabili; l'affetto della dementia praecox invece dà occasione alla comparsa di un'anomalia del metabolismo (tossina?) che danneggia il cervello in maniera più o meno irreparabile, cosicché le funzioni psichiche superiori vengono paralizzate. Da questo è ostacolata o impedita l'acquisizione di nuovi complessi; il complesso patogeno, o meglio scatenante, rimane quindi l'ultimo, e la personalità è definitivamente bloccata nel suo ulteriore sviluppo. Nonostante una catena causale apparentemente ininterrotta di eventi psicologici che porta dal normale al patologico, non si deve mai trascurare la possibilità che l'alterazione del metabolismo (nel senso di Kraepelin) in certi casi possa essere primaria, per cui il complesso casualmente più recente e ultimo "coagula" e determina il contenuto dei sintomi. La nostra esperienza è ancora ben lungi dall'essere sufficiente per poter escludere questa possibilità.

Riepilogo del primo capitolo

Questa rassegna della letteratura mostra, a mio avviso, molto chiaramente come tutte le teorie e le ricerche, che apparentemente non hanno quasi rapporti tra di loro, convergono tuttavia verso lo stesso traguardo; le osservazioni e gli accenni colti nei più diversi aspetti della dementia praecox suggeriscono anzitutto l'idea di un disturbo centrale, che viene definito con diversi nomi: deterioramento appercettivo (Weygandt); dissociazione, "abaissement du niveau mental" (Janet, Masselon); disgregazione della coscienza (Gross); disgregazione della personalità (Neisser e altri). Subito dopo viene messa in rilievo la tendenza alla fissazione (Masselon, Neisser) e da essa Neisser deriva il vuoto emotivo; Freud e Gross trovano il fatto significativo della presenza di serie di rappresentazioni scisse; a Freud va il merito di aver dimostrato per la prima volta su un caso di dementia praecox paranoide il principio della conversione (rimozione e indiretta ricomparsa dei complessi). I meccanismi freudiani non sono però sufficienti per spiegare perché insorga una dementia praecox e non un isterismo; perciò per la dementia praecox bisogna postulare una conseguenza specifica dell'affetto (tossina?) che produce la fissazione definitiva del complesso, danneggiando l'insieme delle funzioni psichiche. Non è da scartare la possibilità che la "intossicazione" compaia anche primariamente per cause "somatiche", e poi afferri e deformi patologicamente il complesso che si trova a essere l'ultimo.

2. *Il complesso a tonalità affettiva e i suoi effetti generali sulla psiche*

I miei presupposti teorici per la comprensione della psicologia del demente precoce sono stati quasi esauriti, nelle linee generali, dal contenuto del primo capitolo, perché in fondo Freud, nei suoi lavori sull'isterismo, la nevrosi ossessiva e il sogno, ha detto tutto l'essenziale. Tuttavia i nostri concetti, acquisiti su base sperimentale, differiscono alquanto da quelli di Freud, e forse anche il concetto di *complesso a tonalità affettiva* va ancora un po' più in là della portata delle teorie di Freud.

Il fondamento essenziale della nostra personalità è l'affettività.[95] Pensiero e azione non sono, per così dire, che un sintomo dell'*affettività*.[96] Gli elementi della vita psichica, sensazioni, rappresentazioni e sentimenti sono presenti alla coscienza sotto forma di determinate

[95] Bleuler propone di usare, per sentimento (*Gefühl*), stato d'animo (*Gemüt*), affetto (*Affekt*), emozione (*Emotion*), l'espressione "affettività" (*Affektivität*) "che deve indicare non solo gli affetti in senso proprio, ma anche i leggeri sentimenti o toni emotivi del piacere e del dispiacere in tutte le possibili esperienze vissute" (1906, p. 6).

[96] Bleuler (*ibid.*, p. 17): "Così l'affettività è, molto più della riflessione, l'elemento propulsore in tutte le nostre azioni e omissioni. Probabilmente noi agiamo *solo* sotto l'influsso di sensazioni di piacere e dispiacere; le riflessioni logiche ottengono la loro energia motrice solo dagli affetti ad esse legati... *L'affettività è il concetto più ampio, del quale il 'volere' e il 'tendere verso' rappresentano solo una parte.*" - Godfernaux dice: "Lo stato affettivo è il fatto dominante, le idee non sono che soggette ad esso. - La logica dei ragionamenti non è che la causa apparente dei voltafaccia del pensiero. Al di sotto delle leggi fredde e razionali dell'associazione delle idee, ce ne sono altre molto più conformi alle necessità profonde dell'esistenza. È questa la logica del sentimento" (pp. 83 sgg.).

unità, che, per tentare un'analogia con la chimica, si possono paragonare alle *molecole*.

Esempio: *io incontro per la strada un vecchio amico*: nel mio cervello si forma un'immagine, *un'unità funzionale*: l'immagine del mio amico X. In questa unità ("molecola") distinguiamo tre componenti ("radicali"): *percezione sensoriale, componenti intellettuali* (rappresentazione, immagini mnemoniche, giudizi ecc.), *tono affettivo*.[97] Queste tre componenti sono unite in un saldo legame, cosicché non appena compare l'immagine mnemonica di X, di regola sono presenti anche tutti gli elementi ad essa associati (la percezione sensoriale, in questo caso, è rappresentata da un'eccitazione centrifuga concomitante della sfera sensoriale interessata). Perciò sono autorizzato a parlare, in proposito, di un'*unità funzionale*.

Questo amico X una volta, con chiacchiere avventate, mi ha trascinato in una storia spiacevole, di cui dovetti sopportare a lungo le conseguenze. La storia comprende in sé un grande numero di associazioni (essa si può paragonare a un corpo costruito con innumerevoli molecole). Molte persone, cose e avvenimenti vi sono contenuti. L'unità funzionale "il mio amico" è in essa una figura tra le tante. L'intera massa mnemonica ha un *determinato tono affettivo*, un vivace sentimento di *collera*. Ogni molecola prende parte a questo tono affettivo, cosicché di regola, anche dove compare isolatamente o in altri contesti, questo tono affettivo è presente dappertutto, tanto più chiaramente quanto più evidente è il suo rapporto con l'insieme più grande.[98]

[97] Vedi Bleuler (1906, p. 5): "Proprio come noi in ogni percezione luminosa, anche la più semplice, possiamo distinguere tra qualità..., intensità e saturazione, così possiamo parlare di processi della conoscenza..., del sentimento, della volontà, anche se sappiamo che *non esiste alcun processo psichico* che non comprenda tutte e tre le qualità, anche se ora l'una, ora l'altra compare in primo piano." [Corsivo di Jung.] - Bleuler quindi suddivide le "formazioni psichiche" in "*prevalentemente* intellettuali, *prevalentemente* affettive e *prevalentemente* volitive" (*ibid.*).

[98] Si può paragonarè questo comportamento direttamente alla *musica wagneriana*. Il *Leitmotiv* definisce (in certo modo come tono affettivo) un complesso di rappresentazioni importante per la struttura drammatica (Walhalla, patto ecc.). Ogni volta che l'azione o la parola stimolano l'uno o l'altro complesso, suona il Leitmotiv appropriato, in una delle sue varianti. Esattamente così succede nella vita psichica abituale: i Leitmotiv sono

Ho vissuto una volta il seguente episodio: andavo a passeggio con un signore molto sensibile, isterico. In un paese suonavano le campane della chiesa (uno scampanio nuovo e molto armoniosamente accordato). Il mio accompagnatore, di solito molto sensibile a questo tipo di atmosfera, incominciò improvvisamente e inaspettatamente a inveire; egli, disse, non poteva sopportare questi orribili scampanii in tono maggiore. Avevano un suono repellente. Erano proprio una chiesa orribile e un paese antipatico (il paese è celebre per la sua incantevole posizione). Questa strana reazione affettiva inadeguata mi interessò, e indagai più profondamente: il mio accompagnatore cominciò a inveire contro il parroco locale; come motivo disse che il parroco aveva una barba repellente e componeva cattive poesie. Ma anche il mio accompagnatore ha un'inclinazione per la lirica: dunque la reazione affettiva era basata sulla concorrenza poetica.

L'esempio mostra come la molecola (lo scampanio ecc.) partecipa al tono affettivo dell'intera massa di rappresentazioni[99] (la concorrenza poetica) che noi definiamo col nome di *complesso a tonalità affettiva*. Inteso in questo senso *il complesso è un'unità psichica superiore*. Se esaminiamo il nostro materiale psichico (per esempio sulla base dell'esperimento di associazione), troviamo che *praticamente ogni associazione appartiene all'uno o all'altro complesso*.[100] Dimostrarlo in pratica, tuttavia, è difficile; però noi vediamo che quanto più accuratamente analizziamo, tanto più risulta evidente l'appartenenza delle singole associazioni a complessi. *Una* appartenenza si può rilevare al di là di ogni dubbio: l'*appartenenza al complesso dell'Io*. Nel soggetto normale, il complesso dell'Io è l'istanza psichica suprema: con questo termine intendiamo la massa di rappresentazioni dell'Io, che noi immaginiamo accompagnata dal potente e sempre vivo tono affettivo del proprio corpo.

i toni affettivi dei nostri complessi, le nostre azioni e i nostri stati d'animo sono variazioni dei Leitmotiv.

[99] Le singole rappresentazioni sono legate tra loro secondo le diverse leggi dell'associazione (somiglianza, coesistenza ecc.). Ma ciò che le seleziona e le raggruppa in insiemi più grandi è un affetto.

[100] Rimando al mio saggio 4 dei "Diagnostische Assoziationsstudien".

Il tono affettivo è uno stato affettivo che è accompagnato da innervazioni somatiche. *L'Io è l'espressione psicologica dell'insieme strettamente associato di tutte le sensazioni somatiche.* La personalità del soggetto, perciò, è il complesso più saldo e più forte, e (se c'è la salute) s'impone attraverso tutte le tempeste psicologiche. Da ciò deriva che le rappresentazioni che riguardano direttamente la propria persona sono sempre le più stabili e interessanti, cosa che in altre parole si potrebbe esprimere come segue: esse hanno il più forte *tono di attenzione* (l'attenzione, nel senso di Bleuler, è uno stato affettivo).[101]

1. *L'effetto acuto del complesso*

La realtà fa in modo che la tranquilla circolazione delle rappresentazioni egocentriche venga spesso interrotta da rappresentazioni a forte tono emotivo, i cosiddetti *affetti*. Una *situazione carica di pericolo* spinge da parte il gioco tranquillo delle rappresentazioni e mette al suo posto un complesso di altre rappresentazioni a più forte tono affettivo. Il nuovo complesso fa passare in secondo piano tutto ciò che non lo riguarda, esso è momentaneamente *il più evidente*, dato che inibisce totalmente ogni altra rappresentazione; di tutte le rappresentazioni egocentriche esso *lascia sussistere solo quelle che si adattano alla sua situazione*, e talvolta può anche reprimere le più forti rappresentazioni contrarie fino alla completa (momentanea) incoscienza. Esso ha ora il più forte *tono di attenzione*. (Dunque non diciamo: dirigiamo l'attenzione su qualcosa, ma: a questa rappresentazione si associa lo stato di attenzione.)[102]

Da dove un complesso di rappresentazioni trae la sua forza inibente o scatenante?

[101] Bleuler (1906, p. 31) dice: "*L'attenzione dunque non è che un caso particolare dell'affettività*"; a pagina 30: "L'attenzione, come tutto il nostro agire, viene sempre diretta da un affetto, o, per esprimermi meglio: *l'attenzione è un aspetto dell'affettività, che non fa null'altro che quello che già sappiamo, e cioè facilita certe associazioni e ne inibisce altre.*"

[102] Vedi "Diagnostische Assoziationsstudien, saggio 1, sez. B.

Abbiamo visto che il complesso dell'Io, a causa del suo diretto legame con le sensazioni somatiche, è il complesso più stabile e più ricco di associazioni. La percezione della situazione carica di pericolo provoca *spavento*: lo spavento è un affetto, dunque è seguito da stati fisici, una complicata armonia di tensioni muscolari ed eccitazioni del simpatico. La percezione ha dunque trovato la via dell'innervazione corporea e perciò ha subito facilitato il sopravvento del suo complesso associativo. Dallo spavento vengono alterate innumerevoli sensazioni somatiche, per cui la maggior parte delle sensazioni che costituiscono il fondamento dell'Io abituale cambia. Di conseguenza, l'Io abituale perde il tono di attenzione (o la chiarezza o l'effetto inibitorio e stimolante su altre associazioni, o simili). Esso deve cedere di fronte alle sensazioni più forti e diverse del nuovo complesso; tuttavia normalmente non scompare del tutto, bensì rimane un *Io affettivo*,[103] perché anche affetti molto forti non possono alterare tutte le sensazioni che costituiscono il fondamento dell'Io. Come mostra la più banale esperienza, l'Io affettivo è un complesso debole, che sta sensibilmente indietro, come *forza costellante*, rispetto al complesso affettivo.

Facciamo l'ipotesi che la situazione pericolosa si risolva rapidamente: il complesso perde ben presto parte del tono d'attenzione, dato che le sensazioni riacquistano a poco a poco il carattere abituale. Tuttavia l'affetto oscilla per un periodo piuttosto lungo nelle sue componenti somatiche e perciò anche in quelle psichiche; ancora per parecchio tempo "tremano le ginocchia", il cuore batte ancora a lungo violentemente, il viso è arrossato o pallido, "quasi non ci si può riprendere dallo spavento". Di tanto in tanto, all'inizio a intervalli brevi, più tardi a intervalli più lunghi, l'immagine dello

[103] Col termine "Io affettivo" definisco dunque la modificazione del complesso dell'Io, prodotta dall'emergenza di un complesso a forte tonalità affettiva. La modificazione, di regola, nel caso di un affetto spiacevole, consisterà in una limitazione, in un recedere di molte parti dell'Io normale. Molti altri desideri, interessi, affetti, devono lasciare il posto al nuovo complesso, nella misura in cui sono ad esso contrapposti. Dell'Io rimane nell'affetto solo qualcosa di ridotto al minimo indispensabile; si pensi per esempio alle scene dell'incendio di un teatro o di un naufragio: in un batter d'occhio tutta la cultura scompare e rimane solo la selvaggia ricerca di scampo.

spavento ritorna, e si presenta carica di nuove associazioni e suscita ondate di risonanze affettive. Questa *perseverazione dell'affetto è, assieme alla grande forza emotiva,* causa di un proporzionale aumento di associazioni pertinenti. Perciò i complessi estesi hanno sempre una forte tonalità affettiva, e viceversa i forti affetti si lasciano sempre dietro complessi estesi, cosa che molto semplicemente deriva dal fatto che da un lato i complessi importanti comprendono in sé numerose innervazioni somatiche, e dall'altro i forti affetti, grazie all'eccitazione generalmente forte e persistente che producono nel corpo, possono costellare molte associazioni. Normalmente gli affetti possono continuare ad agire per un tempo indeterminato (disturbi gastrici e cardiaci, insonnia, tremori ecc.) Ma a poco a poco si estinguono, le rappresentazioni complessuali scompaiono dalla coscienza, solo nei sogni si fanno sentire a volte accenni più o meno mascherati. Nelle associazioni si presentano ancora per *anni* attraverso i caratteristici disturbi complessuali. Ma la loro graduale estinzione possiede una generale caratteristica psicologica: la disposizione a comparire nuovamente, quasi nella loro piena intensità, in risposta a stimoli simili, benché molto più deboli. Ancora per un periodo abbastanza lungo domina una *sensibilità complessuale,* come vorrei denominare questa condizione. Un bambino che è stato morso da un cane si mette a gridare pieno di spavento se solo ne vede uno da lontano. Persone che hanno ricevuto l'annuncio di una disgrazia, aprono ogni lettera tremando ecc. Questi effetti del complesso che si protraggono talvolta per un lungo periodo di tempo ci portano a considerare:

2. *L'effetto cronico del complesso*

Qui dobbiamo tener distinte due cose:

1) Esiste un effetto del complesso persistente a lungo e suscitato spesso solo da un'unica emozione.

2) Ma esiste specialmente un effetto cronico del complesso, che diventa permanente per il fatto che l'emozione viene continuamente rinfocolata.

Il primo gruppo può venir illustrato dalla leggenda di Raimondo Lullo, che da galante avventuriero corteggiò per molto tempo una dama. Finalmente arrivò l'agognato biglietto che lo invitava a un appuntamento notturno. Lullo arrivò pieno di attesa al luogo convenuto; ma quando si avvicinò alla dama che lo aspettava, essa aprì la veste e scoprì il seno divorato dal cancro. Questo avvenimento fece una tale impressione su Lullo, che da allora in poi egli dedicò la sua vita a un religioso ascetismo.

Vi sono impressioni che agiscono per tutta la vita. Sono noti gli effetti duraturi di potenti impressioni religiose o di avvenimenti sconvolgenti. Particolarmente forti sogliono essere gli effetti di impressioni giovanili. Su questo fatto si basa l'educazione, che tende a imprimere nel bambino complessi duraturi. La persistenza del complesso viene garantita da un *tono affettivo durevolmente vivace*. Se il tono affettivo si estingue, si estingue anche il complesso. L'esistenza persistente di un complesso a tonalità affettiva ha naturalmente lo stesso effetto costellante sulla restante attività psichica che ha un'emozione acuta. Ciò che si adatta al complesso viene accettato, tutto il resto viene escluso o almeno inibito. I migliori esempi li vediamo nelle convinzioni religiose. Nessun argomento è troppo debole per venire addotto quando è *pro*, mentre anche gli argomenti più forti e plausibili *contra* non riescono ad affermarsi; essi semplicemente scivolano via, perché le inibizioni affettive sono più forti di ogni logica. Anche in persone altrimenti molto intelligenti, che dispongono di una grande istruzione ed esperienza, si può talvolta osservare una vera e propria cecità, un'anestesia veramente sistematica, quando per esempio li si voglia convincere del determinismo. Quante volte vediamo che un'impressione sgradevole di una volta produce in molte persone un incrollabile falso giudizio, che nessuna logica per quanto acuta può demolire!

Gli effetti del complesso si esercitano non solo sul pensiero, ma anche sull'azione, che esso può costringere continuamente verso direzioni ben determinate. Quante persone partecipano senza pensarci ai riti religiosi e a tanti possibili altri atti senza fondamento, anche se intellettualmente li hanno già da tempo superati.

Il secondo gruppo di effetti cronici del complesso, in cui il tono affettivo viene continuamente sostenuto da stimoli attuali, offre i migliori esempi di costellazioni complessuali. Gli effetti più forti e persistenti sono esercitati in particolare dai complessi sessuali, dove il tono affettivo viene continuamente alimentato, per esempio, dall'insoddisfazione sessuale. Uno sguardo alle vite dei santi, o per esempio a *Lourdes* o al *Rêve* di Zola, ne offre moltissimi esempi. Tuttavia non sempre le costellazioni sono così grossolane ed evidenti; spesso sono influssi più sottili, nascosti sotto simbolismi, sul pensiero e l'azione. Rimando ai numerosi e istruttivi esempi portati da Freud. Freud pone come caso speciale della costellazione il concetto di *azione sintomatica* (propriamente si dovrebbe parlare di "pensare sintomatico" e "agire sintomatico"). Nella sua *Psicopatologia della vita quotidiana* (1901), Freud mostra come nei disturbi apparentemente casuali dell'agire (lapsus verbali, lapsus di lettura, dimenticanze ecc.) agiscano in senso costellante pensieri complessuali. Nella sua *Interpretazione dei sogni* (1899), egli dimostra la presenza di influenze similari sui nostri *sogni*. Nei nostri lavori abbiamo portato prove sperimentali del fatto che i complessi disturbano anche l'*esperimento di associazione* in modo caratteristico e regolare (formulazione bizzarra della reazione, perseverazione, prolungamento del tempo di reazione, eventuale assenza di reazione, successiva dimenticanza delle reazioni critiche e postcritiche ecc.).[104]

Queste osservazioni ci danno preziose indicazioni per la teoria dei complessi. Nella scelta delle mie parole stimolo ho avuto cura di

[104] Vedi Jung, *Osservazioni sperimentali sulla facoltà di memoria* (1905) [pp. 653 sgg. dell'ed. originale]. Del resto, dice Freud (*L'interpretazione dei sogni*, 1899, p. 471): "Se il resoconto di un sogno mi sembra dapprima difficilmente comprensibile, invito il narratore a ripeterlo. Raramente il paziente usa le stesse parole. Ma i punti nei quali egli muta espressione, mi si rivelano come i punti deboli del travestimento onirico... Col mio invito a ripetere il racconto, il paziente è stato avvertito che intendo dedicare uno sforzo particolare alla soluzione del sogno; sotto la spinta della resistenza egli pone dunque rapidamente al riparo i punti deboli del travestimento onirico, sostituendo a un'espressione traditrice un'espressione più remota."

impiegare le parole più comuni della lingua corrente, per evitare principalmente le difficoltà intellettuali d'interpretazione. Ci si potrebbe ora aspettare che un soggetto di esperimento istruito possa reagirvi in modo "pulito". Ma in effetti ciò non accade. Nelle parole più semplici compaiono blocchi o altri disturbi, che si possono spiegare solo supponendo che un complesso sia stato eccitato dalla parola stimolo. Ma perché una rappresentazione strettamente collegata a un complesso non può essere riprodotta "scorrevolmente"? Come motivo ostacolante si deve considerare in primo luogo la *inibizione emotiva*. I complessi si trovano perlopiù in stato di *rimozione*; si tratta di regola dei più intimi segreti, che si custodiscono gelosamente, che non si *possono* o non si *vogliono* rivelare. La rimozione può persino normalmente essere così forte, che si ha un'*amnesia isterica* per il complesso; il soggetto ha cioè la sensazione d'una rappresentazione che emerge, di un rapporto significativo, ma un'indistinta esitazione ne impedisce invece la riproduzione. Egli ha la sensazione di aver voluto dire qualcosa, ma si è dimenticato subito che cosa. *Ciò che è sfuggito è il pensiero complessuale.* Talvolta arriva una reazione che contiene inconsciamente il pensiero complessuale; ma il soggetto è *cieco* per essa, e solo lo sperimentatore può condurlo sulla retta via. La resistenza rimovente ha anche in seguito un effetto notevole nell'esperimento di riproduzione. Le reazioni critiche e postcritiche vengono preferenzialmente colpite da amnesia. Questi fatti rendono a tutti chiaro che il complesso ha una posizione d'eccezione in confronto al materiale psichico più indifferente. Le reazioni indifferenti "scivolano via scorrevolmente" con tempi di reazione molto brevi; *esse dunque sono in ogni momento a disposizione del complesso dell'Io.* Non è così per le reazioni complessuali! Esse arrivano solo con resistenza, spesso mentre appena si formano già nuovamente si sottraggono al complesso dell'Io, sono bizzarramente formulate, spesso sono prodotti imbarazzanti, cui il complesso stesso dell'Io non sa come sia giunto; spesso cadono rapi damente nell'amnesia, al contrario delle reazioni più indifferenti, che possiedono sovente una maggiore stabilità e si possono riprodurre sempre identiche anche dopo mesi e anni. *Le associazioni complessuali sono dunque molto meno a disposizione del complesso dell'Io che quelle indifferenti.* Bisogna dedurne che il complesso ha una posizione relativamente *autonoma* di fronte al complesso dell'Io; è un vassallo che non si piega incondizionatamente alla signoria del complesso dell'Io. L'esperienza insegna che, quanto più forte è il tono affettivo di un complesso, tanto più forti e frequenti sono anche i disturbi dell'esperimento. Un uomo che ha un complesso a forte tonalità affettiva è dunque molto meno in grado di reagire "scorrevolmente" (non solo nell'esperimento di associazione, ma anche a tutti gli stimoli della vita quotidiana); egli è invece continuamente impedito e disturbato dagli influssi incontrollabili del complesso. Il suo *autocontrollo* (il controllo dei suoi stati d'animo, pensieri, parole, azioni) soffre in proporzione alla forza del complesso. *L'intenzionalità del suo agire* viene sostituita da errori involontari, sviste, fatti imprevedibili, di cui egli stesso non sa dare una ragione. Un uomo con un forte complesso ha perciò intensi disturbi nell'esperimento di associazione; una quantità di parole stimolo apparentemente innocenti eccitano il complesso. I seguenti due esempi possono illustrare quanto ho detto:

1) La parola stimolo "bianco" ha numerose associazioni implicite. Il soggetto dell'esperimento riesce però solo dopo esitazioni a reagire con "nero". Per chiarire meglio faccio seguire una serie di associazioni suscitate da "bianco": "bianca è la neve, bianco è il lenzuolo, la *faccia di un morto*". *Il soggetto dell'esperimento ha perso di recente un parente a cui era affezionato.* La reazione di contrasto che si presenta, "nero", accenna forse simbolicamente alla stessa cosa, il *lutto*.

2) "Dipingere" suscita dopo esitazioni la reazione: "paesaggi". Questa particolare reazione si chiarisce con i successivi pensieri: "Si possono dipingere paesaggi, anche ritratti, facce – *anche le guance, quando si hanno le rughe*". Il soggetto, una vecchia zitella, che rimpiange dolorosamente un innamorato perduto, dedica al suo corpo (come azione sintomatica) un'amorosa attenzione e ha concepito il

pensiero di rendersi più attraente con il *trucco*. "Si dipinge il viso quando si recita in teatro, anch'io una volta recitavo." E in effetti la donna aveva recitato in teatro; e, dobbiamo aggiungere, al tempo *in cui possedeva ancora l'innamorato perduto*.

Di simili esempi pullulano le associazioni di persone con un forte complesso. L'esperimento di associazione, però, non è che una riproduzione della vita psicologica quotidiana. La *sensibilità complessuale* è dimostrabile anche in tutte le altre azioni psichiche.

Caso 1. Una giovane signora non può sopportare che il suo cappotto venga battuto. Questa peculiare reazione si deve ricondurre al fatto che essa ha una disposizione masochistica, che deriva dalle punizioni "a posteriori" che il padre le somministrava di frequente nella sua infanzia, e che scatenavano in lei stati di eccitazione sessuale. Perciò essa deve reagire a tutto ciò che ricordi anche solo da lontano una punizione corporale, con un'ira superficiale, che rapidamente si trasforma in eccitazione sessuale e masturbazione. Quando una volta le dissi, in un'occasione piuttosto anodina: "Lei deve solo obbedire", entrò in uno stato di forte eccitazione sessuale.

Caso 2. Un signor Y si innamora senza successo di una signora, che poco dopo sposa un signor X. Sebbene il signor Y conosca il signor X già da parecchio tempo, e sia anzi in rapporti d'affari con lui, continua a dimenticare il suo nome, tanto da essere costretto più volte, per sbrigare la sua corrispondenza con il signor X, a rivolgersi ad altri.

Caso 3. Una giovane isterica subisce improvvisamente un attacco sessuale del suo innamorato, e più di tutto la spaventa il membro eretto del suo seduttore. Per questo le viene un *braccio rigido*.

Caso 4. Una giovane signora mi racconta senza malizia un sogno. Durante il racconto *nasconde il viso in modo ostentato e del tutto immotivato dietro una tenda*. Dall'analisi del sogno risulta un *desiderio sessuale*, che spiega perfettamente la reazione di vergogna.[105]

[105] Altri esempi di atti sintomatici nel mio saggio 4 dei "Diagnostische Assoziationsstudien".

Caso 5. Molte persone compiono azioni straordinariamente complicate, che in fondo, propriamente, non sono altro che una simbolizzazione del complesso. Conosco una ragazza che nelle sue passeggiate ama portare con sé una carrozzella per bambini, e il motivo di questo, come essa stessa mi confessa piena di vergogna, è che così la si considera come una giovane signora. Donne nubili anziane sogliono utilizzare cani e gatti come simboli complessuali.

Come mostrano questi esempi, il pensiero e l'azione vengono continuamente disturbati da un forte complesso, e deformati in modo peculiare, nelle grandi come nelle piccole cose. Il complesso dell'Io è, per così dire, non più l'intera persona, ma accanto ad esso esiste anche un altro essere, che vive nel modo che gli è proprio e così ostacola e disturba l'evoluzione del complesso dell'Io: le azioni sintomatiche esigono infatti molto spesso tempo ed energie, che vanno perdute per il complesso dell'Io. Possiamo facilmente immaginare quanto la psiche venga disturbata, quando il complesso cresce d'intensità. Gli esempi più chiari ci vengono sempre dai complessi sessuali; prendiamo per esempio la classica condizione dell'*innamoramento*. *L'innamorato è posseduto dal suo complesso*: tutto il suo interesse è legato solo a questo complesso e a cose che vi si adattano. Ogni parola, ogni oggetto gli ricorda l'amata (nell'esperimento di associazione anche parole stimolo apparentemente del tutto indifferenti stimolano il complesso). Le cose più futili vengono custodite come gioielli di inestimabile valore, se hanno un significato attinente al complesso; tutto l'ambiente circostante in genere viene visto "sub specie amoris". Ciò che non si adatta al complesso scivola via, tutti gli altri interessi cadono a zero, per il che compare un arresto e un temporaneo impoverimento della personalità. Solo ciò che si adatta al complesso suscita emozioni e viene elaborato mentalmente. Tutto il pensare e l'agire va nella direzione del complesso; ciò che non può venir forzato in questa direzione, viene rifiutato, o fatto superficialmente, senza partecipazione affettiva e senza cura. Nel disbrigo di affari indifferenti si osservano i più strani prodotti di compromesso; nelle lettere d'affari si insinuano lapsus di scrittura del complesso amoroso, nel parlare ricorrono lapsus sospetti. Il flusso dei pensieri oggettivi viene continuamente interrotto da *irruzioni del complesso*, si verificano lunghe *pause del pensiero*, che vengono riempite da episodi attinenti al complesso.

Questo esempio paradigmatico a tutti noto mostra chiaramente l'influsso di un forte complesso su una psiche normale. Vediamo, da esso, come tutta l'energia psichica si volge esclusivamente al complesso a spese degli altri materiali psichici, che per questo rimangono inutilizzati. Si instaura un *parziale deterioramento appercettivo per tutti gli altri stimoli che non si adattano al complesso*. Anche la *tonalità affettiva diventa inadeguata*: cose futili, come nastrini, fiori secchi, ritratti, bigliettini, capelli ecc., vengono trattate con il massimo riguardo, mentre le questioni importanti per la vita vengono messe da parte con un sorriso o con indifferenza. La più piccola osservazione critica, che riguardi il complesso anche solo da lontano, scatena subito una violenta esplosione d'ira o di dolore, che può assumere dimensioni spropositate. (In un caso di dementia praecox si annoterebbe: "Alla domanda se è sposato, il paziente scoppia in una risata inadeguata" oppure "il paziente comincia a piangere e si comporta in modo totalmente negativistico" oppure "il paziente ha un inceppamento" ecc.) Se non avessimo i mezzi per immedesimarci nei sentimenti di un soggetto normale innamorato, il suo comportamento ci apparirebbe isterico o catatonico. Nell'isterismo, in cui la sensibilità complessuale raggiunge gradi molto più alti che nell'individuo normale, ci mancano già, quasi, i mezzi di partecipazione emotiva, e facciamo fatica a penetrare gli affetti isterici. Nella catatonia il nostro fallimento è completo, forse perché conosciamo ancora troppo poco l'isterismo.

Si può definire lo stato psicologico dell'innamoramento come una *possessione complessuale*. Al di fuori di questa speciale forma di complesso sessuale, che per motivi didattici ho scelto come paradigma della possessione complessuale (è la forma più frequente e più conosciuta), esistono naturalmente molte altre specie di complessi sessuali, che possono agire con altrettanta energia. Sono frequenti nei soggetti femminili i complessi di amore non corrisposto o comunque senza speranza. Qui troviamo perlopiù una *sensibilità complessuale* estremamente forte. I più piccoli accenni da parte dell'altro sesso vengono assimilati ed elaborati nella direzione del complesso, con una completa cecità anche di fronte alle più imponenti prove contrarie. Un gesto, una parola insignificante da parte dell'amato, vengono trasformati in una potente prova soggettiva. Gli interessi casuali dell'uomo desiderato diventano il punto di partenza di analoghi interessi dell'innamorata: un'azione sintomatica, questa, che perlopiù scompare quando si arriva infine al matrimonio o quando cambia l'oggetto dell'adorazione. La sensibilità complessuale si esprime anche in un'insolita sensibilità agli stimoli sessuali, che si esprime specialmente sotto forma di *pruderie*. I soggetti posseduti dal complesso evitano ostentatamente, fin dalla giovinezza, tutto ciò che potrebbe ricordare in qualche modo la sessualità. Così è per la famosa "innocenza" delle fanciulle. Esse sanno tutto, dove stia e che cosa significhi; ma tutto il loro comportamento è atteggiato in modo da lasciar credere che non abbiano la minima idea sulle cose sessuali. Se per motivi medici bisogna far domande in proposito, si crede all'inizio di entrare in un campo inesplorato, ma ben presto si scopre che tutte le conoscenze necessarie sono implicitamente presenti, solo che le esaminande non sanno da dove le hanno avute.[106] La psicoanalisi, però, trova perlopiù nascosto dietro numerose resistenze un completo repertorio di fini osservazioni e acuti ragionamenti. In un'età un po' più avanzata la pruderie diventa spesso insopportabile, oppure compare un ingenuo interesse sintomatico per ogni genere di situazioni naturali, delle quali "ora ci si può interessare, dato che è passata l'età in cui..." ecc. Gli oggetti di questo interesse sintomatico sono allora spose, gravidanze, parti, scandali ecc. Specialmente per questi ultimi l'inventiva delle vecchie zitelle è veramente proverbiale. Questi interessi passano allora per "partecipazione oggettiva, puramente umana".

[106] Così anche afferma Freud. Vedi anche ibid., il caso esposto nel mio saggio 8.

Ci troviamo qui di fronte a uno *spostamento: il complesso deve comunque esprimersi nella vita*. Dato che in molti casi il complesso sessuale non può sfogarsi in modo naturale, allora utilizza vie traverse. Nell'età della pubertà sono fantasie sessuali più o meno abnormi, spesso alternate a fasi di fervore religioso (spostamenti). Negli uomini la sessualità (se non viene sfogata direttamente) viene spesso spostata in una febbrile attività professionale o in un passatempo (sport spericolati ecc.) o in particolari passioni (collezionismo ecc.). Nelle donne in attività altruistiche, che possono essere determinate dalla particolare forma del complesso: si dedicano alla cura dei malati in ospedali in cui lavorano giovani assistenti ecc.; oppure manifestano particolari bizzarrie, un "comportamento eccentrico, manierato", che vuole esprimere distinzione e orgogliosa rassegnazione. Specialmente i soggetti con inclinazioni artistiche sogliono avvantaggiarsi di simili spostamenti.[107] Ma esiste specialmente uno spostamento molto frequente, cioè la copertura del complesso con l'*instaurazione di un atteggiamento contrastante*. Troviamo spesso questo fenomeno in persone che devono scacciare una preoccupazione cronica che le tormenta. Tra di esse troviamo spesso i migliori autori di facezie, i più fini umoristi, i cui scherzi sono conditi con un pizzico di amarezza. Altri nascondono il loro dolore sotto un'allegria forzata, contratta, che però per la sua rumorosità e la sua *artificiosità* ("mancanza di affetto") non permette il nascere d'una vera cordialità. Le donne si tradiscono con un'allegria sfrenata, aggressiva, gli uomini con improvvisi, sproporzionati eccessi alcoolici e d'altro genere (anche *fugues*!) Com'è noto, questi spostamenti e coperture possono produrre vere e proprie *nature doppie*, che hanno stimolato da sempre gli scrittori dotati di sensibilità psicologica (vedi il problema delle due anime di Goethe, e tra i moderni Hermann Bahr, Gor'kij e altri). "Natura doppia" non è una semplice espressione letteraria, ma un dato di fatto scientifico, di generale interesse per la psicologia e la psichiatria, ma soprattutto quando si manifesta

[107] Freud chiama questo spostamento "sublimazione" (*Tre saggi sulla teoria sessuale*, p. 489).

nella forma di *doppia coscienza* o di scissione della personalità. *I complessi scissi sono anche sempre distinti da peculiarità caratterologiche e di stato d'animo*, come ho dimostrato in un caso del genere.[108]

Non di rado accade che lo spostamento diventi gradualmente stabile, e che sostituisca il carattere originario, almeno verso l'esterno. Tutti conoscono persone che, giudicate superficialmente, appaiono quanto mai allegre e divertenti. Nel loro intimo invece, talvolta anche nella vita privata, sono persone tetre e accigliate, che covano una vecchia ferita. Spesso la vera natura rompe improvvisamente l'involucro artificiale, la supposta allegria scompare d'un colpo, e si ha un'altra persona davanti agli occhi. Una sola parola, un gesto, che ha colpito la ferita, rivela il complesso in agguato sul fondo dell'anima. Proprio a questi fattori imponderabili della vita affettiva umana bisogna pensare, prima di avvicinare con i nostri grossolani metodi sperimentali la complicata anima dei malati. Nell'esperimento di associazione con malati che soffrono di sensibilità complessuale di alto grado (isterismo, dementia praecox), incontriamo l'esagerazione di questi meccanismi normali; la loro esposizione e trattazione deve perciò costituire qualcosa di più di un *aperçu* psicologico.

[108] *Psicologia e patologia dei cosiddetti fenomeni occulti* (1902). Vedi anche Paulhan (1905).

3. *L'influenza del complesso a tonalità affettiva sulla valenza dell'associazione*[109]

Abbiamo già esposto più volte il modo in cui il complesso si manifesta nell'esperimento di associazione; rimandiamo perciò il lettore alle pubblicazioni precedenti. Qui dobbiamo tornare ancora solo su un punto, che ha valore teorico. Spesso incontriamo reazioni complessuali costruite nel seguente modo:

	Parola stimolo	Reazione	Tempo di reazione (secondi)
1.	baciare	amare	3,0
	caccia	tore	1,8
2.	disprezzare	qualcuno	5,2
	dente	denti	2,4
3.	gentile	amabile	4,8
	tavolo	cavolo	1,6

Nei tre esempi la prima reazione contiene ogni volta il complesso (in 1 e 3 si tratta di rapporti erotici, in 2 di nocumento). Il secondo gruppo rientra nel tono affettivo perseveratorio della reazione precedente, come si può riconoscere dal tempo di reazione alquanto

[109] [Nella misura del possibile, nella presente traduzione sono state mantenute le parole stimolo e di reazione dell'originale. Allorché è stato inevitabile fare altrimenti, si è naturalmente curato che gli esempi sostitutivi italiani rispondessero sostanzialmente all'originale.]

prolungato e dalla sua *superficialità*. Come è stato spiegato nel saggio 1 dei "Diagnostische Assoziationsstudien", le associazioni come dente-denti sono da classificare tra i collegamenti verbomotori, caccia-tore tra i completamenti di parole, tavolo-cavolo tra le rime. Come sembra derivare con sicurezza dai risultati dell'esperimento di distrazione, i collegamenti verbomotori si moltiplicano, come le reazioni fonetiche, quando l'attenzione viene deviata. Se l'attenzione decresce, aumenta la *superficialità* delle associazioni, *dunque la loro valenza diminuisce*. Ora, se nell'esperimento di associazione senza distrazione provocata aumentano d'improvviso notevolmente le associazioni superficiali, allora è giustificata la supposizione che abbia avuto luogo momentaneamente una diminuzione dell'attenzione. La causa di ciò va ricercata in una *distrazione interiore*. Il soggetto dell'esperimento è impegnato, secondo le istruzioni, a fissare la sua attenzione sull'esperimento; se la sua attenzione diminuisce, cioè se si distrae dal significato della parola stimolo, senza che si possa dar la colpa a una causa esterna, allora dev'essere presente una causa interiore della distrazione; perlopiù la troviamo nella reazione precedente o nella stessa. *È comparso un pensiero a forte carica affettiva*, un complesso che, grazie al suo forte tono affettivo, raggiunge una grande chiarezza nella coscienza, oppure, se rimosso, esercita un'inibizione sulla coscienza, e perciò elimina o diminuisce per breve tempo l'efficacia della rappresentazione direttiva (attenzione alla parola stimolo). La correttezza di questa ipotesi si può perlopiù dimostrare senza difficoltà con l'analisi.[110]

Il fenomeno descritto, perciò, ci è diventato prezioso in pratica come *indicatore complessuale*. È teoricamente importante che il complesso non abbia bisogno di essere cosciente. Esso può anche mandare nella coscienza, dal suo stato di rimozione, un'inibizione che perturba l'attenzione; in altre parole, può rallentare la prestazione intellettuale della coscienza (tempo di reazione prolungato),

[110] Sulla tecnica dell'analisi vedi "Diagnostische Assoziationsstudien", saggi 6 e 8, e Jung, *La diagnosi psicologica del fatto* (1905).

renderla impossibile (errore) o abbassarne la valenza (reazioni fonetiche). L'esperimento di associazione non ci mostra che effetti di dettaglio; l'osservazione clinica e psicologica ci mostra però gli stessi fenomeni in grande. Un forte complesso, per esempio una tormentosa preoccupazione, impedisce la concentrazione; siamo incapaci di strapparci alle preoccupazioni e di impegnare il nostro interesse e la nostra capacità d'azione in un altro campo; oppure cerchiamo di farlo (per esempio "per dimenticare i dispiaceri"), e ci riusciamo anche, per breve tempo, ma siamo presenti solo "a metà"; senza che ce ne rendiamo conto, il complesso ostacola la nostra piena adesione al nostro oggetto. Noi siamo sottoposti ad ogni genere di inibizioni; nelle pause del pensiero (il "furto del pensiero" della dementia praecox) emergono frammenti del complesso che provocano (come nell'esperimento di associazione) caratteristici disturbi della prestazione intellettuale: facciamo *lapsus di scrittura*, secondo le regole di Meringer e Mayer,[111] facciamo condensazioni, perseverazioni, anticipazioni ecc. e in particolare anche errori freudiani, il cui contenuto rivela il complesso che li determina; facciamo *lapsus verbali* nei punti critici, cioè là dove diciamo parole che hanno anche un significato complessuale; facciamo *lapsus di lettura*, quando crediamo di vedere in un testo parole che corrispondono al complesso; spesso tali parole compaiono nel campo visivo periferico[112] (Bleuler). Nel bel mezzo della nostra attività, che ci dovrebbe sviare ("distrarre"), ci sorprendiamo a cantare o fischiettare tra noi una melodia: le parole, che spesso si possono ritrovare solo a fatica, sono una costellazione complessuale; oppure borbottiamo a mezza voce una parola, spesso un termine tecnico o una parola altrimenti straniera: anch'essa un riferimento al complesso. O magari veniamo perseguitati ossessivamente da una melodia o una parola, che abbiamo di continuo sulla

[111] pp. 151 sgg.

[112] La più grande evidenza appartiene al punto visivo in cui è anche più grande l'attenzione. Per il campo visivo periferico l'attenzione è ridotta e dunque l'inibizione delle immagini incongrue è minore che nel centro del campo; di conseguenza nel campo periferico possono più facilmente comparire elementi complessuali rimossi.

punta della lingua: anche queste sono costellazioni complessuali.[113] Oppure facciamo disegnini sulla carta o sul tavolo, spesso non difficili da interpretare in termini di complesso. Ogniqualvolta i disturbi complessuali si esprimono in parole, osserviamo spostamenti a mezzo di somiglianze fonetiche o collegamenti di frasi. Qui rimando principalmente agli esempi dati da Freud.[114]

Tra le mie proprie osservazioni voglio menzionare l'associazione di una donna incinta: "Knochen-Bett" (osso-letto) che si rivela come "Wochenbett" (puerperio);[115] poi l'automatismo verbale "Bunau-Varilla",[116] che all'associazione libera ha rivelato la seguente serie: "Varinas - Manila - Zigarillo - Sigaro Avana": avevo infatti dimenticato i miei fiammiferi e perciò mi ero ripromesso di non lasciar spegnere un sigaro ancora acceso prima di avervi acceso il mio buon sigaro Avana; la parola "Bunau-Varilla" arrivò proprio al momento giusto, quando il sigaro stava per spegnersi. Inoltre: "Morgenrock-Taganrog", quest'ultima una parola ossessiva di una signora a cui il marito non aveva concesso una nuova vestaglia (*Morgenrock*).[117]

Questi esempi intendono solo illustrare una volta di più ciò che Freud espone esaurientemente nella sua *Interpretazione dei sogni* (1899), cioè che il pensiero rimosso si traveste in analogie, sia verbali (fonetiche) sia visive. Di quest'ultima forma di spostamento il sogno offre gli esempi più belli.

Chi voglia evitare l'analisi dei sogni di Freud può scoprire abbondante materiale sostitutivo negli *automatismi melodici*. Nel corso di una conversazione scherzosa una volta qualcuno osservò che quando ci si sposa bisogna prendere una moglie *superba*. Uno dei presenti, che da poco aveva sposato una donna che si faceva notare per la sua superbia, si mise a fischiettare piano tra sé una melodia, una nota canzonetta popolare. Io interpellai subito il signore, che conosco

[113] Esempi nei "Diagnostische Assoziationsstudien", saggio 4. Vedi anche l'"associazione indiretta", nel saggio 1, sez. D a.

[114] *Psicopatologia della vita quotidiana* (1901) e *L'interpretazione dei sogni* (1899).

[115] "Diagnostische Assoziationsstudien", saggio 4, pp. 208 e 210.

[116] Ibid., saggio 1, p. 129.

[117] Ibid., saggio 4, p. 215.

bene, chiedendogli quale fosse il testo della melodia. Mi diede questa risposta: "Quella che stavo fischiettando? Ah, nulla, credo di averla già sentita spesso per la strada, ma non conosco le parole." Io insistetti perché ricordasse le parole, che io conosco bene. Ma non gli fu possibile arrivarci; al contrario assicurò che non le aveva mai sentite. Il testo suona:

> Mia madre ha detto:
> "Non prenderti una ragazza di campagna."

Durante una gita collettiva, una signorina, che camminava accanto a un signore da cui sperava una prossima dichiarazione, cantava sottovoce la melodia della marcia nuziale del *Lohengrin*.

Un giovane collega, che aveva appena terminato la sua dissertazione, ebbe a fischiettare tra sé per una mezza giornata la cantata di Haendel "Seht, er kommt mit Preis gekrönt" [Guardate, egli viene, coronato di lode].

Un mio conoscente, che si rallegrava del suo redditizio impiego, si tradì cantando ossessivamente la melodia: "Sind wir nicht zur Herrlichkeit geboren" [Non siamo nati per la magnificenza?]

Un collega, che durante la visita incontrò un'infermiera che si diceva fosse incinta, si sorprese subito dopo a fischiettare: "Es waren zwei Königskinder, die hatten einander so lieb" [C'erano una volta due figli di re, che si amavano tanto].

Non voglio prolungare senza necessità questo elenco di automatismi melodici; chiunque è in grado di fare ogni giorno simili osservazioni. Quel che ciò può insegnarci è ancora una volta il travestimento dei pensieri rimossi. Come è noto il cantare e fischiettare è una frequente occupazione secondaria nelle attività che non richiedono una completa "occupazione dell'attenzione" (Freud). Il residuo di attenzione può perciò bastare per un movimento oniroide di pensiero complessuale, ma l'attività finalizzata vieta al complesso di palesarsi; esso può dunque farsi sentire solo in modo confuso, e ciò accade appunto tramite gli automatismi melodici, che contengono il pensiero complessuale in forma solitamente metaforica. La somiglianza sta qui nella situazione, nello stato d'animo ("Guardate, egli viene, coronato" ecc., marcia nuziale, "c'erano una volta due figli di re" ecc.), o nell'espressione ("mia madre ha detto" ecc.). Il pensiero complessuale in questi casi non era venuto chiaramente alla coscienza, ma si era manifestato in modo più o meno *simbolico*. Fino a che punto si spingono queste costellazioni simboliche è dimostrato nel modo migliore dal bellissimo esempio che Freud riporta nella sua *Psicopatologia della vita quotidiana* (1901): "Exoriar(e) ALIQUIS nostris ex ossibus ultor", dove Freud poté ricondurre l'omissione di "aliquis" [a - liquis - liquid - liquido - miracolo del sangue di san Gennaro] al ritardo del periodo mestruale dell'amata. A conferma dei meccanismi freudiani voglio riferire un esempio simile ricavato dalla mia personale esperienza.

Un signore vuole recitare la nota poesia che inizia: "Ein Fichtenbaum steht einsam..." [Un pino sta solitario...] Nel verso "Ihn schläfert... [Ha sonno...] s'incaglia, avendo dimenticato completamente le parole "mit weisser Decke" [con bianca coltre]. Questa dimenticanza in un verso così noto mi colpì e gli feci dire le cose che gli venivano in mente a proposito delle parole "con bianca coltre". Nacque la seguente serie: "La bianca coltre fa pensare a un sudario - un lenzuolo per coprire un morto - (*pausa*) - ora mi viene in mente un buon amico - suo fratello morì poco tempo fa di morte improvvisa - pare di apoplessia - era infatti *anche* lui molto corpulento - *anche* il mio amico è corpulento e ho già pensato che potrebbe capitare *anche* a lui - probabilmente fa troppo poco moto - quando udii di questo caso di morte fui colto da improvvisa angoscia, *anche* a me potrebbe capitare, in famiglia abbiamo tutti la tendenza alla pinguedine e mio nonno pure è morto di un colpo apoplettico; trovo che anch'io sono troppo corpulento e quindi ho iniziato una cura dimagrante proprio in questi giorni."

Dall'esempio risulta con chiarezza come la rimozione bandisca dalla coscienza anche rassomiglianze del tutto simboliche e le agganci al complesso (e quindi le inibisca). Il signore si è dunque *in-*

consciamente identificato con il pino, che è avvolto nel bianco sudario.

Si può perciò pensare anche *che egli volesse recitare questa poesia come azione sintomatica,* per dare sfogo in tal modo alla sua eccitazione complessuale. Un altro settore preferito dalle costellazioni complessuali è costituito dalla facezia del tipo del *calembour.* Ci sono individui che possiedono un particolare talento per questo, e ne conosco alcuni che hanno complessi molto forti da rimuovere. Illustrerò quello che intendo dire con un semplice esempio rappresentativo di molti altri.

A un pranzo, un certo signor X, che fa molti motti di spirito buoni e meno buoni, quando vennero servite delle arance (*Orangen*), disse "O-rangierbanhof" [Stazione di smistamento]. Un certo signor Z, critico accanito della teoria dei complessi, esclamò: "Vede, dottore, qui ora Lei potrebbe congetturare che il signor X pensa a un viaggio!" Il signor X disse, colpito: "Questo è effettivamente vero; negli ultimi tempi ho sempre pensato di viaggiare, ma non riesco a partire!" Il signor X pensava particolarmente a un viaggio in *Italia;* da questo la costellazione tramite le *arance,* di cui del resto un amico gli aveva mandato recentemente una cassetta dall'Italia. Naturalmente egli non era assolutamente consapevole del significato del suo gioco di parole nel momento in cui lo pronunciava, poiché in generale la costellazione complessuale è *e deve essere oscura.*

Anche i *sogni* sono costruiti secondo il modo di espressione simbolica del complesso rimosso che abbiamo spiegato con questi esempi. Nei sogni, in particolare, incontriamo i più begli esempi di espressione mediante *somiglianza di immagine.*[118] Freud, come è noto, ha finalmente portato sulla via giusta lo studio dei sogni. Speriamo che la psicologia se ne accorga presto; essa potrebbe ricavarne incalcolabili vantaggi. L'*Interpretazione dei sogni* (1899) di Freud è fondamentale per quanto riguarda il concetto, tanto importante per la psicologia della dementia praecox, dell'*espressione mediante so-*

[118] Vedi a questo proposito ibid., saggio 8.

miglianza di immagini. Ed è in considerazione dell'importanza dell'espressione simbolica per la psicologia della dementia praecox che non dovrebbe risultare superflua l'aggiunta qui, a quelle contenute nel saggio 7 dei "Diagnostische Assoziationsstudien", di un'altra analisi di un sogno.

Un amico[119] mi raccontò il seguente sogno: "Vedevo che dei cavalli venivano issati a una grandissima altezza con grossi cavi. Mi colpì particolarmente uno di essi, un vigoroso cavallo bruno; era legato con cinghie di cuoio e veniva tirato su come un pacco; a un tratto la corda si spezzò e il cavallo precipitò nella strada. Doveva essere morto. Ma subito saltò su di nuovo e galoppò via. Notai che il cavallo si trascinava dietro un pesante tronco d'albero, e mi meravigliai che ciò nonostante riuscisse ad andare così veloce. Evidentemente era imbizzarrito e avrebbe potuto facilmente provocare una disgrazia. Allora arrivò un cavaliere su un cavallino e cavalcò lentamente davanti al cavallo imbizzarrito, che quindi moderò un po' la sua andatura. Ma io temevo ancora che il cavallo travolgesse il cavaliere, quando arrivò una carrozza, che andava al passo davanti al cavaliere, e così fece rallentare ancora il cavallo. Pensavo: 'ora va bene, il pericolo è passato'."

Con il mio amico X ripassai i singoli punti del sogno e gli feci dire che cosa gli veniva in mente alle parole: *Issare il cavallo.* Gli sembrava che i cavalli venissero issati su un grattacielo, imbracati come si fa quando si calano nelle miniere, per utilizzarli là sotto per il lavoro. X aveva visto di recente su un settimanale la foto di un grattacielo in costruzione, dove si lavorava a un'altezza vertiginosa, e aveva pensato che quello era un lavoro duro, che lui non avrebbe fatto. Allora io cercai di analizzare la strana immagine di un cavallo che veniva issato su un grattacielo: X disse che questo cavallo era legato con delle cinghie, come sogliono esserlo quando vengono calati nelle miniere. Il sognatore era stato particolarmente colpito, nella foto del settimanale "Woche", da come si *lavorava* a un'altezza vertiginosa.

[119] La personalità e le condizioni familiari di questo signore mi sono ben note.

Anche i cavalli devono lavorare nelle miniere [miniera = Bergwerk]. Forse l'espressione *Berg-Werk* è derivata dalla condensazione dei due pensieri del sogno, "Berg" [montagna] come espressione dell'altezza e "Werk" [opera] come espressione del lavoro. Perciò chiesi le associazioni a "montagna" e X osservò subito che egli era un appassionato scalatore e che specialmente all'epoca del sogno desiderava molto fare una gita in alta montagna e aveva voglia di viaggiare in genere. Ma sua moglie era molto ansiosa e non voleva lasciarlo andare da solo; non poteva accompagnarlo, perché era incinta. Per questa ragione aveva dovuto rinunciare anche a un progettato viaggio comune in America (grattacielo), e in questa occasione avevano scoperto che quando si hanno *figli* diventa molto più difficile muoversi e non si va più da nessuna parte (prima viaggiavano molto e volentieri). Egli aveva sentito come particolarmente sgradevole la forzata rinuncia al viaggio in America, dato che aveva relazioni d'affari con quel paese e aveva sempre sperato di potere con una visita sul posto allacciare rapporti nuovi e per lui importanti. Con questa speranza egli aveva fatto grandiosi piani per il futuro, lusinghieri per la sua ambizione, anche se molto vaghi.

Riassumiamo in breve ciò che si può desumere da quanto detto finora: la *montagna* può essere interpretata come l'*altezza*; *scalare la montagna* = arrivare in alto. *Opera* = lavoro. Alla base ci potrebbe anche essere il significato: "Lavorando si sale in alto." L'altezza nel sogno è rappresentata molto plasticamente con l'"altezza vertiginosa" del grattacielo, che, appunto, si trova in America, traguardo di certe speranze del mio amico. L'immagine del cavallo, che è evidentemente associato al concetto del lavoro, sembra essere l'espressione simbolica del "lavoro duro"; perché il lavoro su un grattacielo, su cui il cavallo viene issato, è molto pesante, come il lavoro che devono fare i cavalli nelle miniere. Inoltre "lavorare come un cavallo", "essere carico come un cavallo" sono espressioni di uso corrente in tedesco.

Con la scoperta di queste associazioni guadagniamo una certa comprensione del significato della prima parte del sogno; abbiamo trovato una via che ci conduce, evidentemente, a speranze e aspettative molto intime del sognatore. Se ammettiamo che il significato di questa parte del sogno sia: "Col lavoro si sale in alto", le immagini oniriche relative si possono facilmente comprendere come espressioni simboliche di questo pensiero.

Le prime frasi del racconto del sogno sono: "Vedevo che dei cavalli venivano issati a una grandissima altezza con grossi cavi. Mi colpì particolarmente uno di essi, un vigoroso cavallo bruno; era legato con cinghie di cuoio e veniva tirato su come un pacco." Ciò sembra contraddire l'analisi, da cui risultava: col lavoro si sale in alto. Ma si può anche venire issati. Qui X ricorda di aver sempre guardato con disprezzo i turisti che *si facevano issare* "come sacchi di patate" sulle più alte cime delle montagne. Egli non aveva mai avuto bisogno di aiuto da estranei. I diversi cavalli del sogno debbono dunque essere gli "altri", quelli *che non sono saliti in alto con le proprie forze.* L'espressione "come un pacco" sembra anche contenere una punta di disprezzo. Ma dove è rappresentato nel sogno il sognatore stesso? Secondo Freud egli deve essere presente, e solitamente si cela nel personaggio principale. Qui esso è indubbiamente il "vigoroso cavallo bruno". Il cavallo vigoroso assomiglia a lui in primo luogo perché *sa lavorare molto*; poi il colore viene descritto come un "bruno rossiccio, un colore di salute"; dunque come quello che sono soliti avere gli alpinisti. Il cavallo bruno può dunque essere il sognatore. Esso viene issato come gli altri. Il contenuto delle prime due frasi del sogno sembra essere esaurito, tranne l'ultimo passo: l'essere issato della persona del sognatore non è chiaro, anzi addirittura contraddice il significato trovato, che è: *col lavoro si sale in alto.*

Qui mi sembrò particolarmente importante chiarire se la mia ipotesi che il cavallo bruno rappresentasse il sognatore si trovasse veramente confermata. Per questo motivo attirai anzitutto l'attenzione sul passo: "Notai che il cavallo si trascinava dietro un pesante tronco d'albero." Gli venne in mente subito che una volta gli avevano dato il soprannome di "albero", a causa della sua figura vigorosa, imponente. Dunque la mia ipotesi era corretta, il cavallo si trascinava persino dietro il suo soprannome! Il tronco, con la sua pesantezza, è di ostacolo al cavallo, o almeno dovrebbe ostacolarlo, ma X si meraviglia appunto che il cavallo riesca ciò nonostante ad *avanzare così in fretta*. "Andare avanti" è un sinonimo di "salire in alto". Quindi, nonostante peso od ostacolo, X va avanti, così velocemente da avere l'impressione che *il cavallo sia imbizzarrito* e *possa eventualmente provocare una disgrazia*. X, alle domande in proposito, risponde che il cavallo, cadendo, poteva venir schiacciato dal pesante tronco, o quella massa in movimento poteva spingere con forza contro qualcosa il cavallo che le stava davanti.

Con queste associazioni i pensieri spontanei su questo episodio erano esauriti. Perciò presi l'analisi da un altro punto, cioè dal punto in cui, nel sogno, la corda si spezza ecc. L'espressione "la strada" mi colpisce. X afferma che è la strada in cui sta la ditta presso cui una volta egli sperava di far fortuna. Si trattava della speranza di una determinata carriera. Comunque non ne era nato niente, e anche se fosse riuscito, avrebbe dovuto la sua posizione non ai suoi meriti, ma piuttosto a influenze personali. Questo rende di colpo chiara la frase: *la corda si spezza e il cavallo precipita*. Con ciò è espressa simbolicamente la sua delusione. A lui non è andata come agli altri, che sono stati issati al successo senza fatica. Gli altri, che erano stati "preferiti" a lui ed erano saliti in alto, non potevano fare niente di buono; perché: "che cosa mai possono fare i cavalli lassù?" *Essi sono dunque in un luogo in cui non possono fare niente*. La delusione del suo insuccesso, come egli ammise, era stata così grande, che per un momento era stato vicino a dubitare della sua stessa carriera. Nel sogno crede che "il cavallo sia morto". Ma ben presto costata con soddisfazione che esso si rialza e galoppa via. Dunque egli non si è lasciato "mettere fuori combattimento".

Qui evidentemente ha inizio una nuova parte del sogno, che probabilmente corrisponde a un nuovo periodo della vita, se è corretta l'interpretazione dei passi precedenti. Chiedo perciò a X di rivolgere la sua attenzione al cavallo che galoppa via. A questo proposito egli dice di aver visto nel sogno, per un istante, un secondo cavallo accanto a quello bruno, molto indistinto però, che tirava anch'esso il tronco e si accingeva a galoppare via con quello bruno. Ma scomparve subito, ed era molto indistinto, il che (come anche la *riproduzione successiva*) indica che esso è soggetto a una particolare *influenza rimovente* e dunque è *molto importante*. X tira dunque il tronco insieme a qualcun altro, e quest'altra persona potrebbe essere la moglie, con la quale egli è sottoposto al "giogo del matrimonio". Essi trascinano insieme il tronco. Nonostante il peso che potrebbe facilmente ostacolarlo nel procedere, egli *galoppa*, cosa che di nuovo esprime il pensiero: egli non si lascia mettere fuori combattimento. A proposito del cavallo che galoppa, a X viene in mente il quadro di Welti *Una notte di luna*, dove sono raffigurati dei cavalli che galoppano su un cornicione. Tra di essi è un cavallo in calore, che si impenna. Sullo stesso quadro, com'è noto, è raffigurata una coppia a letto. L'immagine del cavallo galoppante (che all'inizio galoppava in *coppia*) conduce dunque al quadro, così suggestivo, di Welti. Qui si apre una prospettiva del tutto inaspettata su una sfumatura sessuale del sogno, dove finora abbiamo creduto di vedere soltanto il complesso dell'ambizione, della carriera. Il simbolo del cavallo, che finora abbiamo visto solo sotto l'aspetto dell'animale domestico che lavora duramente, assume ora un significato sessuale, che viene determinato in modo particolare dalla scena dei cavalli su quel cornicione. Là il cavallo è il simbolo della spinta tempestosa, impulsiva, che è senz'altro identica all'istinto sessuale. Come mostrano le associazioni riferite sopra, il sognatore temeva che il cavallo potesse cadere o che potesse venir spinto contro qualcosa dall'impeto del tronco d'albero in movimento. Questa *vis a tergo* si può facilmente intendere come il tempestoso temperamento proprio di X, che egli teme possa un giorno trascinarlo ad atti inconsulti.

Il sogno prosegue: "Allora arrivò un cavaliere su un cavallino e cavalcò lentamente davanti al cavallo imbizzarrito, che quindi moderò un po' la sua andatura." Il suo impeto sessuale viene dunque imbrigliato. X descrive il cavaliere come simile nell'abbigliamento e nell'aspetto al suo superiore. Ciò si accorda con la prima interpretazione del sogno: il superiore modera l'andatura eccessiva del cavallo; in altre parole: ostacola l'avanzamento troppo rapido del sognatore, essendogli appunto "superiore".

Ma noi dobbiamo ancora cercare se qui non venga ulteriormente sviluppato il pensiero sessuale che abbiamo appena scoperto. Forse qualcosa c'è dietro l'espressione "un cavallino", che mi sembra piuttosto significativa. X afferma che il cavallo era piccolo e grazioso come un *cavallino per bambini*, e qui gli viene in mente un episodio della sua infanzia. Quando era bambino egli vide una volta una donna in stato di *avanzata gravidanza*, che portava una "tournure", come erano proprio allora venute di moda. L'apparizione, che gli parve molto comica, gli sembrò richiedere una spiegazione, ed egli domandò alla madre se la donna portava un cavallino sotto i vestiti (voleva dire un cavallino come quelli che si vedono a carnevale o talvolta al circo, che si portano legati al corpo). Da allora, quando vedeva donne in quello stato, si era spesso ricordato dell'ipotesi infantile. Sua moglie, come abbiamo detto sopra, è incinta; e la gravidanza è già stata indicata come un impedimento al viaggio. Qui essa frena l'impeto che abbiamo dovuto interpretare come sessuale; questa parte del sogno vuole dunque dire, evidentemente: *la gravidanza della moglie impone al marito la continenza*. Si tratta qui di un pensiero ben chiaro, che – è palese – è fortemente rimosso e straordinariamente ben nascosto sotto la trama del sogno, il quale in apparenza è composto soltanto di simboli relativi alla sua ambizione nella vita. Ma la gravidanza evidentemente non è ancora un motivo sufficiente per la continenza; perché il sognatore teme ancora che *il cavallo travolga il cavaliere*. Ma a questo punto arriva la "carrozza che procede lentamente", e che fa rallentare fino al passo l'andatura del cavallo. Quando io domandai a X chi sedeva nella carrozza, si ricordò che erano bambini. Dunque è chiaro che i bambini erano stati sottoposti a una certa rimozione, così che il sognatore se ne ricordò solo quando gli fu domandato. Era "una carrettata di bambini", come dice l'espressione popolare nota al mio amico. La carrozza con i bambini frena il suo impeto. Il significato del sogno è ora completamente chiaro e in breve suona come segue.

La gravidanza della moglie e il timore di troppi figli impongono all'uomo la continenza. Questo sogno esaudisce un desiderio, facendo apparire la continenza come già instaurata. Esteriormente il sogno, come tutti i sogni, appare insensato: ma già nel primo strato mostra chiaramente le speranze e le delusioni di una carriera che mira in alto; all'interno poi si nasconde un problema altamente personale, accompagnato probabilmente da molte sensazioni penose.

Ho tralasciato di far notare continuamente, durante l'analisi e l'interpretazione della trama di questo sogno, le numerose associazioni analogiche, le rassomiglianze d'immagine, la rappresentazione allegorica di frasi ecc. A un attento esame delle osservazioni riportate non possono sfuggire questi *tratti caratteristici del pensiero mitologico*. Voglio qui solo mettere in evidenza il fatto che la *polivalenza delle singole immagini oniriche* ("sovradeterminazione" di Freud) è anche un segno dell'*oscurità* e *dell'indeterminatezza del pensiero onirico*. Le immagini del sogno appartengono a entrambi i complessi della vita vigile, anche se nello stato di veglia i due complessi sono nettamente separati. A causa della *scarsa sensibilità alle differenze* che domina nel sogno, i contenuti dei due complessi possono fondersi tra loro almeno in forma simbolica.

Questo fenomeno forse non è immediatamente comprensibile, ma si può dedurre con una certa evidenza dalle nostre premesse.[120] Gli esperimenti di distrazione confermano l'ipotesi che il pensiero nello

[120] Alla fusione di due complessi esistenti contemporaneamente potrebbe contribuire, per esempio, il fatto non ignoto in psicologia (che per esempio Féré menziona brevemente nella *Pathologie des émotions*), che due stimoli portati nello stesso momento in due diverse sfere sensoriali si rafforzano o s'influenzano a vicenda. Da esperimenti di cui mi occupo attualmente sembra risultare anche che un'attività motoria volontaria viene influenzata in modo dimostrabile da un'attività automatica esistente contemporaneamente (respirazione). I complessi, a giudicare da tutto quel che sappiamo di loro, sono eccitazioni o attività automatiche persistenti; allo stesso modo in cui influenza l'attività cosciente del pensiero, un complesso agisce in senso plasmante anche sugli altri, così che ognuno contiene elementi dell'altro, il che si può definire psicologicamente come fusione. Freud chiama questo fenomeno "sovradeterminazione", partendo da un punto di vista alquanto diverso.

stato di diminuzione dell'attenzione procede per mezzo di collegamenti superficiali. Lo stato di attenzione ridotta si esprime in una *minore chiarezza delle rappresentazioni.* Se le rappresentazioni sono poco chiare, anche le loro *differenze sono poco chiare*: la nostra sensibilità alle differenze delle rappresentazioni scompare naturalmente anch'essa, perché non è che una funzione dell'attenzione o della chiarezza (che sono sinonimi).

Nulla impedisce perciò lo scambio di diverse (altrimenti separate) rappresentazioni ("molecole psichiche") tra di loro. Un'espressione sperimentale di questo fatto è l'*aumento delle associazioni mediate provocato dalla distrazione.*[121] Com'è noto le associazioni mediate dell'esperimento di associazione (specialmente in stato di distrazione) di regola non sono altro che spostamenti verbali su collegamenti abituali per via di frase o di assonanza.[122] Con la distrazione la psiche diventa insicura nella scelta dell'espressione, perciò deve accettare ogni sorta di errori del sistema verbale o acustico, così come accade ad un parafasico.[123] Possiamo facilmente immaginare che la distrazione dall'esterno del nostro esperimento possa venire sostituita da un complesso che sviluppa la sua efficacia autonoma accanto all'attività del complesso dell'Io. Abbiamo già parlato più su dei fenomeni associativi che ne risultano. Quando il complesso viene eccitato, l'asso-

[121] Vedi "Diagnostische Assoziationsstudien", saggio 1, sez. B.

[122] Esempi ibid., sez. D a.

[123] Kraepelin (1910) è dell'avviso che "la corretta formulazione di un pensiero venga impedita dall'emergere di rappresentazioni secondarie distraenti" (p. 45); a p. 48 si esprime come segue: "Il tratto comune di tutte queste osservazioni [parafasia onirica] è lo spostamento del pensiero di base, provocato dal fatto che un'associazione secondaria si presenta come membro essenziale della catena di rappresentazioni." Il "deragliamento" del discorso o del pensiero su un'associazione secondaria si basa, secondo la mia concezione, sull'insufficiente distinzione tra le rappresentazioni. Kraepelin costata inoltre che "la rappresentazione secondaria che porta allo spostamento del pensiero era manifestamente una rappresentazione *più ristretta* e *più ricca di contenuto*, che ha rimosso la rappresentazione più generale e più sfumata". Kraepelin chiama questa specie simbolica di deragliamento "paralogia metaforica", e la contrappone alla semplice paralogia di spostamento. Le "associazioni secondarie" sono forse nella maggioranza associazioni di somiglianza (in ogni caso si tratta molto spesso di queste); è quindi facile capire perché la paralogia acquisti il carattere di metafora. Simili metafore possono dare l'impressione d'una deformazione quasi intenzionale del pensiero del sogno. Kraepelin dunque su questo punto non è più troppo lontano dalle idee freudiane.

ciazione cosciente viene perturbata e si superficializza a causa del deflusso dell'attenzione sul complesso sottostante ("inibizione dell'attenzione"). Nell'attività normale del complesso dell'Io gli altri complessi devono essere inibiti, altrimenti la funzione cosciente dell'associazione indirizzata è impossibile. Vediamo perciò che il complesso può farsi sentire solo indirettamente, attraverso associazioni (azioni) sintomatiche poco chiare, che presentano tutte un carattere più o meno *simbolico*[124] (vedi tutti gli esempi menzionati sopra). Gli effetti che derivano dal complesso devono di norma essere deboli e poco chiari, perché manca loro la piena attenzione, che è monopolizzata dal complesso dell'Io. Complesso dell'Io e complesso autonomo si possono perciò paragonare direttamente alle due attività psichiche dell'esperimento di distrazione; come nell'esperimento la maggior parte dell'attenzione è rivolta al lavoro di scrittura e solo una frazione va all'atto associativo, così la parte principale dell'attenzione va all'attività del complesso dell'Io, e al complesso autonomo ne va solo una piccola parte residua (a meno che il complesso non sia eccitato in modo abnormemente intenso). Per questo motivo il complesso autonomo può pensare solo in modo superficiale, confuso, cioè simbolico, e nello stesso modo devono essere strutturate anche le articolazioni (automatismi, costellazioni) che esso invia nell'attività del complesso dell'Io, nella coscienza.

Qui dobbiamo brevemente chiarire che cosa intendiamo per *simbolico*. Noi usiamo la parola *simbolico* in contrapposizione ad *allegorico*. L'allegoria è per noi un'interpretazione intenzionale, rafforzata da immagini significative, di un pensiero, mentre i *simboli* sono solo associazioni secondarie a un pensiero, poco chiare, che lo ve-

[124] Stadelmann (1905) dice, nella sua maniera purtroppo così contorta, che lo psicotico "provvede il sentire parzialmente o completamente disturbato del suo Io con un simbolo; ma non già in modo tale che, come il sano di mente, egli paragoni questo sentire con altri processi o oggetti; lo fa invece fino a tal punto che egli *fa diventare realtà l'immagine presa per confronto*; sua realtà soggettiva, che per il giudizio degli altri è delirio... L'individuo geniale ha bisogno di forme per la sua vita interiore, che egli proietta verso l'esterno. Mentre tuttavia l'associazione simbolizzante nello psicotico diventa delirio, nel genio si fa sentire all'esterno solo come una più intensa esperienza vissuta" [corsivo di Jung].

lano più di quanto non lo chiariscano. La Pelletier[125] dice: "Il simbolo è una forma alquanto inferiore di pensiero. Si potrebbe definire il simbolo come la percezione falsa di un rapporto d'identità o di analogia molto grande tra due oggetti che non presentano in realtà che una vaga analogia." La Pelletier presuppone dunque, per il formarsi delle associazioni simboliche, la *mancanza di sensibilità alla differenza*. Applichiamo ora queste considerazioni al sogno.

All'entrata nel sonno sta l'imperativo suggestivo: "Tu vuoi dormire, tu non vuoi farti disturbare da nulla."[126] Questo è un ordine perentorio assoluto per il complesso dell'Io, che bandisce tutte le associazioni. Ma i complessi autonomi non sono più completamente soggetti al dominio diretto del complesso dell'Io, come abbiamo già visto a sufficienza. Essi si lasciano solo respingere indietro per un certo tratto e ridurre, ma non completamente addormentare. Essi sono delle piccole anime secondarie, che hanno nel corpo le loro proprie radici affettive, per mezzo delle quali rimangono sempre desti. Durante il sonno i complessi sono forse inibiti tanto quanto durante la veglia, perché l'imperativo del dover dormire[127] inibisce tutti i pensieri estranei. Tuttavia essi riescono, quasi come tra i rumori del giorno e della vita vigile, a presentare di tanto in tanto le loro associazioni sbiadite, apparentemente prive di senso, all'Io dormiente. Se essi riescono a rompere la suggestione, cioè arrivano a occupare pienamente l'attenzione, allora naturalmente il sonno cessa subito. Questo avve-

[125] *L'association des idées.*

[126] Questa naturalmente dev'essere solo un'espressione figurata per la *coazione al sonno* o l'*istinto del sonno* (vedi Claparède). Teoricamente, approvo il punto di vista che Janet formula come segue: "Da un lato il sonno è un atto, richiede una certa energia per essere deciso al momento opportuno e per essere compiuto correttamente" (1903, vol. 1, p. 408). Come ogni processo psichico, anche il sonno dovrebbe avere il suo particolare chimismo cellulare (Weygandt). In che cosa esso consista, non si sa. Considerato dal punto di vista psicologico, appare come un fenomeno autosuggestivo. (Simili concezioni sono espresse da Forel e altri.) Così comprendiamo che ci sono tutti i gradi di passaggio dal puro sonno suggestivo fino alla coazione a dormire organica, che fa l'impressione di un avvelenamento causato da tossine del metabolismo.

[127] L'istintiva inibizione del sonno si può esprimere psicologicamente come "disinteresse per la situazione presente" (Bergson, Claparède). L'effetto del "désintérêt" sull'attività associativa è l'"abaissement de la tension psychologique" (Janet), che si esprime nel modo or ora descritto nelle caratteristiche associazioni del sogno.

nimento si osserva spesso nell'ipnosi degli isterici: i pazienti dormono brevemente, poi si svegliano di soprassalto con un pensiero complessuale. L'insonnia in molti casi si basa su complessi non domati, contro i quali l'energia dell'autosuggestione del sonno non può più imporsi. Se con mezzi adeguati ridiamo nuova forza all'energia di queste persone, allora esse possono dormire di nuovo, perché riescono nuovamente a reprimere i loro complessi. Ma la repressione del complesso non significa altro che la sottrazione dell'attenzione, cioè della chiarezza. I complessi sono dunque nel loro pensiero limitati a una frazione di chiarezza, per cui possono servirsi solo di espressioni del tutto vaghe e simboliche, e si *mescolano* anche, a causa della scarsa differenziazione. Non c'è bisogno di postulare una vera e propria *censura* per i pensieri onirici, nel senso di Freud. L'inibizione che procede dalla suggestione del sonno è del tutto sufficiente per la spiegazione.

Infine dobbiamo ancora esaminare un effetto caratteristico del complesso, la tendenza ad *associazioni per contrasto*. Come Bleuler ha esaurientemente dimostrato,[128] ogni attività psichica volta a un fine dev'essere accompagnata da contrasti, requisito assolutamente necessario per una corretta coordinazione e controllo. L'esperienza mostra che in ogni decisione i contrasti si presentano come le associazioni più prossime. Normalmente i contrasti non sono d'impedimento, ma facilitano la riflessione e giovano all'azione. Ma se per una qualunque ragione l'energia viene a mancare, l'individuo diventa facilmente vittima di un'opposizione tra positivo e negativo, mentre il tono affettivo della decisione non è più sufficiente per superare e reprimere i contrasti. Osserviamo questo con particolare frequenza laddove un forte complesso assorbe la forza d'azione dell'individuo; la sua energia è diminuita, perciò l'attenzione per le cose che non rientrano nel complesso diventa superficiale, l'associazione manca perciò di una direzione precisa, dal che consegue da un lato un tipo piatto di associazione, e dall'altro che i contrasti non pos-

[128] Vedi Bleuler, *Die negative Suggestibilität*, e il capitolo 1 di questo saggio [pp. 19 sg.].

sono più venire repressi. Esempi in abbondanza sono offerti dall'isterismo, dove si tratta esclusivamente di contrasti emotivi (vedi il lavoro di Bleuler) e dalla dementia praecox, dove si tratta di contrasti emotivi e di contrasti verbali (vedi il lavoro della Pelletier). Stransky ha trovato contrasti verbali nei suoi esperimenti di "parlare forzato".

Ora non ci resta che fare ancora alcune osservazioni generali, in aggiunta ai capitoli 2 e 3, sulla natura e sull'evoluzione dei complessi.

Ogni avvenimento affettivamente carico diventa un complesso. Se l'avvenimento non tocca un complesso affine già esistente e ha solo un'importanza momentanea, col calare del tono affettivo esso scivola un poco per volta nella massa dei ricordi latenti, per giacervi, finché un'impressione affine non lo richiami a essere riprodotto. Ma se un avvenimento affettivamente carico tocca un complesso già esistente, allora lo rafforza e per un certo tempo lo aiuta ad avere il sopravvento. I più chiari esempi di questo tipo si vedono nell'isterismo, dove cose apparentemente futili possono indurre le più grandi esplosioni emotive. In questi casi l'impressione ha colpito direttamente o simbolicamente il complesso, rimosso solo in parte, e in tal modo ha suscitato una tempesta complessuale, che di fronte alla futilità dell'avvenimento spesso appare del tutto fuori luogo. Con i più forti sentimenti e impulsi si legano anche i più forti complessi. Perciò non può meravigliare il fatto che la maggior parte dei complessi sia di natura *erotico-sessuale* (come la maggior parte dei sogni e la maggior parte degli isterismi.) Specialmente nelle donne, dove la sessualità sta al centro della vita psichica, quasi non esiste un complesso che non comprenda la sessualità. A questa circostanza si potrebbe ricondurre l'importanza – che Freud considera come universale – del trauma sessuale per l'isterismo. In ogni caso nella psicoanalisi bisogna sempre pensare alla sessualità, con il che non è detto necessariamente che ogni isterismo derivi *esclusivamente* dalla sessualità. Ogni altro forte complesso può suscitare nelle persone predisposte sintomi isterici. Così almeno sembra. Non sto a menzionare qui tutti gli altri tipi di complessi: ho già tentato altrove di fare uno schizzo dei tipi più frequenti di essi.[129]

È nell'interesse dell'individuo normale *liberarsi da un complesso ossessivo, che ostacola l'adeguato sviluppo della personalità (l'adattamento all'ambiente)*. Perlopiù la liberazione è effetto del tempo. Ma spesso l'individuo deve servirsi di un aiuto artificiale per riuscire a liberarsi. Abbiamo imparato a considerare come aiuto importante lo *spostamento*: ci si aggrappa a qualcosa di nuovo, se possibile *fortemente contrastante con il complesso* (onanismo/mistica). Un isterismo è guarito quando si riesce ad affiancargli un nuovo complesso ossessivo[130] (Sokolowsky[131] pensa in modo analogo). Se la rimozione del complesso è riuscita, allora esiste ancora per un tempo piuttosto lungo una forte *sensibilità complessuale*, cioè una maggiore disposizione del complesso a ripresentarsi. Se la rimozione è attuata solo attraverso *formazioni di compromesso*, allora è presente una persistente inferiorità, un isterismo, in cui è possibile solo un limitato adattamento all'ambiente. *Se il complesso rimane presente inalterato, cosa che naturalmente è possibile solo al prezzo di un grave danneggiamento del complesso dell'Io e delle sue funzioni, allora dobbiamo parlare di una dementia praecox.*[132] Io parlo qui, beninteso, *solo dal punto di vista psicologico*, e non faccio che costatare ciò che si trova nella psiche del demente precoce. Il punto di vista espresso nella frase precedente non esclude affatto che l'insuperabile persistenza del complesso non si debba ricondurre a un'intossicazione interna, forse originariamente scatenata proprio dall'affetto. Questa ipotesi mi sembra verosimile perché è in accordo con il fatto che nella maggior parte dei dementi precoci il complesso sta in primo piano, mentre in tutte le intossicazioni primarie (alcool, veleni uremici ecc.) i complessi hanno solo una parte subordinata. In favore

[129] *Il significato psicopatologico dell'esperimento associativo* (1906).

[130] L'isterismo impiega ogni sorta di altri mezzi precisi per proteggersi dal complesso: conversione in sintomi somatici, scissione della coscienza ecc.

[131] *Hysterie und hysterisches Irresein.*

[132] Un'idea simile (?), che però purtroppo quasi soffoca sotto un pesante viluppo di concetti, è espressa da Stadelmann (1905).

della mia ipotesi parla forse anche il fatto che molti casi di dementia praecox hanno inizio con sintomi vistosamente isteroidi, che "degenerano" solo nel corso della malattia, cioè diventano stereotipati o insensati in modo caratteristico; la vecchia psichiatria parlava perciò direttamente di *psicosi isteriche degenerative.*

Possiamo pertanto formulare la frase di cui sopra anche nel modo seguente: *dall'esterno,* noi vediamo i segni oggettivi di un affetto. I segni si rafforzano e si deformano poco per volta (o molto rapidamente) sempre più, così che alla semplice osservazione diventa alla fine impossibile supporre un contenuto psichico normale. Si parla allora di una dementia praecox. Una più perfetta chimica o anatomia del futuro dimostrerà forse un giorno le anomalie oggettive del metabolismo o gli effetti tossici concomitanti. *Dall'interno* (il che naturalmente è possibile solo con complicati ragionamenti analogici) osserviamo che il soggetto psicologicamente non riesce più a liberarsi di un certo complesso, fa associazioni solo con questo complesso e perciò lascia costellare tutte le sue azioni dal complesso, per cui compare necessariamente un certo *impoverimento della personalità.* Fino a che punto arrivi l'influenza puramente psicologica del complesso, non possiamo ancora saperlo; ma possiamo presumere che *anche gli effetti tossici rivestano una considerevole importanza nel progredire della degenerazione.*

4. *Dementia praecox e isterismo: un parallelo*

Un esauriente studio comparativo della dementia praecox e dell'isterismo si potrebbe scrivere solo se conoscessimo più a fondo i disturbi dell'attività associativa che si riscontrano nelle due malattie, e particolarmente i disturbi affettivi dei soggetti normali. Per ora questo è ancora lontano dalla realtà. Ciò che qui mi propongo è solo di passare in rivista le analogie psicologiche, in base a quanto detto finora. Come dimostrerà la relazione che seguirà dell'esperimento di associazione nei dementi precoci, un preliminare raffronto tra dementia praecox e isterismo è necessario per la comprensione dei fenomeni associativi catatonici.

1. *I disturbi emotivi*

I più recenti studiosi della dementia praecox (Kraepelin, Stransky e altri) pongono i disturbi emotivi quasi al centro del quadro morboso. Si parla da un lato di *deterioramento affettivo*, dall'altro di *incongruenza tra contenuto della rappresentazione e affetto* (Stransky).

Qui non terrò conto della demenza terminale dei casi avanzati che può essere ben difficilmente paragonata all'isterismo (si tratta di due malattie totalmente diverse); mi limiterò agli stati di apatia nella fase acuta della malattia. L'indifferenza affettiva, che ci colpisce in molti dementi precoci, ha certe analogie con la "belle indifférence" di molti isterici, che formulano le loro lamentele con una sorridente serenità che dà un'impressione d'incongruenza, oppure che possono parlare con indifferenza di cose che dovrebbero commuoverli profondamente. Nei saggi 6 e 8 dei "Diagnostische Assoziationsstudien" mi sono sforzato di mettere in rilievo come i malati parlino con apparente indifferenza di cose che hanno la massima importanza per loro. Questo ci colpisce specialmente nelle analisi, dove si può capire di volta in volta il motivo del comportamento inadeguato: finché il rapporto col complesso, che sta alla base di una particolare inibizione, non diventa cosciente, i malati possono parlarne tranquillamente, essi ne parlano persino con intenzionale noncuranza. Il "parlarne con indifferenza" può anche portare a uno "stato d'animo d'indifferenza", cioè allo spostamento in uno stato d'animo contrastante.

Ho seguito a lungo una paziente isterica che ogni volta che veniva assillata da oscuri pensieri complessuali si portava in uno stato d'animo disteso e sereno, con cui rimuoveva il complesso. Quando raccontava qualcosa di triste, che doveva commuoverla molto, lo faceva con continue risate. Altre volte parlava con assoluta indifferenza (che però tradiva l'accento dell'intenzionalità) dei suoi complessi, come se non la riguardassero. Il fondamento psicologico di questa incongruenza tra contenuto della rappresentazione e affetto sembra consistere nel fatto che il complesso è autonomo e perciò si lascia riprodurre solo se esso stesso lo vuole. Vediamo perciò che la "belle indifférence" degli isterici non dura mai molto a lungo, ma viene interrotta improvvisamente, a un certo punto, da una selvaggia esplosione affettiva, una crisi di pianto o qualcosa di simile. Qualcosa del genere vediamo nell'apatia euforica del demente precoce; anche qui talvolta compare un inaspettato periodo di umore nero o un atto di violenza o uno scherzo bizzarro, che non ha più nulla in comune con la precedente indifferenza. Il professor Bleuler e io abbiamo spesso costatato nelle nostre osservazioni in comune che la maschera apatica o euforica cadeva immediatamente non appena l'analisi era riuscita a scoprire il complesso: allora l'affetto appropriato irrompeva spesso in modo tempestoso, proprio come nell'isterismo, quando si tocca il punto dolente. Ma ci sono anche casi in cui il blocco che difende il complesso non può essere forzato con alcun mezzo. I malati allora danno continuamente risposte "insolenti" che non vogliono dire nulla, cioè essi non parlano di ciò che si domanda loro, e tanto meno quanto più chiaramente le domande sono centrate sul complesso.

Non di rado abbiamo visto che, quando stimoli complessuali erano stati intenzionalmente o non intenzionalmente indotti in dementi precoci apparentemente apatici, compariva *successivamente* un'eccitazione chiaramente riferibile allo stimolo. Lo stimolo agiva dunque dopo una certa *incubazione*. Ho spesso sperimentato con soggetti isterici che durante il colloquio essi parlavano con indifferenza e superficialità apparentemente voluta di certi punti critici, cosicché ero costretto a meravigliarmi di questo pseudoautocontrollo. Ma alcune ore più tardi venivo chiamato nel reparto, perché il paziente in questione aveva avuto un attacco, donde risultava che il contenuto del colloquio era arrivato successivamente all'affetto. Lo stesso osserviamo nella formazione delle idee deliranti paranoiche (Bleuler). Janet[133] osservò nei suoi malati che essi, al momento di un avvenimento che propriamente avrebbe dovuto essere eccitante, rimanevano tranquilli. Dopo un periodo di latenza, che variava da alcune ore ad alcuni giorni, compariva il corrispondente affetto. Io posso confermare queste osservazioni di Janet. Baetz[134] ha potuto osservare il fenomeno della "paralisi emotiva", come egli la chiamava, su sé stesso, in occasione di un terremoto.

Gli *stati affettivi senza un adeguato contenuto di rappresentazione*, che sono così frequenti nei malati di dementia praecox, hanno anch'essi la loro analogia nell'isterismo. Ricordiamo per esempio gli *stati d'angoscia* nelle *nevrosi ossessive*. Il contenuto concettuale di

[133] Se tutti i malati che Janet (1903) descrive io li identifico tout court con isterici, ciò accade perché non so come distinguere i suoi "obsédés" dagli isterici.
[134] *Über Emotionslähmung*.

regola è così inadeguato, che i malati, pur nella loro instabilità logica, lo riconoscono chiaramente e lo etichettano come insensato; tuttavia esso *sembra* essere la fonte dell'angoscia. Che non lo sia, Freud lo dimostra in un modo che finora nessuno ha potuto contraddire, e che io posso solo confermare. Ricordo la paziente del saggio 6 dei "Diagnostische Assoziationsstudien", che aveva l'idea ossessiva di aver contagiato il parroco e il medico con le sue idee ossessive. Anche se continuava a dimostrare a sé stessa che questa idea era completamente priva di fondamento e insensata, ne veniva tuttavia tormentata con la più grande angoscia. Le frequenti depressioni dell'isterismo vengono ricondotte dai malati nella grande maggioranza dei casi a cause alle quali si può riconoscere solo l'attributo di "cause di copertura". In realtà si tratta di riflessioni e pensieri normali, che stanno appunto in stato di rimozione. Una giovane isterica soffriva di una depressione talmente forte, che ad ogni risposta scoppiava in lacrime senza motivo. Essa attribuiva ostinatamente ed esclusivamente la depressione ai dolori al braccio che talvolta sentiva durante il lavoro. Ma alla fine si seppe che la ragazza aveva un rapporto amoroso con un uomo che non voleva sposarla, il che le causava continui dispiaceri. Dunque, prima di dire che il demente precoce è depresso per un motivo inadeguato, dobbiamo tener presenti i meccanismi esistenti in ogni persona, che lavorano sempre nel senso di rimuovere per quanto possibile le cose spiacevoli e seppellirle quanto più profondamente possibile.

Gli eccitamenti esplosivi dei dementi precoci possono nascere secondo le stesse modalità degli affetti esplosivi degli isterici. Tutti coloro che curano isterici conoscono le improvvise esplosioni affettive e le acute esacerbazioni dei sintomi; in molti casi ci troviamo di fronte a un enigma psicologico, e non possiamo far altro che annotare: "Il paziente è di nuovo eccitato." Ma un'analisi accurata trova sempre una causa chiara; una parola incauta di persone vicine, una lettera conturbante, l'anniversario di un avvenimento critico ecc. Può trattarsi solo di una sfumatura, forse solo di un simbolo; è sufficiente per scatenare il complesso.[135] Così anche nei dementi precoci non di rado un'analisi accurata permette di trovare il filo conduttore psicologico che conduce alla causa dell'eccitamento. Naturalmente non possiamo farlo in tutti i casi, la malattia è troppo impenetrabile. Ma non abbiamo alcun motivo di ritenere che non esista una sufficiente connessione.

Che gli affetti del demente precoce non si estinguano, ma siano solo spostati e bloccati in modo peculiare, lo vediamo anche in tutti i casi, rari, in cui ci è permessa una completa visione catamnestica della malattia.[136] Affetti e stati d'animo apparentemente insensati si spiegano soggettivamente come allucinazioni e intuizioni patologiche, che, perché appartenenti al complesso, al culmine della malattia non sono riproducibili affatto o solo con difficoltà. Se un catatonico viene di continuo coinvolto in esperienze allucinatorie che irrompono nella coscienza con forza elementare e tono molto più forte di quello della realtà esterna, allora comprendiamo senz'altro che egli non è in grado di reagire adeguatamente alle domande del medico. Se il malato, come per esempio Schreber, percepisce le persone che lo circondano come "uomini evanescenti", allora è comprensibile che egli non possa reagire agli stimoli della realtà in modo adeguato: cioè reagisce ad essi adeguatamente, ma a modo *suo*.

Tipica della dementia praecox è la *mancanza di autocontrollo*, o l'*incontrollabilità degli affetti*. Ovunque l'emotività è patologicamente intensificata troviamo questo difetto, soprattutto quindi nell'isterismo, epilessia ecc. Il sintomo dunque non fa che indicare che è presente un grave disturbo della sintesi dell'Io, cioè che sono presenti complessi autonomi prepotenti, che non si inseriscono più nella gerarchia del complesso dell'Io.

[135] Così, per esempio, Riklin (*Analytische Untersuchungen*) riporta il seguente istruttivo esempio: un'isterica vomitava regolarmente, a periodi, il latte. L'analisi sotto ipnosi dimostrò che la paziente, al tempo in cui abitava presso un parente, fu una volta aggredita sessualmente da questi nella stalla, dove essa si era recata per prendere il latte. "Ibi homo puellam coagere conatus est, ut semen quod masturbatione effluebat, ore reciperet." Nella settimana seguente all'ipnosi la paziente vomitò quasi sempre il latte, con totale amnesia dell'ipnosi.

[136] Vedi Forel (1901) e Schreber (1903).

Non di rado incontriamo la mancanza di *rapporto affettivo* caratteristica della dementia praecox anche nell'isterismo, quando non riusciamo ad afferrare la personalità e a penetrare nel complesso. Tuttavia negli isterici ciò si verifica solo temporaneamente, perché l'intensità del complesso è variabile. Nella dementia praecox, in cui il complesso è molto stabile, possiamo avere un rapporto affettivo solo per alcuni istanti, quando riusciamo a penetrare nel complesso. Con detta penetrazione nell'isterismo guadagniamo qualcosa, nulla invece nella dementia praecox: immediatamente dopo la personalità del demente precoce ci sta di fronte nuovamente fredda ed estranea come prima. Talvolta con l'analisi si può persino produrre un divampare dei sintomi. Nell'isterismo, al contrario, in seguito si osserva una certa liberazione. Chiunque sia penetrato con l'analisi nell'anima di un isterico, sa che così si è assicurata una potenza morale sul malato (cosa che del resto si verifica anche nella normale confessione). Invece nei dementi precoci anche dopo un'analisi approfondita tutto resta come prima. I malati non si immedesimano col medico, rimangono fissi alle loro affermazioni deliranti, attribuiscono all'analisi motivi ostili, sono e restano, in una parola, ininfluenzabili.

2. *Abnormità caratterologiche*

I disturbi caratterologici occupano un posto importante nella sintomatologia della dementia praecox, anche se propriamente non si può parlare di un carattere "demente precoce"; si potrebbe parlarne così come si parla di un "carattere isterico", sul quale, com'è noto, vengono riversati tutti i possibili pregiudizi, per esempio inferiorità morale e simili. L'isterismo non crea un carattere, ma esagera le qualità già presenti. Così esistono tra gli isterici tutti i temperamenti, esistono personalità egoistiche e altruistiche, criminali e santi, nature sessualmente eccitate e sessualmente fredde ecc. Caratteristica dell'isterismo è appunto solo l'esistenza di un complesso prepotente, che è incompatibile col complesso dell'Io.

Tra i disturbi caratterologici si può prendere come esempio l'*affet-*

tazione (manierismo, leziosità, ricerca di originalità ecc.) della dementia praecox. Questo sintomo lo incontriamo abbondantemente anche nell'isterismo, e molto spesso là dove i pazienti si sentono *spostati dalla loro posizione sociale*. Molto spesso vediamo l'affettazione sotto forma di un comportamento prezioso e ricercato in donne di posizione sociale bassa che vengono a contatto con strati molto superiori, dunque in sarte, cameriere, governanti ecc. e anche negli uomini che non sono soddisfatti della loro posizione sociale e cercano di darsi almeno l'apparenza di una cultura superiore o di una posizione di rilievo. Questi complessi si accompagnano spesso e volentieri a pose aristocratiche, a esaltazioni letterarie o filosofiche, a opinioni e dichiarazioni stravaganti, "originali". Essi si manifestano in un'esagerazione di buone maniere, specialmente in un linguaggio ricercato, che culmina in espressioni ampollose, termini tecnici, giri di frase contorti e frasi altisonanti. Perciò troviamo queste caratteristiche specialmente in quei casi di dementia praecox che comportano in una qualunque forma un "delirio di elevazione di stato" (von Krafft-Ebing).

In questo caso la malattia riprende il meccanismo dalla normalità, o dalla caricatura della normalità – l'isterismo – senza che in essa l'affettazione contenga nulla di specifico; simili casi hanno una particolare propensione a creare *neologismi*, che vengono usati perlopiù come termini tecnici dotti o dall'apparenza comunque distinta. Una delle mie pazienti, per esempio, li chiama "parole di potenza" e mostra una particolare preferenza per espressioni il più possibile inconsuete, ma che a lei evidentemente appaiono pregnanti. Le "parole di potenza" servono anche a presentare la personalità nel modo più imponente possibile e a darle decoro. La espressa sottolineatura delle parole di potenza accentua il valore della personalità contro i dubbi e l'ostilità, per cui nei dementi precoci queste vengono usate non di rado anche come formule di difesa e di scongiuro. Un demente precoce che ho avuto in osservazione minacciava il medico, quando non voleva permettergli qualcosa, con le parole: "Io, granduca Mefistofele, La farò trattare con vendetta del sangue, a causa di rappresentanza Orang-utan." Altri usano le "parole di potenza" per esorcizzare le voci.[137]

L'affettazione si esprime anche nei gesti e nella scrittura, specialmente in quest'ultima, che viene decorata con ogni genere di strani ghirigori. Analogie normali con ciò le troviamo per esempio in ragazzine che per capriccio affettano una scrittura particolarmente vistosa o eccentrica. I dementi precoci hanno spesso una scrittura caratteristica: le tendenze contraddittorie della loro psiche si esprimono in una certa misura nelle variazioni di andamento della scrittura, che ora è coricata, fluente, ora è diritta, ora grande, ora minuta. Lo stesso si può osservare anche negli isterici dal temperamento vivace, nei quali spesso si può persino dimostrare senza difficoltà che l'alterazione della scrittura comincia in un punto complessuale. Anche nei normali si vedono spesso disturbi nei punti complessuali.

L'affettazione non è, naturalmente, l'unica fonte di neologismi. Una grande quantità di essi deriva dai sogni e particolarmente dalle allucinazioni. Sono non di rado condensazioni verbali analizzabili e associazioni fonetiche, la cui insorgenza si può spiegare secondo i princìpi esposti nei capitoli precedenti (esempi eccellenti in Schreber). In base al concetto di Janet dell'"abaissement du niveau mental", si può comprendere anche la formazione dell'"insalata di parole". Molti dementi precoci, che sono alquanto negativistici e non vogliono rispondere alle domande, presentano inclinazioni "etimologiche", perché, invece di rispondere, scompongono la domanda ed eventualmente la forniscono di associazioni fonetiche, il che non è altro che uno spostamento e una copertura del complesso: essi non vogliono rispondere alla domanda e perciò deviano sull'aspetto fonetico della domanda.[138] Esistono anche molti altri indizi del fatto che il demente precoce è più colpito dai fattori fonetici del linguaggio di quanto lo siano gli altri malati; essi spesso s'impegnano profonda-

[137] Paragonabili alle "conjurations" di Janet (1903, vol. 1); inoltre, per esempio, Schreber (1903).

[138] Analogo al non rispondere alla parola stimolo, vedi "Diagnostische Assoziationsstudien", saggio 8.

mente nella scomposizione e interpretazione.[139] L'inconscio in generale presenta simili tendenze alla formazione di parole nuove (vedi le "lingue del cielo" dei sonnambuli classici, specialmente le interessanti creazioni di Hélène Smith).[140]

Mancanza di riguardo, ottusità e *inaccessibilità ai consigli* si trovano in campo normale e patologico specialmente là dove partecipano anche cause affettive. Per esempio, basta solo una salda convinzione religiosa o d'altro tipo per rendere l'uomo talvolta privo di riguardi, crudele e ottuso. Non è necessario postulare un deterioramento emotivo. A causa della loro eccessiva sensibilità gli isterici diventano egoisti, privi di riguardi, e così torturano sé stessi e gli altri. Anche per questo non è necessario deterioramento, ma solo accecamento causato dall'affetto. Tuttavia anche qui devo nuovamente ricordare la limitazione già più volte menzionata, che tra isterismo e dementia praecox si ha solo una *somiglianza* del meccanismo psicologico, e non una *identità*. Nella dementia praecox questi meccanismi attaccano molto più in profondità, forse anche perché sono complicati da un'azione tossica.

Il *comportamento fatuo* dell'ebefrenico ha certe analogie con gli *stati di moria*[141] degli isterici. Ho osservato per lungo tempo un'isterica di grande intelligenza, che spesso aveva stati di eccitamento, in

[139] La malata di Forel doveva compiere molte di queste reinterpretazioni: così, per esempio, tradusse il nome di Vaterlaus in "pater laus tibi". Un malato che ho personalmente osservato si lamentava delle allusioni che gli venivano fatte per mezzo dei cibi. Egli, per esempio, aveva trovato recentemente un *filo di lino* [*Leinenfaser*] nel mangiare. Ciò gli bastava per supporre che si alludesse alla signorina Feuer*lein*, una conoscente di un tempo, con la quale però egli certamente non aveva avuto rapporti intimi. Lo stesso malato mi domandò un giorno informazioni, perché non capiva che cosa avesse a che fare con lui "una forma verde". Gli era venuta quell'idea perché "gli avrebbero messo 'cloroformio' nel mangiare" (*chloros* [= verde] e forma).

[140] Negli esperimenti di scrittura inconscia (psicografia) si può osservare particolarmente bene come l'inconscio partecipi alla formazione delle rappresentazioni. Le parole vengono scritte non di rado in sequenza inversa delle lettere, oppure compaiono bizzarri conglomerati di parole in frasi altrimenti chiare. Nello spirito di convinzioni spiritistiche si fanno anche di frequente tentativi di creazione di una lingua nuova. La migliore medium creatrice di lingue che si conosca è Hélène Smith (vedi Flournoy, 1900). Ho descritto fenomeni simili nel mio saggio *Psicologia e patologia dei cosiddetti fenomeni occulti* (1902).

[141] Fürstner (1899).

cui presentava un comportamento infantile e stupido. Ciò accadeva regolarmente quando doveva rimuovere tristi pensieri complessuali. Janet conosce questo comportamento, che naturalmente si presenta in tutte le gradazioni: "Queste persone recitano una specie di commedia, si fanno piccole, leziose, ingenue, fingono un'ignoranza completa e amano passare per un po' sciocchine."[142]

3. *Disturbi intellettuali*

La coscienza nella dementia praecox presenta anomalie, che sono già state più volte paragonate a quelle dell'isterismo o dell'ipnosi. Esistono spesso segni di un *restringimento della coscienza*, vale a dire la limitazione dell'attenzione a una sola rappresentazione con un'abnorme accentuazione della mancanza di chiarezza di tutte le associazioni secondarie. In base a questo, secondo l'opinione di diversi autori, si potrebbe spiegare la cieca accettazione di rappresentazioni senza inibizione o correzione, analoga a quella della suggestione. A questo molti autori vogliono ricondurre anche la peculiare *suggestionabilità* dei catatonici (ecosintomi). Contro questa opinione si può solo obiettare che esiste una significativa differenza tra suggestionabilità normale e catatonica. Nei normali vediamo che il soggetto si attiene con la maggiore esattezza possibile alla suggestione, quando cerca di realizzarla. Negli isterici, a seconda del grado e del tipo della malattia, si presentano componenti sorprendenti; per esempio il sonno suggestivo si trasforma facilmente in isteroipnosi, in uno stato crepuscolare isterico, oppure le suggestioni vengono eseguite solo in parte con l'aggiunta di azioni secondarie non previste.[143] Perciò l'ipnosi nei casi gravi di isterismo è spesso più difficile

[142] 1903, vol. 1, p. 391.

[143] Per un certo periodo di tempo ho avuto in cura una isterica che soffriva di forti depressioni, cefalee e totale incapacità di lavoro. Quando io le suggerivo voglia di lavorare e umore migliore, spesso il giorno seguente era abnormemente allegra, rideva irrefrenabilmente e aveva una vera propria coazione a lavorare, così che doveva farlo fino a notte alta. Il terzo giorno era poi profondamente esausta. L'umore allegro che le appariva immotivato le era persino spiacevole, perché le venivano in mente continuamente tutte le possibili

da controllare che nei soggetti normali. Nella catatonia la casualità dei fenomeni suggestivi è ancora molto più grande. Spesso la suggestionabilità si limita esclusivamente al campo motorio, così che ha luogo semplicemente un'ecocinesi, spesso è presente solo un'ecolalia. Una suggestione verbale è raramente realizzabile nella dementia praecox, e quando riesce, gli effetti sono incontrollabili e come casuali. Dunque, nel demente precoce alla normale suggestionabilità si mescolano elementi estranei. Tuttavia non c'è alcun motivo che vieti l'ipotesi che la suggestionabilità catatonica, almeno nei suoi residui normali, si possa ricondurre agli stessi meccanismi psicologici di quella isterica. Noi sappiamo che nell'isterismo l'elemento incontrollabile dell'effetto suggestivo si deve cercare nel complesso autonomo. Nulla vieta di pensare che questo possa accadere anche nella dementia praecox. Un comportamento capriccioso come quello nei confronti della suggestione, la dementia praecox lo presenta anche nei confronti di altre misure psicoterapeutiche, per esempio trasferimento, dimissione,[144] educazione mediante l'esempio ecc. Fino a che punto i miglioramenti di vecchi catatonici dopo il trasferimento in nuove condizioni ambientali dipendano da fattori psicologici, si può vedere dalle fini e preziose analisi di Riklin.[145]

La *lucidità della coscienza* nella dementia praecox è soggetta a tutte le possibili forme di obnubilamento; essa può variare dalla piena chiarezza alla più profonda confusione. Nell'isterismo le oscillazioni della lucidità, dopo Janet, sono quasi proverbiali. Nell'isterismo possiamo distinguere disturbi *momentanei* e *persistenti*. Il disturbo momentaneo può essere un leggero "engourdissement" della durata di pochi secondi, oppure un momentaneo attacco allucinatorio, estatico, anch'esso di brevissima durata. Nella dementia praecox conosciamo gli improvvisi inceppamenti, il momentaneo "furto del pensiero" e l'irruzione allucinatoria, rapida come il lampo,

sciocchezze, stupide barzellette ecc. con una vera e propria coazione a ridere. Un esempio di isteroipnosi si trova nel mio lavoro *Caso di stupore isterico in una detenuta in carcere preventivo* (1902).

[144] Vedi Bleuler, *Frühe Entlassungen.*

[145] Riklin (1905-06).

di bizzarri impulsi. I persistenti disturbi della lucidità nell'isterismo li conosciamo sotto forma di stati sonnambolici con numerose allucinazioni o nella forma di stati "letargici" o catalettici (Löwenfeld). Nella dementia praecox sono fasi allucinatorie persistenti con confusione più o meno forte, oppure stati stuporosi.

L'*attenzione* nella dementia praecox è per così dire regolarmente disturbata. I disturbi dell'attenzione però hanno una parte importante anche nel campo dell'isterismo. Janet per esempio dice dei "troubles de l'attention": "Si può dire che sia questo il disturbo principale, che consiste non in una soppressione delle facoltà intellettuali, ma in una difficoltà a fissare l'attenzione. Essi [i malati] hanno sempre la mente distratta da qualche vaga preoccupazione e non si fissano mai interamente sull'oggetto che si propone loro."[146] Come risulta da quanto esposto nel capitolo 1, si possono applicare le parole di Janet ai dementi precoci. Ciò che disturba i malati nella concentrazione è il complesso autonomo, che paralizza tutte le altre attività psichiche. Ciò, stranamente, è sfuggito a Janet. Nell'isterismo (come in genere in ogni stato affettivo) ci colpisce il fatto che i malati ritornano sempre alla loro "storia" (per esempio nell'isterismo traumatico), e lasciano costellare tutto il loro pensare e agire solo dal complesso. Una simile ottusità, ma di intensità massima, si osserva non di rado nella dementia praecox, specialmente nelle forme paranoidi. Non è necessario portare degli esempi.

L'*orientamento* varia nelle due malattie in modo analogamente capriccioso. Nella dementia praecox si ha spesso l'impressione, quando non si tratta proprio di forti stati di eccitamento con profonda confusione, che i malati siano disturbati solo da illusioni, ma che in fondo siano correttamente orientati. Nell'isterismo non si ha sempre questa impressione, ma ci si può convincere della presenza del corretto orientamento ipnotizzando i pazienti. L'ipnosi rimuove il complesso isterico e permette il riprodursi del complesso dell'Io. Dunque, come nell'isterismo il disorientamento compare per il fatto

[146] 1903, vol. 1, p. 363.

che un complesso patogeno distoglie il complesso dell'Io dal riprodursi, cosa che può accadere momentaneamente, così può anche facilmente essere nella dementia praecox, dove risposte del tutto chiare vengono spesso seguite, un momento dopo, dalle espressioni più strane.[147] Con particolare frequenza è compromessa la lucidità della coscienza nello stadio acuto, nel quale i malati spesso si trovano in un vero e proprio sogno,[148] dunque in un "delirio complessuale".[149]

Le *fasi allucinatorio-deliranti* possono, come si è detto, venir messe in parallelo con quelle isteriche (naturalmente sempre tenendo presente che si tratta di due malattie diverse). Il contenuto del delirio isterico, come possiamo facilmente costatare se usiamo l'analisi freudiana, è sempre un chiaro *delirio complessuale*, il che vale a dire che il complesso patogeno compare in esso autonomamente, e si sfoga in un modo qualsiasi, perlopiù nella forma di *appagamento di desiderio*.[150]

[147] Un bell'esempio dei momentanei cambiamenti nell'isterismo si trova nel lavoro di Riklin *Zur Psychologie hysterischer Dämmerzustände*. In questo lavoro Riklin mostra come in un malato, a seconda del modo in cui le domande erano poste, l'orientamento fosse corretto o delirante. La stessa cosa può prodursi spontaneamente, allorché il complesso viene eccitato da uno stimolo. Riklin riferisce su un caso sperimentale del genere nei "Diagnostische Assoziationsstudien", saggio 7: a una parola stimolo critica compare uno stato crepuscolare per così dire momentaneo, e persiste poi per un certo tempo. Lo stesso, in linea di principio, sono naturalmente le intuizioni patologiche, per esempio le inserzioni automatiche nel parlare o nello scrivere nei sonnambuli (vedi Flournoy, 1900).

[148] Vedi Meyer.

[149] Faccio presente che il sogno normale è sempre un delirio complessuale, vale a dire che il suo contenuto è determinato da uno o più complessi, che sono attuali in quel momento. Questo, com'è noto, è stato dimostrato da Freud. Se si analizzano i sogni secondo il metodo freudiano, si comprende subito la validità dell'espressione "delirio complessuale". Moltissimi sogni sono appagamenti di desideri. I sogni endogeni riguardano esclusivamente complessi; quelli esogeni – cioè i sogni influenzati o prodotti da stimoli somatici durante il sonno – sono, per quanto ho potuto osservare finora, fusioni di costellazioni complessuali con elaborazioni più o meno simboliche della sensazione somatica.

[150] Buoni esempi sono offerti dagli stati crepuscolari ganseriani e dai deliri dei sonnambuli (vedi Riklin, *Zur Psychologie hysterischer Dämmerzustände*; inoltre Jung, *Caso di stupore isterico in una detenuta in carcere preventivo* (1902) e *Simulazione di malattia mentale* (1903). Un bell'esempio di delirio complessuale con reinterpretazioni è dato da Weiskorn (1897): una ventunenne primipara reinterpreta i suoi dolori come segue: essa si preme il ventre e domanda: "Chi mi preme qui?" Il passaggio della testa lo interpreta come defecazione difficile. Trasparenti deliri sono quelli riportati da von Krafft-Ebing

Nelle corrispondenti fasi acute della dementia praecox non dobbiamo cercare a lungo per trovare qualcosa di simile. Ogni psichiatra conosce i deliri di donne non sposate, che "agiscono" fidanzamento, matrimonio, coito, gravidanza e parto. Qui mi accontento di questo accenno, e mi riservo di ritornare più tardi su questi problemi; essi sono estremamente importanti per la determinazione dei sintomi.[151]

Con ciò entriamo nel campo delle *idee deliranti* e delle *allucinazioni*. Entrambi i sintomi si presentano in tutti i malati mentali, e anche nell'isterismo. Deve dunque trattarsi di meccanismi che sono generalmente preformati, e che vengono scatenati dalle più disparate *noxae*. Perciò ci può interessare solo il contenuto delle idee deliranti e delle allucinazioni, tra cui contiamo anche le *intuizioni patologiche*. Anche qui può aiutarci l'isterismo, disturbo mentale trasparente. Con le idee deliranti si possono mettere in un certo parallelo le *idee ossessive*, i pregiudizi tenaci basati su affetti, che incontriamo così spesso nell'isterismo, e infine anche i dolori e i di-

(1890) e da Mayer (1892). Le figure fantastiche semicoscienti o incoscienti degli isterici descritti da Pick (1896), così come le storie romanzesche della Hélène Smith descritta da Flournoy, e dei sonnambuli osservati da me sono chiari deliri complessuali. Un altro chiaro caso si trova in Bohn (1898).

[151] Riklin ha già portato alcuni contributi degni di nota su questo problema nel suo lavoro *Über Versetzungsbesserungen*. Cito come esempio uno dei suoi casi: Signorina M. S., ventisei anni, istruita e intelligente. Sei anni fa ha avuto un breve attacco della malattia, ma in seguito si è così ben ripresa, che è stata dimessa come guarita e non è stata formulata diagnosi di dementia praecox. Prima dell'attuale attacco si era innamorata di un compositore, dal quale prendeva lezioni di canto (cantò come solista in un concerto) e che la riempiva di ammirazione. L'amore salì rapidamente a vette di passione, e con ciò si ebbero anche stati di eccitazione morbosa. Venne ricoverata al Burghölzli. Dapprima vide il ricovero nel manicomio e tutto ciò che avveniva intorno a lei come *discesa agli inferi*. La mise su questa strada l'ultima composizione del musicista: *Caronte*. Poi, dopo questo purificatorio viaggio attraverso gli inferi, interpretò tutto ciò che accadeva intorno a lei nel senso di difficoltà e lotte che ella doveva superare per ricongiungersi con l'amato. La paziente scambiava una delle altre pazienti per il suo amato e per alcune notti andò a mettersi nel suo letto. In seguito si credette incinta, percepiva e udiva dei gemelli nel ventre, una bambina uguale a lei, un bambino che assomigliava al padre. Più tardi credette di aver partorito e allucinò un bambino accanto a lei nel letto. Con ciò la psicosi si concluse. La paziente aveva trovato un surrogato risanatore della realtà. In breve divenne tranquilla, più libera nel comportamento, la rigidità nel portamento e nel movimento scomparve, e diede di buon grado informazioni catamnestiche, così che quanto da lei comunicato poté essere confrontato con gli appunti della storia clinica.

sturbi somatici ostinatamente lamentati. Non posso ripetere qui la genesi di queste *affermazioni* isteriche *di tipo delirante*, e devo dare per scontata la conoscenza delle ricerche di Freud. Le *affermazioni deliranti* degli isterici sono spostamenti, cioè l'affetto che le accompagna non appartiene ad esse, ma a un complesso rimosso, che viene velato proprio da questa manovra. Un'*idea ossessiva* insuperabile indica soltanto che viene represso un qualche complesso (di regola sessuale); lo stesso vale per gli altri sintomi isterici ostinatamente lamentati. Noi abbiamo ora buone ragioni per formulare l'ipotesi (mi baso su molte dozzine di analisi) che anche nell'idea delirante della dementia praecox sia presente un processo fondamentalmente simile.[152]

Mi limiterò a illustrare il mio punto di vista con un semplice esempio: una cameriera di trentadue anni si fece estrarre i denti, per farsi applicare una dentiera completa. Nella notte seguente all'operazione comparve un violento stato d'angoscia. La paziente si considerava perduta e dannata per l'eternità, perché aveva commesso un grave peccato: non avrebbe dovuto farsi estrarre i denti. Bisognava pregare per lei perché Dio perdonasse il suo peccato. Il giorno dopo la paziente era di nuovo tranquilla e lavorava. Ma nelle notti seguenti gli stati di angoscia aumentarono. Sia presso la paziente stessa, sia presso i suoi datori di lavoro, dai quali era a servizio già da parecchi anni, indagai sulla sua vita trascorsa. Ma non se ne sapeva nulla, la paziente negava che ci fosse stata una qualunque particolare emozione nella sua vita passata, e con grande energia ribadiva che l'estrazione dei denti era la causa della malattia. La malattia peggiorò rapidamente e la paziente dovette essere internata con tutti i sintomi di un eccitamento catatonico. In quell'occasione risultò che la paziente teneva nascosto da molti anni un figlio illegittimo, della cui esistenza nemmeno la sua famiglia aveva mai sospettato.

152 Nella sua analisi psicologica del "délir chronique à évolution systématique" di Magnan, Godfernaux trova alla base un disturbo affettivo: "In realtà il pensiero del malato è passivo: egli orienta senza rendersene conto tutte le sue concezioni nella direzione prescritta dal suo stato affettivo" (p. 84).

La paziente conosceva da un anno un uomo e voleva sposarsi, ma non poteva veramente convincersi a farlo, perché era continuamente tormentata dalla paura che il fidanzato l'avrebbe respinta se avesse saputo del suo passato. Qui stava dunque la fonte dell'angoscia, e contemporaneamente è chiaro perché l'affetto per l'estrazione dei denti dovesse risultare inadeguato.

Il meccanismo dello spostamento ci indica la via per comprendere l'insorgere di un'affermazione delirante. Ma questa via è irta di ostacoli infiniti; la ben nota eccentricità delle idee deliranti quasi non ci permette di trovare altrove delle analogie. Tuttavia la psicologia degli individui normali e degli isterici ci offre qualche spunto per poterci un po' accostare almeno alle forme più comuni di delirio.

Il *delirio di riferimento* è stato analizzato e spiegato da Bleuler.[153] I sentimenti di riferimento si trovano dove c'è un complesso a forte tonalità affettiva. È particolarità di tutti i complessi forti quella di assimilare tutto ciò che possono; così è noto che al momento in cui si prova un forte affetto si ha spesso l'impressione che "la gente se ne accorga". Soprattutto l'affetto acuto provoca l'assimilazione di processi del tutto indifferenti che si svolgono nell'ambiente circostante, e con ciò le più grossolane falsificazioni di giudizio. Se ci accade una disavventura, nel primo momento d'indignazione siamo pronti ad ammettere che qualcuno ci abbia danneggiati od offesi *intenzionalmente*. Negli isterici, a seconda dell'ampiezza e della durata degli affetti, un simile pregiudizio può stabilizzarsi per un periodo più lungo, in cui è senz'altro presente un leggero delirio di riferimento. Da qui all'idea delirante di macchinazioni ordite da estranei non c'è che un passo. Questa strada conduce alla paranoia.[154] Ma spesso è difficile ridurre al solo delirio di riferimento le incredibili e grottesche idee deliranti della dementia praecox. Se per esempio un demente precoce percepisce tutto ciò che succede in lui e fuori di lui come innaturale e "artefatto", allora è più verosimile

[153] *Affektivität, Suggestibilität, Paranoia*. Vedi anche Neisser (1897).
[154] Vedi Marguliés (1901) e Gierlich (1905).

l'ipotesi di un disturbo più elementare del delirio di riferimento.[155] Evidentemente nella percezione (appercezione) del demente precoce c'è qualcosa che impedisce un'assimilazione normale. Alla percezione manca una sfumatura, o ce n'è una di troppo, per cui essa acquista un carattere di estraneità (Berze).

Nel campo dell'isterismo abbiamo delle analogie con questo: i *disturbi del sentimento di attività*. Ogni attività psichica, a prescindere dal tono del piacere o dispiacere, è accompagnata da un altro tono emotivo, che la definisce nella sua qualità propria (Höffding). Ciò che con questo vogliamo dire viene spiegato nel modo migliore dalle importanti osservazioni di Janet sugli psicoastenici. Le decisioni volontarie e le azioni non sono accompagnate dai sentimenti che normalmente dovrebbero accompagnarle, ma per esempio da "sentiments d'incomplétude": "Il soggetto sente che l'azione... non è fatta completamente, che le manca qualcosa."[156] Oppure ogni decisione della volontà porta con sé un "sentiment d'incapacité": "Queste persone provano dei sentimenti penosi al pensiero che bisognerà agire, essi *paventano l'azione* più d'ogni altra cosa. Il loro sogno, come dicono tutti, sarebbe una vita in cui non ci sia più niente da fare."[157] Una abnormità del sentimento di attività molto importante per la psicologia della dementia praecox, è il "sentiment d'automatisme".[158] Un malato si esprimeva in proposito come segue: "Non posso rendermi conto... che io agisco realmente. Tutto è meccanico in me e fatto inconsciamente."[159] "Io non sono che una macchina." Strettamente imparentato con questo è il "sentiment de domination". Una malata descrive tale sensazione con queste parole: "Da quattro mesi mi vengono delle idee barocche, mi sembra di essere obbligata a pensarle, a dirle; qualcuno mi fa parlare, mi si suggeriscono delle parole

155 Un demente precoce di mia osservazione trova tutto e tutti artificiale; quello che il medico gli dice, quello che fanno gli altri malati, i lavori di pulizia, il mangiare ecc., tutto è artificiale; del che è causa il fatto che una delle sue persecutrici "tira una principessa per la testa e così strillando impone alla gente quello che deve fare".

156 Janet (1903), vol. 1, pp. 264 sg.

157 *Ibid.*, pp. 268 e 266.

158 *Ibid.*, p. 272.

159 Vedi Ball, p. 43.

grossolane, non è colpa mia se la mia bocca funziona contro me stessa..."[160]

Un demente precoce potrebbe dire parole simili a queste. È quindi lecito domandarsi se, in definitiva, non si tratti qui di un demente precoce. Leggendo le opere di Janet, ho accuratamente cercato se tra il materiale di malati non si trovassero dei casi di dementia praecox, cosa possibilissima in un autore francese. Ma non ho trovato nulla di sospetto, e perciò non ho alcun motivo di ritenere che la malata sopra citata fosse una demente precoce. Inoltre, espressioni analoghe si possono sentire non di rado formulate da isterici, specialmente da sonnambuli e infine si trova qualcosa di simile anche in molti soggetti normali che sono sottoposti al dominio di un complesso particolarmente forte, come per esempio poeti ed artisti (si confronti per esempio ciò che dice Nietzsche sulla nascita dello *Zarathustra*).[161] Un buon esempio di disturbo dei sentimenti di attività è il "sentiment de perception incomplète".[162] Un malato dice: "È come se vedessi le cose attraverso un velo, una nebbia... è come se ascoltassi attraverso un muro che mi separa dalla realtà." Con simili parole potrebbe esprimersi anche un soggetto normale, sotto l'influsso diretto di un forte affetto. Ma in modo simile si esprimono anche i dementi precoci, quando parlano della loro *percezione insicura dell'ambiente* ("mi sembra che Lei sia il dottore", "si dice che fosse mia madre", "sembra come al Burghölzli, ma non è").[163] Se un paziente di Janet dice: "Il mondo mi appare come una gigantesca allucinazione",[164] questo vale massimamente anche per i dementi precoci, che per così dire vivono di continuo (specialmente nelle fasi acute) come in un sogno, e si comportano di conseguenza nella malattia e nei periodi di remissione.

I "sentiments d'incomplétude" riguardano in modo particolare gli affetti. Una malata di Janet dice per esempio: "Mi sembra che non

[160] Janet (1903), vol. 1, pp. 273 sg.
[161] pp. 482 sg. dell'ed. originale.
[162] Janet (1903), vol. 1, p. 282.
[163] Eccellenti esempi si trovano anche in Schreber (1903).
[164] Janet (1903), vol. 1, p. 289.

rivedrò più i miei bambini, tutto mi lascia indifferente e fredda... vorrei potermi disperare, urlare dal dolore, so che dovrei sentirmi infelice, ma non riesco ad esserlo... non ho più piacere né pena, so che un pasto è buono, ma lo ingoio perché è necessario, senza trovarvi il piacere che avrei provato altre volte... c'è uno spessore enorme che mi impedisce di avvertire anche delle impressioni morali..." Un'altra malata diceva: "Io vorrei provare a pensare alla mia figlioletta, ma non posso, il pensiero della mia bambina mi attraversa appena la mente, esso passa e non mi lascia alcun sentimento".[165]

Ho già sentito più volte affermazioni spontanee simili da soggetti isterici, e così pure da dementi precoci in condizioni di dare ancora in una certa misura informazioni. Una giovane che si ammalò di catatonia e dovette separarsi in circostanze particolarmente tragiche dal marito e dal figlio mostrava per tutte le reminiscenze familiari una totale mancanza di affetto. Io le feci presente tutta la sua tristissima situazione e cercai di destare un sentimento adeguato. Durante la mia descrizione essa rideva; quando ebbi finito, divenne calma per un momento e disse: "Semplicemente, non sono più capace di provare alcuna emozione."

Secondo la nostra concezione, i "sentiments d'incomplétude" ecc. *sono prodotti dell'inibizione che proviene dal complesso dominante.* Quando noi siamo dominati da un complesso, solo le rappresentazioni complessuali hanno un tono pieno, cioè una completa evidenza, tutte le altre percezioni provenienti dall'interno o dall'esterno sottostanno all'inibizione, per cui diventano indistinte, cioè perdono il tono affettivo. Questa è la base sulla quale si arriva all'incompletezza dei sentimenti di attività e infine alla mancanza di emozioni. Questi disturbi determinano senz'altro il *sentimento di estraneità.* La capacità di ragionare, conservata nell'isterismo, impedisce invece che si proietti subito verso l'esterno come si fa nella dementia praecox. Ma se facilitiamo la proiezione verso l'esterno lasciando intervenire idee superstiziose, riceviamo subito anche la spiegazione, nel senso

[165] *Ibid.*, p. 299.

di una potenza proveniente dall'esterno. Gli esempi più chiari sono offerti dai medium spiritici, in cui una massa di cose irrilevanti viene ricondotta a cause extrasensoriali; tuttavia, dobbiamo aggiungere, mai in modo così grottesco e grossolano come nella dementia praecox. Qualcosa di simile vediamo solo nel *sogno normale*, nel quale si proietta verso l'esterno con assoluta naturalezza e ingenuità. I meccanismi psicologici del sogno e dell'isterismo hanno molti punti in comune con quelli della dementia praecox. Perciò un parallelo col sogno non è troppo audace. Nel sogno vediamo come la realtà venga rivestita con immagini di fantasia, come i ricordi che sono pallidi e sfocati nella veglia acquistino una forma tangibile, come le impressioni ambientali vengano trasformate nel senso del sogno: il sognatore si trova in un mondo nuovo e diverso, che egli ha proiettato al di fuori di sé stesso. Se immaginiamo un sognatore che vada in giro e agisca come se fosse sveglio, abbiamo il quadro clinico della dementia praecox.

Non posso qui dilungarmi su tutte le singole forme di delirio. Vorrei parlare brevemente solo del noto delirio d'*influenzamento del pensiero*. L'influenzamento del pensiero avviene nelle più diverse forme; più spesso sotto forma di "furto del pensiero". I dementi precoci lamentano spesso che i pensieri vengono loro rubati,[166] proprio quando vogliono pensare o dire qualcosa.[167] Secondo il meccanismo della proiezione verso l'esterno, spesso ne danno la colpa a una potenza esterna. Esteriormente il "furto del pensiero" si presenta nella forma dell'*inceppamento*.[168] L'esaminatore improvvisamente non ottiene più risposta a una domanda. Il malato eventualmente afferma che non può rispondere, che i pensieri gli sono stati

[166] Una forma originale di sottrazione del pensiero è riportata da Klinke (1894): "Coi passi dei malati che vanno su e giù i pensieri del paziente vengono fatti 'camminare'."

[167] Anche negli isterici questo fenomeno non è proprio raro, come ho osservato. Janet parla di "éclipses mentales". ("S. si lamenta di provare spesso un singolare arresto del pensiero... G. 'perde le sue idee'..." 1903, vol. 1, pp. 369 sg.)

[168] Le "teorie", come per esempio quella di Rogues de Fursac, non fanno che costatare il dato di fatto. "Il termine che converrebbe meglio sarebbe forse quello di interferenza psichica. Le due tendenze opposte si annullano, come in fisica si annullano le onde di senso contrario" (citato da Claus. Vedi anche Mendel, p. 55).

"portati via". L'esperimento di associazione ci ha insegnato che lunghi tempi di reazione e l'assenza della reazione ("errore") compaiono di regola là dove c'è una reazione complessuale. Il forte tono affettivo inibisce l'associazione. Il fenomeno si trova in misura accentuata nell'*isterismo*, dove in punti critici spesso al paziente "non viene in mente proprio niente". Questo è già un furto del pensiero. Il meccanismo della dementia praecox è lo stesso, nella misura in cui anche qui nei punti in cui il complesso è toccato (nell'esperimento o nella conversazione) il pensiero viene inibito. In casi idonei si può facilmente osservare questo fenomeno, parlando prima di materiale anodino (per il paziente) e poi di materiale complessuale. Col materiale anodino le risposte procedono senza intoppi, con quello complessuale si ha un inceppamento dopo l'altro, i malati non dicono nulla oppure parlano "di traverso" spesso in modo voluto. Così per esempio in malate che hanno un matrimonio infelice nemmeno con la massima pazienza si possono ottenere dati sul marito, mentre su tutto il resto esse informano volonterosamente ed esaurientemente.

Un altro fenomeno è il *pensiero ossessivo*: nel malato si affollano idee barocche o veramente insensate, che egli è costretto a continuare a pensare fino in fondo. Un'analogia si trova nel pensiero coatto psicogeno, la cui assurdità di regola viene chiaramente riconosciuta dai malati, che però ciò nonostante non riescono a reprimere l'idea.[169] L'influenzamento del pensiero si esprime anche nella forma di *ispirazioni*. Che qui si tratti di un fenomeno che non si limita alla dementia praecox è evidente già nel termine di "ispirazione", che definisce un avvenimento psichico che si verifica dovunque esista un complesso autonomo. Si tratta di improvvise irruzioni del complesso nella coscienza. Specialmente nelle persone religiose l'"ispirazione" è un avvenimento non insolito; teologi protestanti

[169] Un'analogia con questo è la "rêverie forcée" di Janet nei suoi "obsédés" (1903, vol. 1, p. 154): "L. sente che in certi momenti 'tutta la sua vita si concentra nella sua testa, che il resto del corpo è come addormentato e che essa è costretta a pensare enormemente senza potersi fermare. La sua memoria diventa straordinaria e si sviluppa a dismisura senza che essa possa dirigerla per mezzo dell'attenzione'." Vedi anche il caso riportato nei "Diagnostische Assoziationsstudien", saggio 4.

moderni hanno persino trovato per questo il nome di "esperienza interiore". Nei sonnambuli l'"ispirazione" è un fenomeno comune.

Infine esiste ancora una particolare forma di inceppamento, la cosiddetta *fissazione* (espressione di una delle mie pazienti). Sommer ha descritto questo fenomeno come "fissazione dello sguardo". Noi incontriamo la "fissazione" nell'esperimento di associazione anche al di fuori della dementia praecox, e particolarmente spesso negli stati di stupidità emotiva. Questo stato può talvolta venir provocato dall'esperimento stesso oppure anche da un complesso che viene stimolato durante l'esperimento. I malati cominciano allora a non reagire più (almeno per un certo tempo) alle parole stimolo, e nominano semplicemente oggetti circostanti. Ho notato ciò particolarmente negli imbecilli, e anche in individui normali al momento di un forte affetto, negli isterici quando il complesso è toccato, e così anche nei dementi precoci.

La "fissazione" è una deviazione sull'ambiente circostante, per coprire il vuoto interiore di associazioni o il complesso producente il vuoto. Fin qui, in linea di principio è lo stesso di quando si interrompe una conversazione sgradevole cominciando improvvisamente a parlare di una qualunque banalità fuori argomento. Come punto di partenza serve allora un qualunque oggetto dell'ambiente circostante. Con questo abbiamo abbastanza spunti per porre la "fissazione" in parallelo con meccanismi normali.

L'esperienza mostra che tutti questi disturbi nella dementia praecox compaiono intorno al complesso, e appartengono alle misure difensive. A questo punto dobbiamo trattare anche del *negativismo*. Il prototipo del negativismo è l'inceppamento, che in certi casi produce facilmente l'impressione di una rinuncia intenzionale (proprio come l'"io non lo so" degli isterici). Perciò si può già parlare di negativismo quando i malati non danno più risposta ad alcuna domanda. Il negativismo passivo passa senza soluzione di continuità in quello attivo, dove i malati si difendono anche psichicamente contro l'esplorazione. Se non teniamo conto dei casi in cui il negativismo si è intensificato fino a divenire un totale atteggiamento di rifiuto, allora in malati ancora accessibili troviamo il negativismo come l'inceppamento nei punti complessuali. Non appena l'esperimento di associazione o l'esplorazione incontra il complesso, cioè il punto dolente, il paziente rifiuta e si tira indietro, come l'isterico, che mette innanzi qualsiasi cosa per coprire il complesso. Specie nel negativismo ci colpisce la grande tendenza alla generalizzazione che hanno i sintomi catatonici. Mentre nell'isterismo, nonostante un negativismo spesso molto evidente e ostacolante, rimangono aperte alcune linee d'accesso allo stato d'animo, il negativismo catatonico si chiude completamente, cosicché, almeno al momento, non esistono mezzi per penetrare. Talvolta un'unica domanda critica può suscitare il negativismo. Una particolare forma di negativismo è il "parlar di traverso", che noi conosciamo in forma analoga anche nella sindrome di Ganser. Qui come lì si tratta di un più o meno inconscio non voler rispondere alla domanda, dunque di qualcosa di simile a quanto accade nella fissazione e nel furto del pensiero. Nella sindrome di Ganser vi sono buoni motivi di tutto ciò, come penso abbiano reso chiaro i lavori di Riklin e miei: i malati vogliono rimuovere il loro complesso. Nella dementia praecox le cose stanno probabilmente nello stesso modo. Del resto anche nell'isterismo regolarmente, quando si fa una psicoanalisi, si trova il "parlar di traverso" o "intorno" al complesso; la stessa cosa si trova nei complessi dei dementi precoci, solo che qui il sintomo, e tutti gli altri sintomi catatonici, hanno una spiccata tendenza alla generalizzazione. *I sintomi catatonici degli organi motori si possono facilmente immaginare come conseguenze di un'irradiazione causata dalla generalizzazione*, il che probabilmente vale per la maggioranza dei casi. È vero che sintomi catatonici si presentano anche nei disturbi cerebrali a focolaio e generali, dove non si può facilmente pensare a un nesso psicologico. Ma qui vediamo anche almeno altrettanto frequenti fenomeni isterici, la cui psicogenicità è un fatto accertato. Da ciò si deve trarre l'insegnamento che non si deve dimenticare mai di prendere in considerazione anche la possibilità della spiegazione "contraria".

L'*allucinazione* è la proiezione di elementi psichici verso l'esterno.

Conosciamo clinicamente tutti i gradi di passaggio dall'ispirazione o dall'intuizione patologica fino all'allucinazione uditiva o alla visione plastica. Le allucinazioni si osservano dovunque. La dementia praecox dunque non fa che scatenare un meccanismo *preformato*, che di norma funziona regolarmente nel *sogno*. Le allucinazioni dell'isterismo contengono, come quelle del sogno, frammenti di complesso simbolicamente deformati. Ciò è anche vero per la maggioranza delle allucinazioni della dementia praecox,[170] solo che qui il simbolismo è portato molto più avanti ed è molto più deformato nel modo del sogno. Straordinariamente frequenti sono le deformazioni verbali secondo il modello delle parafasie oniriche (vedi Freud, Stransky e Kraepelin); si tratta perlopiù di *contaminazioni*. Un malato, che veniva presentato come caso clinico, notò nella prima fila dell'uditorio un giapponese; allora le sue voci esclamarono: "Giappopeccatore" (*Japansünder*). Degno di nota è il fatto che non pochi malati, che formano in abbondanza neologismi e bizzarre idee deliranti, che dunque soggiacciono completamente al potere del complesso, spesso vengono corretti dalle voci. Così per esempio una delle mie pazienti veniva derisa a causa delle sue idee di grandezza, oppure le voci ordinavano alla paziente di dire al medico che si occupava delle sue idee deliranti di "non tormentarsi con queste faccende". A un altro paziente, che si trova qui da parecchi anni e che parla sempre in tono sprezzante della sua famiglia, le voci dicono che "ha nostalgia di casa". Da questi e da numerosi altri esempi ho ricavato l'impressione che le voci che correggono siano forse irruzioni dei *residui normali del complesso dell'Io*, rimossi. Che il complesso normale

[170] Una ragazza, durante una lunga assenza del suo fidanzato, venne sedotta da un altro. Essa tenne nascosto al suo fidanzato quanto era accaduto. Oltre dieci anni più tardi si ammalò di dementia praecox. La malattia cominciò così, che la paziente si sentiva sospettata sul piano sessuale, cominciò a sentire voci che parlavano del suo segreto e che infine la costrinsero a confessare al marito. Molti malati affermano anche che viene loro letto il "registro dei peccati" in tutti i particolari, o che le voci "sanno tutto" e che "fanno i conti" con loro. È perciò cosa estremamente importante che la maggior parte di questi malati non sono in grado di dare informazioni soddisfacenti sulle loro allucinazioni. Si tratta appunto della *riproduzione del complesso*, che, come abbiamo visto, è sottoposta a particolari inibizioni.

dell'Io non scompaia del tutto, ma venga semplicemente tenuto fuori dai processi di riproduzione, mi sembra risultare anche dal fatto che spesso i dementi precoci nel corso di gravi malattie somatiche o altre alterazioni importanti cominciano a reagire di nuovo normalmente.[171]

Del tutto abituali nei dementi precoci sono i *disturbi del sonno*, che si possono presentare in tutte le forme possibili. È frequente il caso che i *sogni* siano di un'*enorme vivacità*, dal che si può comprendere che i malati spesso non sono in grado di correggerli adeguatamente. Al punto che molti malati derivano le loro *idee deliranti* quasi esclusivamente dai sogni, a cui essi attribuiscono senz'altro una validità reale.[172] È noto il ruolo che i sogni vivaci hanno nell'isterismo. Oltre che dai sogni il sonno può venire disturbato anche da altre irruzioni del complesso, come allucinazioni, intuizioni patologiche ecc., e come l'ipnosi in certi isterici. Spesso i dementi precoci lamentano un *sonno innaturale*, che non è vero sonno, ma solo un artificiale *irrigidimento*. Noi sentiamo analoghe lamentele dovunque sia presente un forte affetto, che non può venire del tutto estinto dall'inibizione del sonno, e perciò accompagna il sonno come persistente sottofondo (ciò accade per esempio nella melanconia, negli affetti depressivi di natura isterica). Non di rado gli isterici intelligenti percepiscono l'"inquietudine complessuale" nel sonno e riescono a precisarla meglio. Così dice una malata di Janet: "Ci sono sempre due o tre delle mie persone che non dormono, tuttavia du-

[171] Un demente precoce, che era totalmente inaccessibile e riceveva i medici sempre con i più grossolani insulti, si ammalò di una grave gastroenterite. Con l'inizio della malattia si trasformò completamente, divenne un paziente tollerante e riconoscente, che si sottometteva di buon grado a tutte le prescrizioni e dava sempre informazioni cortesi e precise. La convalescenza si annunciò col fatto che egli divenne di nuovo monosillabico e chiuso, e un bel giorno in segno di completa guarigione, ricominciò a salutarmi come prima: "Ecco che ritorna uno di quelli del branco di cani e scimmie, che vorrebbe atteggiarsi a Salvatore."

[172] Vedi De Sanctis (1899) e Kazowsky (1901). Al Burghölzli abbiamo una malata, che ha le più complicate idee deliranti sessuali. Tali idee provengono, come abbiamo potuto costatare innumerevoli volte, esclusivamente dai sogni. La paziente semplicemente considera come reale il contenuto dei suoi sogni, che sono tutti molto vivaci e plastici, e di conseguenza insulta, fa storie e si lamenta, ma solo per iscritto. Per il resto è gentile e ordinata, in contrasto stridentissimo col contenuto delle sue lettere e dei suoi scritti,

rante il sonno ho meno persone, alcune dormono un poco. Queste persone hanno dei sogni, e dei sogni che non sono gli stessi: io sento che ce ne sono alcune che sognano altre cose."[173] Con questo la malata esprime, non male, a mio parere, il sentimento dell'incessante lavorio dei complessi autonomi, che non si sottopongono all'inibizione del sonno che procede dal complesso dell'Io.

4. *La stereotipia*

Per stereotipia in senso lato intendiamo la fissazione e la continua riproduzione di una certa attività (verbigerazione, catalessia, frasi persistenti, perseverazione ecc.). Questi fenomeni rientrano tra i sintomi caratteristici della dementia praecox. Ma al tempo stesso la stereotipizzazione, sotto forma di *automatizzazione*, *è uno dei fenomeni più abituali nello sviluppo della psiche normale* (Spencer). Tutte le nostre facoltà e tutto il progresso della nostra personalità si basano su automatismi. Il processo che conduce a questo è il seguente: per praticare una determinata attività, indirizziamo tutta la nostra attenzione sulle rappresentazioni appropriate, e con questa forte tonalità affettiva le fasi del processo s'imprimono nella memoria. La conseguenza di frequenti ripetizioni è che si forma una "traccia" che diventa sempre più "marcata", su cui infine l'attività si muove quasi senza una nostra partecipazione, dunque "automaticamente". Basta solo un piccolo impulso per mettere subito in moto il meccanismo. Lo stesso può accadere in noi anche passivamente, quando veniamo colpiti da forti affetti: un affetto può costringerci a certe azioni, all'inizio superando forti inibizioni; più tardi, col ripetersi dell'affetto, le resistenze diventano sempre più scarse, e infine la reazione avviene prontamente anche in risposta a un piccolo stimolo. Ciò si può osservare particolarmente nel comportamento capriccioso dei bambini.

Il forte tono affettivo crea tracce, con il che esprimiamo nuova-

[173] Janet (1903), vol. 1, p. 407.

mente quanto già abbiamo detto del complesso: ogni complesso tende all'autonomia e a vivere la propria vita indipendente; esso ha una tendenza all'inerzia e alla riproduzione maggiore di quella di pensieri indifferenti; perciò ha anche migliori possibilità di automatizzarsi. Dunque, se qualcosa nella psiche si automatizza, bisogna sempre pensare che un tono affettivo[174] l'abbia preceduta. Questo è evidentissimo nell'isterismo, in cui possiamo ricondurre tutte le stereotipie, quali accessi convulsivi, assenze, disturbi e sintomi, a substrati affettivi. Nell'esperimento di associazione normale, di regola troviamo la cosiddetta perseverazione nei punti complessuali.[175]

Se esiste un complesso molto forte, ogni progresso di adattamento all'ambiente viene bloccato, e le associazioni ruotano completamente intorno al complesso. Grosso modo è così nell'isterismo, dove incontriamo i complessi più forti. Il progresso della personalità viene bloccato, e gran parte dell'attività psichica è impegnata nel tentativo di trasformare il complesso in tutte le forme possibili (azioni sintomatiche). Janet richiama non a caso l'attenzione sui disturbi generali dell'"obsédé", tra i quali voglio citare i seguenti: "L'indolenza, l'irresolutezza, i ritardi, la stanchezza, l'inconcludenza, l'abulia e l'inibizione" ecc.[176] Se un complesso riesce a fissarsi, si ha la *monotonia*, specialmente la monotonia dei sintomi esteriori. Chi non conosce le lamentele stereotipate e stancanti degli isterici? L'ostinatezza e l'in-

[174] Sotto il concetto collettivo di "tono affettivo" cade, come abbiamo osservato sopra, anche il tono dell'attenzione.

[175] Talvolta è il contenuto del complesso che persevera. Ma nella maggioranza dei casi esiste solo un disturbo perseveratorio, che forse può essere ricondotto al fatto che il complesso, agendo come distrazione, lascia dietro di sé un vuoto associativo; analogamente a quanto accade nell'esperimento di distrazione, dove, a causa del vuoto associativo, si ricorre al precedente contenuto di coscienza semplicemente per imbarazzo. Se, come Heilbronner, si pongono domande un po' più difficili, l'*emozione che ne deriva* può rendere lo stesso servizio di un complesso; oppure il vuoto associativo è *primario*, non esistendo alcuna associazione corrente al corrispondente concetto stimolo. Negli individui normali perlopiù un complesso persevera.

[176] 1903, vol. 1, pp. 335 sgg.; a p. 351 Janet dice: "Questo fatto dell'arresto più o meno completo di certi atti o anche di tutti gli atti è uno dei fenomeni più essenziali dello stato mentale dell'ossessivo"; p. 105: "Queste operazioni forzate non sono delle operazioni normali, sono operazioni di pensiero, di atto, di emozione, al tempo stesso *eccessive, sterili* e *d'ordine inferiore.*"

vincibilità dei loro sintomi? Così come un dolore costante suscita sempre gli stessi monotoni lamenti, un complesso fissato stereotipizza gradualmente tutto il modo di esprimersi dell'individuo, tanto che alla fine sappiamo esattamente che a una certa domanda riceveremo, con matematica sicurezza, giorno dopo giorno, l'identica risposta.

In questi processi stanno in parte i prototipi abituali della stereotipia della dementia praecox. Quando noi esaminiamo stereotipie verbali o mimiche nello stadio iniziale, non di rado troviamo il contenuto emotivo appropriato.[177] Più tardi il contenuto diviene sempre più confuso, proprio come nell'automatismo normale o isterico. Solo che il processo corrispondente nel demente precoce sembra svolgersi più rapidamente e profondamente, cosicché ben presto si arriva alla mancanza di ogni contenuto o affetto.

Come l'esperienza insegna senza possibilità di dubbio, nel demente precoce non si stereotipizza però solo il contenuto del complesso, ma anche materiale certamente casuale. Così sono noti i malati verbigeranti, che prendono una parola gettata lì casualmente e la ripetono in modo verbigeratorio. Heilbronner, Stransky e altri interpretano, certo a ragione, fenomeni del genere come sintomo del

[177] Pfister (1906) pone la questione se le stereotipie, specialmente le verbigerazioni, siano psicologicamente motivate oppure no. Ma la lascia in sospeso. Pfister sembra, come noi, essere dell'idea che alla base della stereotipia ci sia un contenuto di rappresentazione, che però, a causa del disturbo morboso del mezzo d'espressione, si manifesta in modo deformato. ("È pensabile che le stereotipie *di rappresentazione* premano per essere espresse, ma al loro posto vengano reiteratamente riprodotte solo delle forme prive di significato, neoformazioni di parole, perché i processi di disgregazione e di eccitazione contemporaneamente presenti nell'apparato centrale della parola rendono impossibile la loro apparizione riconoscibile, venendo espressi al posto dei pensieri stereotipati [come conseguenza di malformazioni paralogico-parafasiche] solo loro incomprensibili residui.") In un altro modo ancora la disgregazione verbale potrebbe impedire la comparsa di corrette stereotipie di rappresentazione, cioè con il fatto che (a causa del disturbo nel processo di trasformazione di rappresentazione e pensiero in parole e forme verbali) formazioni verbali equivalenti non possano più affatto venire stimolate da parte delle idee che si ripetono con monotonia. Nella traduzione del pensiero in espressione verbale si producono continuamente i più svariati "deragliamenti" paralogici; le rappresentazioni si confondono, cambiano da ogni parte, così che al posto delle stereotipie del pensiero, che rimangono ben nascoste, viene prodotto solo un cumulo di chiacchiere continuamente varianti.

vuoto associativo. Anche le stereotipie motorie si possono interpretare senza difficoltà in questo modo. Sappiamo che i dementi precoci soffrono spessissimo di inceppamenti associativi ("furto del pensiero"). Questo scomparire dei pensieri si produce di preferenza nelle vicinanze del complesso. Ora, se il complesso ha la parte enorme che gli viene attribuita, ci si deve aspettare allora anche che assai di frequente assorba molti pensieri e in tal modo disturbi la "fonction du réel"; esso crea un vuoto associativo nei campi ad esso contrari e con ciò tutti quei fenomeni perseveratori che si possono spiegare in base al "vuoto".

È caratteristico della maggior parte degli automatismi acquisiti ontogeneticamente il fatto di essere soggetti a graduali trasformazioni. Le storie cliniche di soggetti affetti da tic (vedi Meige e Feindel, *Les tics et leur traitement*) ne offrono conferme. Gli automatismi catatonici non fanno eccezione, anch'essi si modificano lentamente; spesso il processo di trasformazione dura molti anni. Gli esempi seguenti illustrano quel che voglio dire.

Una catatonica cantava per delle ore, verbigeratoriamente, un inno religioso, con il ritornello "Halleluja!" Poi cominciò a verbigerare per parecchie ore "Halleluja", che però a poco a poco degenerò in "hallo", "oha", e infine la paziente verbigerava "ha - ha - ha", con risate convulse.

Nell'anno 1900 un malato si pettinava ogni giorno la testa per un paio d'ore, in modo stereotipato, per allontanare il "gesso" che durante la notte gli "era stato spalmato nei capelli". Negli anni seguenti il pettine si allontanò sempre più dalla testa; nel 1903 il malato batteva e raschiava il petto col pettine, e oggi è arrivato alla regione inguinale.

In modo del tutto simile "degenerano" le *voci*[178] e le *idee deliranti*. Nello stesso modo si forma l'"insalata di parole": frasi originariamente semplici si complicano sempre di più con neologismi, vengono continuamente verbigerate a bassa o alta voce, e poco per

[178] A questo proposito, vedi specialmente Schreber (1903). Egli descrive particolarmente bene come il contenuto delle voci poco per volta grammaticalmente si abbrevi.

volta si confondono sempre più, cosicché alla fine si forma un miscuglio incomprensibile, che probabilmente dovrebbe suonare simile allo "sciocco chiacchierio" di cui molti dementi precoci si lamentano.

Una paziente di mia osservazione cominciò, durante la convalescenza da un attacco acuto di dementia praecox, a raccontare a bassa voce tra sé e sé come avrebbe fatto le valigie, sarebbe andata dal reparto al portone della clinica, poi sulla strada e alla stazione, come sarebbe salita sul treno, arrivata al suo paese natio, come avrebbe festeggiato le sue nozze ecc. Questo racconto si fece sempre più stereotipato, le singole tappe si mescolarono sempre più disordinatamente, le frasi divennero incomplete, alcune furono abbreviate in una sola parola chiave, e ora, dopo più di un anno, la paziente dice solo di rado una parola, tutte le altre sono state sostituite da "hm - hm - hm", che essa pronuncia stereotipatamente nello stesso tono e ritmo che prima aveva il suo racconto. Ma nei momenti di eccitamento ricompaiono le frasi precedenti. Anche a proposito delle allucinazioni sappiamo che le voci col tempo diventano più vuote e più sommesse; non appena il malato entra in uno stato di eccitamento, esse riacquistano contenuto e chiarezza.

Questi graduali, furtivi mutamenti si trovano anche molto evidenti nelle idee ossessive.[179] Anche Janet parla delle graduali trasformazioni dei processi ossessivi.[180]

Ma esistono stereotipie, o meglio *automatismi stereotipati*, che fin dall'inizio non permettono di riconoscere alcun contenuto psichico o almeno nessun contenuto da cui possano risultare comprensibili anche solo simbolicamente. Penso qui particolarmente ai fenomeni di apparenza quasi solo "muscolare" dell'automatismo, come la catalessia o certe forme di resistenze muscolari negativistiche. Questi

[179] Vedi "Diagnostische Assoziationsstudien", saggio 8.

[180] 1903, vol. 1, p. 125. Una malata dice, per esempio: "Un tempo ricercavo i miei ricordi per sapere se dovevo rimproverarmi qualcosa, per rassicurarmi sulla mia condotta, ma ora non è più affatto la stessa cosa. Mi racconto incessantemente quello che ho fatto otto giorni fa, quindici giorni fa, arrivo a rivedere le cose esattamente, e non ho alcun interesse a rivederle..." In questo esempio è particolarmente degno di nota *l'allontanamento dal contenuto vero e proprio.*

sintomi squisitamente catatonici li incontriamo, come è già stato messo in evidenza da molti studiosi, anche nei disturbi organici, come la paralisi, i tumori cerebrali ecc. La fisiologia cerebrale, soprattutto i famosi esperimenti di Goltz, insegnano che nei vertebrati l'*asportazione dell'encefalo* scatena uno stato di automatismo estremo. Gli esperimenti di Forel sulle formiche (distruzione dei corpi quadrigemini) mostrano che l'automatismo compare quando si elimina la massa più grande (e più differenziata?) di tessuto cerebrale. L'animale decerebrato diventa la "macchina di riflessi" ben nota, rimane seduto o sdraiato in una certa posizione preferenziale, finché da stimoli esterni viene costretto a un'azione riflessa. Facciamo certo un'analogia piuttosto audace se paragoniamo certi casi di catatonia a queste "macchine di riflessi", anche se il paragone spesso s'impone formalmente. Ma se andiamo più a fondo e consideriamo che in questa malattia un complesso ha invaso quasi tutti i campi di associazione, e li tiene fermi in suo potere, che questo complesso è assolutamente inattaccabile dagli stimoli psicologici, dunque che è isolato rispetto a tutti gli influssi esterni, allora l'analogia summenzionata sembra assumere un maggiore significato. Il complesso, grazie alla sua intensità, si appropria della maggior parte dell'attività encefalica, cosicché un numero a dir poco grandissimo di sollecitazioni provenienti da altri campi viene a cadere. Perciò è facile immaginare che il predominio e l'irrigidimento di un complesso creino una condizione del cervello che, funzionalmente, equivale a una distruzione più o meno ampia dell'encefalo. Questa ipotesi non può essere ulteriormente provata, ma potrebbe spiegare molte cose per le quali l'analisi psicologica non è più sufficiente.

Riepilogo

L'isterismo contiene nella sua essenza più profonda un complesso che non ha potuto mai venire completamente superato; la psiche in un certo senso è rimasta ferma, non potendosene più liberare. La maggior parte delle associazioni tende verso il complesso, e l'attività psichica consiste essenzialmente nell'elaborazione del complesso secondo tutte le possibili direzioni. Per questo l'individuo (nel caso di un'evoluzione cronica) si allontana sempre più dall'adattamento all'ambiente. I sogni di desiderio e i deliri di desiderio degli isterici si occupano esclusivamente dell'appagamento del desiderio complessuale. Molti isterici riescono, dopo un certo tempo, a recuperare l'equilibrio superando il complesso ed evitando nuovi traumi.

Nella dementia praecox troviamo ugualmente uno o più complessi fissatisi in modo definitivo. Dunque anche qui abbiamo complessi che non hanno potuto essere superati. Mentre nell'isterismo è indubbio un rapporto causale tra complesso e malattia (data una certa predisposizione), nella dementia praecox non sappiamo ancora chiaramente se il complesso, esistendo la disposizione, ha causato o scatenato la malattia, oppure se al momento dell'esplosione della malattia fosse semplicemente presente un determinato complesso, che poi ha determinato i sintomi. Quanto più approfondita e precisa è la nostra analisi, tanto più chiaramente vediamo che in molti casi *all'inizio della malattia sta un forte affetto*, a partire dal quale si sviluppano le alterazioni iniziali. In simili casi ci si sente tentati di attribuire al complesso valore causale, sempre con la riserva già menzionata, che il complesso accanto ai suoi effetti psicologici produca anche una X (tossina?) che partecipa all'opera di distruzione. Ma qui tengo pienamente conto della possibilità che la X possa derivare primariamente da cause o occasioni non psicologiche e che poi si limiti a colpire e alterare specificamente soltanto il complesso presente per ultimo, per cui può sembrare che il complesso abbia avuto una funzione causale. Sia come sia, le conseguenze psicologiche rimangono le stesse: *la psiche non si libera mai più dal complesso.* Il miglioramento compare con lo svuotamento del complesso, ma con esso va distrutta anche una parte più o meno grande della personalità, così che il demente precoce nel migliore dei casi se la cava con una mutilazione psichica. L'alienazione del demente precoce dalla realtà, la perdita di partecipazione agli avvenimenti oggettivi, non è difficile da spiegare, se si assume che egli sia permanentemente sotto l'influsso di un complesso non più superato. Colui che ha tutto il suo interesse legato a un complesso, deve morire per l'ambiente circostante. La "fonction du réel" normale di Janet così viene meno. Chi ha un forte complesso pensa secondo il complesso, sogna a occhi aperti e non si adatta più psicologicamente all'ambiente. Ciò che Janet dice della "fonction du réel" degli isterici vale in certa misura anche per la dementia praecox: "Il malato costruisce nella sua immaginazione delle piccole storie molto coerenti e molto logiche; è quando si tratta della realtà che egli non è più capace di fare attenzione né di comprendere."[181]

Il più difficile tra questi problemi in verità niente affatto semplici, è quello relativo alla ipotetica X, la tossina metabolica (?), e ai suoi effetti sulla psiche. È estremamente difficile caratterizzare in qualche modo questi effetti dal lato psicologico. Se mi è concesso formulare un'ipotesi, mi sembra che l'effetto si manifesti nel modo più evidente nell'enorme tendenza all'automatizzazione e alla fissazione; in altre parole: nella durata degli effetti dei complessi. La tossina (?) sarebbe così da considerare come una sostanza altamente sviluppata, che si fissa dappertutto ai processi psichici, specialmente a quelli a tonalità affettiva, rafforzandoli e automatizzandoli. Infine si deve pensare che il complesso assorbe l'attività cerebrale in larga misura, per cui si verifica qualcosa come una decerebrazione. La conseguenza di questo potrebbe essere il verificarsi di quelle forme di automatismo che si sviluppano principalmente nel sistema motorio.

Questa rassegna, più programmatica che esauriente, dei parallelismi tra isterismo e dementia praecox può forse sembrare ipotetica a lettori non abituati alla prospettiva freudiana. Con essa non mi propongo in alcun modo di offrire qualcosa di conclusivo, ma piuttosto qualcosa di preliminare, che deve sostenere e facilitare la discussione delle indagini sperimentali che seguono.

[181] *Ibid.*, p. 433.

5. *Analisi paradigmatica di un caso di demenza paranoide*

1. *Storia clinica*

Paziente B. St., sarta, nubile, nata nel 1845.

Nel 1887 la paziente venne ricoverata al Burghölzli e da allora vi è rimasta sempre. Gravi tare psichiche negli ascendenti. Prima del ricovero sentiva già da parecchi anni delle *voci* che la calunniavano. Per un certo tempo progettò il suicidio mediante annegamento. Essa attribuiva le voci a telefoni invisibili. Le si rimproverava di essere una donna equivoca, il suo bambino era stato trovato in una latrina, aveva rubato un paio di forbici per cavare gli occhi a un bambino. (Secondo l'anamnesi la paziente ha condotto una vita del tutto morigerata e ritirata.) La paziente adoperava di tanto in tanto espressioni particolari, e in generale si serviva di uno stile alquanto pretenzioso. Le sue lettere di allora possono darne un'idea.

5 luglio 1887

Signor direttore,

con queste righe La prego ancora una volta vivissimamente di volermi cortesemente dimettere. La mia testa è più *chiara* che mai, come Le ho già fatto osservare nella mia ultima lettera. Quello che a causa di novità in tutti i campi devo segretamente sopportare è purtroppo noto a me sola, ed è troppo macerante per la mia salute così come per il mio spirito. - Purtroppo si è arrivati al punto di torturare a morte delle povere vittime con segrete crudeltà, giacché io soffro più di quanto Lei possa immaginarsi, e in questo modo mi vedo pienamente di fronte la mia fine, cosa che mi impressiona troppo e troppo tristemente. Spero che Lei nella Sua qualità di direttore agisca come medico, e che in tal modo non ci sia più bisogno di pensarci oltre.

Rispettosi saluti ecc.

16 agosto 1887

Egregio signore,

purtroppo non posso fare in modo di renderle comprensibili le tristi circostanze che sono sopraggiunte; richiamo ancora una volta la Sua attenzione sul semplice fatto di rilasciarmi senz'altro, mentre io tutta sola soffro per le novità e se Lei fosse convinto di questo, mi avrebbe subito rilasciata, perché io soffro di questo sin dall'inizio, da quando sono qui, e la mia salute se n'è completamente andata; desidero un immediato rilascio. Va subito meglio non appena sono via da Zurigo in un'altra aria, dove le atrocità non sono rappresentate ecc.

La paziente produce vivaci idee deliranti: ha un patrimonio di milioni, di notte il letto viene imbottito di aghi. Nel 1888 il linguaggio si confonde sempre più, e le idee deliranti diventano incomprensibili, essa ha per esempio il "monopolio", fa strani gesti con le mani, un "Rubinstein di Pietroburgo" le manda denaro a carrettate. 1889. Di notte le viene strappato via il midollo spinale. Vengono "provocati dolori alla schiena con sostanze che passano attraverso i muri e sono cariche di magnetismo". Il "monopolio" stabilisce i dolori che non stanno nel corpo e non volano in giro per l'aria. Vengono fatti degli "estratti respirando della chimica" ecc. Mediante "morte per soffocamento" vengono sterminate legioni.

"Stazione per stazione deve tenere i suoi rapporti statali di condizione in modo tale che le questioni di esistenza del reparto non possano venire scelte per nascondervisi dietro, le cose possono venire scelte tutte".

1890-91. Le idee deliranti diventano sempre più assurde. Un ruolo importante, ma incomprensibile, ha la parola "monopolio di banconote". Nel 1892 la paziente diventa "regina degli orfani", "proprietaria del Burghölzli", "Napoli e io dobbiamo rifornire il mondo intero di pasta". 1894. Ad ogni visita preghiere stereotipate perché venga rilasciata, ma presentate *senza alcun affetto*. 1895. La paziente si sente paralizzata e afferma di avere la tisi. Ella è la padrona di una "fabbrica di banconote di sette piani con finestre nere come il carbone, ciò significa paralisi e morte per fame". 1896. La paziente è "Germania e Helvetia di burro esclusivamente dolce, ma adesso non ho più contenuto di burro di quanto se ne lascia dietro una mosca - hm - hm - questo è morire di fame - hm - hm". (Il suono "hm" è una caratteristica interpolazione stereotipata, che si verifica ancora adesso.) "Io sono l'arca di Noè, la barca di salvezza e il rispetto", "Maria Stuarda, imperatrice Alessandro". 1897. Racconta che il dottor D. le è uscito di recente dalla bocca, "il piccolo D...ino, il figlio dell'imperatore Barbarossa". 1899. Di notte viene tormentata da molte centinaia di migliaia di serpenti ecc.

Da questi appunti della storia clinica si può facilmente riconoscere la natura del caso. Attualmente la paziente è come sempre una diligente lavoratrice, che nel suo lavoro ogni tanto gesticola un po', mormora, e durante la visita presenta in modo stereotipato e privo di affetto le sue domande: "Non ha saputo più niente delle banconote? Io ho stabilito già da tanto il monopolio, sono tre volte padrona del mondo" ecc. Quando non parla precisamente delle sue idee deliranti, comportamento e modo di esprimersi sono del tutto normali, anche se si può riconoscere una certa affettazione, come quella, del resto, che presentano le anziane zitelle che con la massima perfezione possibile si creano un equivalente della sessualità insoddisfatta. Essa naturalmente non ha alcuna coscienza di malattia, ma trova fino a un certo punto comprensibile che non si capiscano le sue idee deliranti. Non si riscontra imbecillità. Il linguaggio è alterato solo nel raggio d'azione delle idee deliranti, per il resto la paziente parla normalmente, riferisce cose lette e definisce i concetti con chiarezza, finché questi non stimolano il complesso. Negli esperimenti e nelle analisi la paziente mostra un grande spirito di collaborazione e si sforza visibilmente di farsi comprendere il più possibile. Questo comportamento si basa particolarmente sul fatto che la visita come tale è anch'essa eccitatrice del complesso, perché la paziente fa sempre pressione per ottenere colloqui, sperando di convincerci finalmente e di arrivare così all'obiettivo dei suoi desideri. La paziente è sempre tranquilla e il suo comportamento esteriore non ha nulla d'insolito. Durante il lavoro mormora tra sé le sue "parole di potenza", cioè frasi o frammenti di frasi stereotipate di contenuto molto avventuroso, come per esempio: "Ieri sera ero seduta nel treno notturno per Nizza, dovevo andare là sotto un arco di trionfo – noi abbiamo già stabilito tutto ciò come triplice padrona del mondo – siamo anche la meraviglia del mare rosso-lilla nuovo" ecc. Frammenti simili si presentano in massa, ma sono tutti stereotipati e si possono sempre riprodurre nella stessa forma. Stereotipie motorie si osservano solo di rado. Una stereotipia è per esempio un'improvvisa estensione in fuori delle braccia, come se la paziente volesse abbracciare qualcuno.

2. *Associazioni verbali semplici*

Da due anni ho raccolto, in diverse riprese,[182] associazioni verbali semplici della paziente (corrispondenti a quelle descritte nei "Diagnostische Assoziationsstudien"). Ne presento alcuni esempi:

[182] [Questo fatto potrebbe spiegare l'irregolarità nella numerazione delle parole stimolo (*PS*) e delle reazioni corrispondenti (*R*). La presente edizione segue su questo punto l'edizione tedesca, dalla quale si discosta invece l'edizione anglosassone.]

Parola stimolo (*PS*)		Reazione (*R*)	Tempo di reazione in secondi
1. Scolaro	2 *	adesso può scrivere Socrate	12,4
2. Padre		sì, madre	7,6
3. Tavolo	1	sofà	3,8
4. Testa	1	sì, insostituibile	14,8
5. Inchiostro	1	acqua di noci	9,0
6. Ago	1	filo	11,4
7. Pane	1	burro	3,4
8. Lampada	1	elettricità, petrolio	6,4
9. Albero	1	frutta	6,0
10. Montagna	1	valli	9,4
11. Capelli	2	cappello	6,2

* Numero delle ripetizioni della *PS*, che la paziente fa precedere alla R.

Tra queste associazioni ve ne sono alcune che suonano veramente incomprensibili. *R* (reazione) 1: scolaro-Socrate, è una reazione molto strana per una sarta, appare molto ricercata e perciò lascia supporre senz'altro la costellazione del complesso: la tendenza al linguaggio e al comportamento ricercato. Lo stesso vale per *R* 8: lampada-elettricità; *R* 4: testa - sì, insostituibile, è incomprensibile, se non si sa che "insostituibile" è una delle parole *stereotipate* preferite dalla paziente. La *R* 5: inchiostro - acqua di noci, si chiarisce in base a successive domande: l'acqua delle noci è *marrone scuro*, l'inchiostro è nero. Ma in che modo la paziente arriva proprio ad "acqua di noci"? È di nuovo, come per "Socrate", una costellazione di complesso; l'acqua di noci è qualcosa che essa vorrebbe avere. Accanto a queste stranezze ci colpiscono le numerose ripetizioni della parola stimolo, i tempi di reazione insolitamente lunghi e il ripetuto iniziare la reazione con "sì". Come è noto, noi consideriamo proprio questi segni come *sintomi della costellazione complessuale, dunque dell'intervento di una rappresentazione a forte carica affettiva.* Ora bisogna rendersi conto che abbiamo a che fare con una demente precoce, la quale presenta le sue idee deliranti (che secondo la nostra concezione altro non sono se non espressioni del complesso) con *artifi-*

ciosa mancanza di affetto. Se si trattasse di un'autentica mancanza d'affetto, sarebbe a prima vista assurdo che proprio là dove si ha sempre l'impressione di un difetto emotivo compaiano i segni di un vivace tono affettivo. Noi sappiamo da numerose ricerche su individui normali e isterici che questi segni nell'esperimento significano sempre, per così dire, la comparsa di un complesso; perciò anche per il caso della dementia praecox rimaniamo di questo avviso. La conseguenza di questa ipotesi è che *la maggior parte delle reazioni sopra riportate devono essere costellate da complessi*. Che questo sia vero per *R* 1, l'abbiamo già visto. La *R* 2: padre - sì, madre, è caratterizzata dal "sì" che indica un'emozione,[183] i *genitori* hanno un certo ruolo nelle idee deliranti della paziente, come vedremo più tardi. *R* 3: tavolo-sofà, appare oggettiva e perciò ha anche un tempo di reazione più breve. *R* 4: testa - sì, insostituibile, ha invece un tempo molto lungo. La paziente ha riferito "testa" a sé, e perciò ha attribuito a questa parte del corpo il predicato "insostituibile", che solitamente riferisce alla sua persona, e precisamente di solito nella formula stereotipata: "Io sono doppio politecnico insostituibile." *R* 5: inchiostro - acqua di noci, è una costellazione complessuale indiretta molto elaborata. La paziente esige tra molte altre cose anche acqua di noci. *R* 6: ago-filo, stimola il complesso professionale, essa è sarta. *R* 7: pane-burro, è oggettiva. Anche *R* 8: lampada - elettricità, petrolio, appartiene ai suoi desiderata. *R* 9: albero-frutta, anch'essa, poiché la paziente si lamenta spesso di ricevere troppo poca frutta. Talvolta sogna anche di una ricca distribuzione di frutta. *R* 10: montagna-valli; "montagna" ha una parte importante nelle sue idee deliranti; essa la esprime stereotipatamente come segue: "Io ho raggiunto la vetta più alta, il Finsteraarhorn" ecc. *R* 11: capelli-cappello, dovrebbe anch'essa contenere un riferimento alla persona della paziente, ma questo non è direttamente dimostrabile.

Noi vediamo dunque che la grande maggioranza delle associazioni

[183] Vedi "Diagnostische Assoziationsstudien", saggio 3, p. 184, dove abbiamo costatato il "sì" in un epilettico come espressione di sentimenti.

sopra riportate sono costellate da complessi, per cui sono senz'altro comprensibili i segni esteriori del tono affettivo. Non è però comprensibile a prima vista il *numero enormemente grande delle costellazioni complessuali*. Negli individui normali e negli isterici, un simile carattere di massa si osserva solo quando il complesso ha una *carica affettiva straordinariamente forte*, vale a dire quando è presente un *affetto molto recente*. Ma nel caso della nostra paziente non si tratta di questo: essa *è del tutto tranquilla, mostra solo le conseguenze dell'affetto nelle associazioni, l'unilaterale evidenziazione del complesso senza il tumulto affettivo* ad esso legato. Da ciò nasce l'impressione clinica della "mancanza di affetto". Abbiamo ancora gli involucri dell'affetto, il contenuto tuttavia non c'è più. Ma il fatto è forse che la paziente ha *spostato* l'affetto, che questi involucri sono solo i mezzi di espressione utilizzati per un complesso rimosso, che ha un contenuto ragionevole e comprensibile, ma che non è più riproducibile e ha sotterrato con sé l'affetto. Anticipiamo già qui questa possibilità, di cui parleremo più avanti.

12. Legno	1	imbottitura	10,2
13. Sogno	1	realtà	3,8
14. Quaderno	1	cartella	14,4
15. Carta	1	carta bollata	5,0
16. Libro	1	libri	6,8
17. Matita	1	penne	7,6
18. Cantare	1	cantante	5,0
19. Anello	1	legame, alleanza o fidanzamento	16,4
20. Dente	1	dentiera, denti	14,8

R 12: legno-imbottitura, si riferisce alla lamentela che nella clinica esistono solo dure panche di legno, mentre per il suo arredamento essa desidera mobili imbottiti. ("Io stabilisco i mobili imbottiti"). *R* 13: sogno-realtà: la maggior parte delle sue idee deliranti sono tratte dai *sogni*; ma di fronte alle obiezioni essa sottolinea sempre energicamente la realtà di tutti gli oggetti dei suoi desideri. *R* 15: carta - carta bollata, è connessa con l'idea delirante che esista una documentazione ufficiale delle sue grandiose attività. *R* 16: librolibri, rientra nella sua stereotipia: "Io ho visto il libro terribilmente alto sopra gli impianti del municipio" ecc. Anche questa stereotipia si riferisce alla sua insolita attività, come vedremo più avanti. Le molteplici reazioni in *R* 19: anello-legame, alleanza o fidanzamento, rivelano un tono affettivo particolarmente forte. Il complesso erotico è qui evidente. *R* 20: dente - dentiera, denti, rientra nei suoi desideri. Essa vorrebbe far rinnovare la sua dentiera difettosa.

21. Finestra	1	porta, vetro a molla o ventilazione	10,6
22. Rana	1	preferirei la paralisi	18,2
23. Fiore	1	camelia	24,8
24. Ciliegia	1	pera	9,8
25. Clinica	1	causa	12,8
26. Custode	1	chiuso dentro	8,0
27. Pianoforte	1	piano	4,8
28. Stufa	1	tirare interessi	8,4

PS 21: finestra, ha nelle idee deliranti della paziente un molteplice significato, uno dei principali è quello a cui essa accenna con "ventilazione": infatti essa è tormentata da odori fecali, che spera di eliminare con una migliore ventilazione. La strana reazione a *PS* 22: rana, viene spiegata dalla paziente nel seguente modo: "Si è così quando si sta a guardare come salta una rana. Io ho sempre una paralisi così nelle gambe." "Io ho una paralisi" o "questa è paralisi", sono stereotipie, che dovrebbero indicare una sensazione di tipo paretico nelle gambe. Si vede come la paziente tragga da molto lontano elementi che assimila al suo complesso. Alla *PS* 23: fiore, la reazione "camelia" suona ancora molto ricercata; la camelia però appartiene anche agli ornamenti che essa sogna. La *PS* 24: ciliegia, appartiene al complesso della frutta. La strana *R* 25: clinica-causa, viene spiegata dalla paziente: "I privati causano queste cliniche. Io ho stabilito e non causato queste cliniche come padrona del mondo, anche se al mio ingresso uno ha gridato così." Quando la paziente entrò qui, le voci gridarono che era colpa sua se esisteva questa clinica, ella lo negava, ma da quando è entrata ha l'idea delirante che la clinica appartenga a lei, dato che quale "padrona del mondo" essa in generale "stabilisce" come sua proprietà tutti gli edifici di grandi dimensioni. La *R* 26: custode - chiuso dentro, è, come indica la reazione, una perseverazione del complesso precedente. La *R* 28: stufa - tirare interessi, è spiegata dalla paziente: "Noi siamo le stufe per la città, io sono la distributrice degli interessi." Quest'ultima frase è stereotipata, che cosa voglia significare lo vedremo più avanti. Reazioni come clinica-causa e stufa - tirare interessi sono assolutamente tipiche per la dementia praecox e non si trovano in nessun'altra anormalità psichica.

29. Passeggiare	1	è per me una straordinaria gioia quando posso uscire	[manca]

La paziente può uscire una volta alla settimana.

39. Cuocere	1	arrostire	6,8
40. Acqua	1	limonata	5,0
41. Ballare	1	Prim, sono il signor Prim	10,0

Qui viene di nuovo liberata un'idea delirante. La paziente spiega: "Il signor Prim è il primo maestro di ballo di Zurigo." Nome e personalità mi sono sconosciuti; dovrebbe trattarsi di una figura allucinata.

42. Gatto	1	calunnia	21,8

La paziente spiega così questa laboriosa costellazione complessuale: "Io sono stata una volta calunniata da qualcuno perché portavo sempre dei gatti in braccio." Rimane poco chiaro se la calunnia venisse da voci o da persone. Il portare in giro dei gatti è non di rado un atto sintomatico in complessi erotici (bambino).

43. Cuore	1	ragione	11,2
44. Nuotare	1	una volta stavo quasi per affogare, affogare	[manca]

Un ricordo complessuale dell'inizio della malattia, allorché frequenti erano i pensieri di suicidio.

45. Imperatore	[manca]	imperatrice	3,0
46. Luna	[manca]	sole	2,8

"Io sono l'imperatrice Alessandro" è una delle sue stereotipie.

47. Picchiare	1	è sempre una prova di crudeltà	15,8

Si riferisce a occasionali aggressioni da parte di altre pazienti.

48. Stella	1	si può dire: sole, luna e tutte le stelle fisse?	[manca]

Il complesso qui costellato è un'idea delirante che viene espressa in modo stereotipato: "Io sono Forel e la stella di Forel."

49. Accarezzare	1	una parola che non si può scrivere così bene: vezzeggiare	[manca]

Qui di nuovo è costellato il complesso erotico, come probabilmente anche nell'associazione precedente. Entrambe le reazioni arrivano esitando, con parole introduttive che esprimono un sentimento di insicurezza, dunque un "sentiment d'incomplétude", che probabilmente deriva dal fatto che viene eccitato insieme un forte complesso inconscio, per cui la rappresentazione cosciente perde di evidenza e completezza.

50. Magnifico	1	fastidio	6,6

Di nuovo una costellazione complessuale presa da lontano. La paziente spiega: "Lo si dice delle cose spiacevoli: questo è magnifico!" La paziente trova fastidioso che le si tolga ancora "con magnificenza" l'enorme patrimonio che essa ha da molto tempo "stabilito".

51. Bambino	1	genitori	6,2
52. Dolce	1	io devo sperimentare l'amaro della vita	11,0
53. Cavalcare	1	ora devo limitarmi a guidare	8,8

Qui la paziente reagisce di nuovo in modo molto egocentrico, vale a dire che i suoi complessi utilizzano ogni occasione possibile per affiorare. *R* 53: cavalcare, viene riferita a un'idea delirante espressa in modo stereotipato: "Io avrei dovuto smettere di cavalcare già dal 1886." L'idea rientra nel delirio di grandezza.

54. Gentile	1	sì, gentile, amabile	12,8

Si riferisce a un'idea di grandezza espressa in modo stereotipato: "Io sono regalmente amabile, così amabile e così pura."

55. Corona	2	villa	17,4

La paziente spiega: "La villa S. a T. è la mia corona. Io la stabilisco come mia proprietà." La villa S. è una delle più belle ville dei dintorni di Zurigo.

56. Ruvido	1	è perlopiù crudele	5,6

Un'assimilazione al complesso della crudeltà (*R* 47).

57. Malato	2	malato è povertà	[manca]

La paziente spiega: "La povertà aumenta per le malattie."

58. Vittima	2	crudeltà	7,8

Come spiega la paziente, essa è vittima di "inaudite crudeltà".

59. Nozze	2	affare di stato	7,8

Le nozze sono un affare di stato in quanto si tratta delle sue nozze, perché essa è padrona del mondo.

60. Nonna	1	è felicità	6,6

La paziente spiega: "Dove c'è ancora una nonna nella famiglia, c'è felicità."

61. Litigare	2	sempre una dimostrazione di pericolo	10,4
62. Blu	1	celeste	3,4
63. Sofà	1	cuscino	7,2
64. Mille	1	150000	7,0

Quest'ultima reazione corrisponde all'entità del "pagamento" che la paziente attende di giorno in giorno.

65. Amare	1	grande abuso	11,4

La paziente spiega: "Gli uomini amano solo sé stessi." Con il che essa intende dire che nessuno si preoccupa delle sue richieste e perciò deve continuare ad aspettare il pagamento.

55. Selvaggio	1	indiano	8,2
56. Lacrime	1	lutto	4,4
57. Guerra	1	non ne ho ancora causata nessuna, sempre miseria	6,8
58. Fedeltà	1	perpetua	9,0
59. Meraviglia	1	culmine	10,0

La paziente spiega: "Gli altri non riescono a capacitarsi che io abbia creato il massimo culmine."

60. Sangue	1	nobile	9,0
61. Corona	1	è festiva	7,0

La prima associazione è una chiara costellazione complessuale, la seconda è un frammento delle sue fantasie di grandi feste.

62. Separarsi	[manca]	perlopiù causa lacrime	7,2
63. Diritto	1	legalità	5,8
64. Violenza	1	perlopiù è crudeltà, atto di violenza	13,0
65. Vendetta	1	spesso è del tutto naturale in caso di crudeltà	14,2
66. Piccolo	1	spesso è una perdita	10,0

La paziente spiega: "Quando uno è stato così grande ed è diventato così piccolo, allora è una perdita." Si riferisce alle sue idee di grandezza.

67. Pregare	1	è un piedistallo fondamentale	11,4

La paziente spiega: "Senza religione nessuno può fare nulla di grande." "Piedistallo fondamentale" è uno dei suoi neologismi preferiti.

68. Ingiusto	1	è sempre crudele	8,2
69. Mondo	[manca]	padrona del mondo	4,2
70. Straniero	1	sconosciuto	3,4
71. Frutta	1	benedizione	15,0
72. Sbagliato	1	cattivo	6,6
73. Elmo	3	eroe, atto eroico	11,4

La paziente paragona sé stessa e le sue imprese a quanto di più grande la storia del mondo conosce. Essa utilizza perciò "elmo" per esprimere il complesso.

74. Vestirsi	1	gusto	3,4

La pazicntc è sarta e vanta sempre il suo eccellente gusto.

75. Piano	1	tatto	6,0

La paziente spiega: "Quando si passa per una camera da letto bisogna far piano per non svegliare gli altri."
Si tratta dunque di un'evidente costellazione della vita della clinica. Implicitamente si accenna con questo al fatto che essa possiede il giusto tatto.

76. Miseria	1	grucce	7,8

È un'associazione mediata attraverso "paralitico". La paziente si sente "paralizzata".

77. Fieno	1	raccolto	4,8
78. Pulito	1	buone condizioni	24,4

La paziente spiega: "La pulizia procura buone condizioni." Una espressione generale di implicita autostima.

79. Lampone	1	confettura, sciroppo	3,8

Rientra tra i suoi desiderata.

80. Capo	1	saggezza	22,0

Si riferisce al complesso della sua straordinaria intelligenza.

Non voglio moltiplicare gli esempi. Quanto ho detto comprende tutto l'essenziale. Soprattutto ci colpisce il grandissimo numero di chiarissime costellazioni complessuali. Salvo poche eccezioni, tutte le associazioni sono espressioni complessuali appena mascherate. Poiché i complessi stanno dappertutto evidentemente in primo piano, abbiamo anche dappertutto i corrispondenti disturbi dell'esperimento. I tempi di reazione sempre straordinariamente lunghi si potrebbero spiegare in parte con la continua irruzione dei complessi, cosa che negli individui normali e negli isterici avviene più di rado. Da ciò si può trarre direttamente la conclusione che l'attività psichica della paziente è assorbita completamente dal complesso; essa è soggiogata dal complesso, non dice, fa e sogna nient'altro che quello che il suo complesso le suggerisce. Sembra essere presente una certa debolezza intellettuale, che si esprime in una sorta di *tendenza alla definizione*, che però, a differenza di quella degli imbecilli, non aspira a una validità generale,[184] ma definisce o denomina il contenuto delle parole stimolo nel senso del complesso. Caratteristica è qui l'enorme *artificiosità* e *affettazione* dell'espressione, che spesso arriva fino all'incomprensibilità. Le goffe e perciò strane definizioni degli imbecilli si trovano nei punti intellettualmente piuttosto difficili, dove ce le possiamo aspettare; qui invece le definizioni contorte compaiono in punti inaspettati, che casualmente hanno eccitato il complesso. Di regola negli individui normali e negli isterici vediamo le reazioni vistose e verbalmente disturbate sempre nei punti critici, specialmente parole strane o parole di altre lingue. A

[184] Vedi "Diagnostische Assoziationsstudien", saggio 2.

questo corrispondono qui i neologismi, che non rappresentano altro che espressioni particolarmente forti e pregnanti dei pensieri complessuali. Perciò comprendiamo anche che la paziente definisca i suoi neologismi come "parole di potenza". Dove essi compaiono lasciano sempre intravedere un intero sistema che sta dietro di loro, analogamente a quanto accade per i termini tecnici nel linguaggio normale.

Noi vediamo che il complesso viene stimolato anche dalle parole più lontane ed estranee; esso per così dire *assimila* tutto.

Negli individui normali e negli isterici troviamo un comportamento approssimativamente simile nel caso di complessi a forte tonalità, dove l'affetto è ancora recente. La paziente reagisce dunque all'esperimento come una persona con un affetto recente. Se in realtà, naturalmente, questo non è vero, gli effetti sulle associazioni sono tuttavia tali quali possono presentarsi solo nel caso di affetti recenti: *la grande maggioranza delle reazioni sono evidentissimamente costellate da complessi soggettivi.* Questo fatto noi lo spieghiamo mediante l'ipotesi esposta nei capitoli precedenti, che cioè la dementia praecox ha un contenuto di abnorme carica affettiva, che si stabilizza con l'inizio della malattia. Se questa ipotesi è corretta e se vale per tutte le forme della dementia praecox, allora possiamo attenderci come *caratteristica delle associazioni dei dementi precoci una presenza abnormemente forte di complessi. Per quanto la mia esperienza può mostrarmi, le cose stanno in effetti sempre così.* Anche su questo punto la *rassomiglianza con l'isterismo* è molto grande. I complessi che l'esperimento ha messo in luce sono essenzialmente i seguenti.

Il *complesso della grandezza personale* costella la maggior parte delle associazioni; esso si esprime prima di tutto nell'affettazione, che non serve ad altro che a mettere in risalto la dignità della personalità. Fin qui essa è un mezzo normale e noto a tutti di valorizzare sé stessi. Qui essa raggiunge, in accordo con l'aumento patologico della propria autostima, un'intensità esagerata. Poiché l'affetto portante che ne sta alla base non si esaurisce mai, apparentemente essa persiste per decenni e diventa un manierismo, che contrasta violentemente con la situazione reale. Lo stesso si vede, del resto, anche negli individui normali che sono sproporzionatamente vanitosi e che conservano i loro modi alteri anche quando la loro situazione reale non corrisponde affatto ad essi. In corrispondenza all'esagerata affettazione troviamo esagerate *idee di grandezza*, che hanno qualcosa di grottesco, parte a causa del loro contrasto con la realtà e parte a causa della loro espressione verbale affettata e difficilmente comprensibile. Il principio di questo fenomeno lo troviamo anche in quei soggetti normali, in cui l'autostima contrasta con l'intelligenza e con la situazione esterna. Nella paziente si tratta in primo luogo solo di un'esagerazione, che fa pensare a un affetto d'intensità corrispondente. Ma ciò che oltrepassa il meccanismo normale è l'inintelligibilità e l'inadeguatezza del modo di esprimersi, che indicano *come siano compromessi i concetti di base*. Il complesso di grandezza personale trova la sua espressione anche nella formulazione di *richieste e desideri sproporzionati*.

Con il complesso di grandezza contrasta il *complesso di nocumento*, che compare anch'esso con grande evidenza. In questa malattia esso rappresenta solitamente la compensazione della grandezza. Anche qui l'espressione è esagerata, e spesso difficilmente comprensibile, e perciò grottesca.

Di un *complesso erotico* abbiamo degli indizi, che però vengono grandemente messi in ombra dagli altri due complessi; tuttavia, il complesso erotico può essere l'essenziale; e anzi nelle donne ci dobbiamo attendere che sia così. Forse esso resta, significativamente, in secondo piano, mentre gli altri complessi non sono altro che suoi spostamenti. Su questo ritorneremo più avanti.

Una persona di grande sensibilità e accentuata autostima riceverà continui colpi nel mondo; in ciò trovano facilmente fondamento i complessi di grandezza e di nocumento. Non si può dunque dire che il fattore specifico risieda in questi meccanismi. Dobbiamo piuttosto cercarlo nei sintomi che si allontanano di più dalla normalità, dunque nell'*incomprensibile*. In questo rientrano soprattutto i *neo-*

logismi. Io ho perciò sottoposto le neoformazioni verbali della paziente a uno studio particolare, sperando di arrivare così sulle tracce di ciò che è veramente essenziale.

3. *Associazioni continue*

In un primo momento ho cercato di farmi spiegare direttamente dalla paziente che cosa intendesse dire con i suoi neologismi. Ma il tentativo fallì completamente, dato che essa presentò subito una serie di altri neologismi, che ricordavano l'insalata di parole. Essa parlava in tono di ovvietà, come se avesse chiaro il significato delle sue parole, e ciò che diceva, lo riteneva una spiegazione. Compresi che l'interrogatorio diretto non portava a nulla, proprio come nell'isterismo, quando si chiede direttamente una spiegazione sull'insorgenza dei sintomi. Perciò impiegai il mezzo che si usa vantaggiosamente anche per l'isterismo: mi feci dire tutti i pensieri spontanei che si presentavano in associazione ad una parola stimolo; in questo modo si potevano completamente esaurire tutte le associazioni al contenuto di un concetto, e si poteva venire a conoscere i diversi collegamenti. Come parole stimolo presi i neologismi, che nella paziente ammontavano a parecchie dozzine. Dato che la paziente nell'ambito delle sue idee deliranti parla molto lentamente ed è continuamente disturbata da "furti del pensiero" (inibizioni causate dal complesso), la trascrizione parola per parola fu facile. Riproduco gli esperimenti alla lettera, ma tralasciando le ripetizioni.

a. L'appagamento dei desideri

1. *Socrate:* allievo - libri - saggezza - modestia - non ci sono parole per esprimere questa saggezza - è il più alto piedistallo fondamentale - le sue dottrine - dovette morire a causa di uomini cattivi - accusato falsamente - la più sublime sublimità - contento di sé stesso - ciò è tutto Socrate - il fine mondo dei sapienti - *non tagliate nessun filo - io ero la migliore sarta, non avevo mai un pezzetto di stoffa per terra* - fine mondo degli artisti - fine professorato - è un doblone - venticinque franchi - questo è il massimo -

carcere - calunniato da uomini cattivi - irragionevolezza - crudeltà - dissolutezza - brutalità.

Le associazioni non fluivano con facilità, ma erano continuamente inceppate dal "furto del pensiero", che la paziente descrive come una potenza invisibile, che le porta via proprio quello che essa vuole dire. Il furto del pensiero appare particolarmente quando essa vuole spiegare qualcosa di decisivo. Il fattore decisivo è il complesso. Così nell'analisi riportata sopra vediamo comparire l'essenziale dopo che è stato preceduto da un gran numero di oscure analogie.[185] Lo scopo dell'esperimento è, come la paziente sa, la spiegazione del neologismo; se dunque essa impiega molto tempo per poter riprodurre l'importante ("non tagliate nessun filo" ecc.), allora il suo patrimonio di rappresentazioni deve soffrire di un particolare disturbo, che si può definire nel migliore dei modi come una *scarsa capacità di distinguere tra materiale importante e materiale non importante*. La spiegazione della sua stereotipia: "Io sono Socrate" o "io sono socratica" sta nel fatto che essa era la "migliore sarta", che non aveva mai "tagliato un filo" e non aveva mai "un pezzetto di stoffa per terra". Essa è una "artista", un "professore" della sua disciplina. Essa viene martoriata, non viene riconosciuta come padrona del mondo ecc., la si considera malata, il che è una "calunnia". Essa è "saggia" e "modesta", essa ha compiuto il "massimo"; tutte queste sono analogie con la vita e la morte di Socrate. Essa dunque intende dire: "Io sono e soffro come Socrate." Con una certa licenza poetica, che è propria anche dei momenti di forte affetto, essa dice direttamente: "Io sono Socrate." Il fattore propriamente morboso in questo è però che essa s'identifica talmente con Socrate, da non riuscire più a distaccarsene, prende l'identificazione per così dire come moneta corrente, e dunque presuppone che la metonimia sia così reale da aspettarsi che tutti la comprendano.

Qui incontriamo chiaramente la scarsa capacità di distinzione tra

[185] Esemplare è l'analisi di Freud nella *Psicopatologia della vita quotidiana* (1901): "Exoriar(e) aliquis..." ecc. (pp. 64 sgg.).

due rappresentazioni: ogni soggetto normale può ancora distinguere tra una parte recitata o una denominazione metaforica e la sua persona reale, anche se una vivace fantasia, cioè una forte tonalità affettiva, può fissare per un certo tempo una tale immagine sognata o desiderata. Alla fine, però, con una caduta della tonalità affettiva, arriva la correzione, e con essa nuovamente l'adattamento alla realtà. Ma l'inconscio rende le cose un po' differenti: noi abbiamo visto per esempio come il sogno trasformi l'espressione metaforica in una realtà, che viene presa per tale dalla persona del sognatore; o come per esempio un complesso inconscio condensi subito una lontana analogia con il soggetto, ottenendo così l'intensità necessaria a disturbare il processo cosciente ("Un pino sta solitario" ecc. Se in quel momento il complesso inconscio, in un breve stato crepuscolare, avesse raggiunto la innervazione fonatoria, il sognatore avrebbe detto: "Io sono il pino.") Come è stato spiegato nei capitoli precedenti, *il presupposto necessario di queste condensazioni è la mancanza di chiarezza delle rappresentazioni*, normalmente presente nell'inconscio. In base allo stesso principio spieghiamo anche le condensazioni del nostro caso; non appena la paziente pensa nell'ambito del complesso, non pensa più con la normale energia e chiarezza, ma in modo indistinto, onirico, così come di norma pensiamo nei sogni o nell'inconscio. Non appena nella paziente l'associazione entra nel campo del complesso, la superiorità gerarchica della rappresentazione direttrice cessa, e il corso del pensiero si muove secondo analogie oniriche che, con la naturalezza del sogno, vengono considerate equivalenti alla realtà. Il complesso lavora qui automaticamente secondo la legge per esso corrente dell'analogia; esso è completamente liberato dal potere del complesso dell'Io, il quale perciò non può più intervenire in senso direttivo nelle associazioni complessuali, anzi è sottoposto al complesso e continuamente disturbato da riproduzioni incomplete (furto del pensiero) e da associazioni ossessive (intuizioni patologiche). Lo stesso processo di obnubilamento che si compie sulle rappresentazioni si compie anche nella lingua complessuale: la lingua diventa a poco a poco priva di chiarezza, espressioni simili si sostituiscono a vicenda, ci sono spostamenti per assonanza e associazioni indirette (verbali). Così per esempio la paziente non si preoccupa se dice "artista" o "fine mondo degli artisti", "professorato" invece di "professore", "fine mondo dei sapienti" piuttosto che "sapiente sarta". Questi concetti si sostituiscono a vicenda con la stessa facilità con cui si sostituiscono la personalità della paziente e Socrate. L'accento però, cosa caratteristica, non cade su ciò che è semplice, ma sull'insolito, perché questo corrisponde alla tendenza della paziente alla massima distinzione.

2. *Doppio politecnico* (stereotipia: "io sono doppio politecnico insostituibile"): questo è il massimo, il massimo dei massimi - *il massimo della sartoria* - la massima azione - la massima intelligenza - *il massimo dell'azione nell'arte culinaria* - la massima azione in tutti i campi - *il doppio politecnico è insostituibile* - l'universale con 20000 franchi - *nessun filo tagliato* - fine mondo degli artisti - non mettere alcun filo di guarnizione dove non si vede niente - *torta di susine su fondo di semolino di mais* - è di tanto grande importanza - il più fine professorato - è un doblone - venticinque franchi - *l'abbigliamento da Museo delle lumache è il massimo* - salotto e camera da letto - *dovrei abitare* là come doppio politecnico.

Il contenuto di "doppio politecnico" è molto simile a quello di "Socrate", solo che qui le "arti" vengono ancor più messe in rilievo, accanto alla "sartoria" compare l'arte culinaria con la sua specialità, la "torta di susine su un fondo di semolino di mais". L'arte della sartoria appare di nuovo negli stessi rapporti associativi stereotipati di prima. È senz'altro chiaro che "politecnico" non è che un'altra metonimia per esprimere il culmine dell'arte e della saggezza. Un'altra determinazione sta in "dovrei abitare là", cioè nel politecnico, come la paziente mi disse in seguito. Per la sua coscienza, come per il sogno, non c'è alcuna contraddizione nel fatto che essa, come "doppio politecnico", abiti nel politecnico. È anche del tutto impossibile farle afferrare quest'assurdità, essa semplicemente risponde con una delle stereotipie dette sopra. Il politecnico è un edificio imponente; perciò "le appartiene". Un epiteto oscuro è "doppio", che forse riecheggia in "doblone". Con questo si potrebbe intendere la ricompensa da attendersi per questa "massima" attività. "Doppio" può essere inteso come accentuazione, ma forse ha ancora un altro significato, di cui parleremo più tardi. Se il "doppio politecnico" è il "massimo", allora l'epiteto "insostituibile" non è difficile da capire.

3. *Professorato* (stereotipia: "io sono il più fine professorato"): questa è di nuovo la massima azione - doppio - venticinque franchi - io sono doppio politecnico insostituibile - il professorato comprende in sé il fine mondo dei sapienti - il più fine mondo degli artisti - io sono anche questi titoli - *l'abbigliamento da Museo delle lumache sono io, questo viene da me - non tagliare nessun filo, scegliere i migliori modelli,* che fanno bellissima figura - il più fine mondo dei sapienti comprende questo in sé - *scegliere i migliori modelli, che fanno bellissima figura* e *consumano poca stoffa* - questo l'ho creato io - questo mi riguarda - *il più fine mondo degli artisti è mettere la guarnizione là dove si vede* - torta di susine su fondo di semolino di mais - *il più fine professorato è doppio - 25 franchi - più in là non si può andare, nessuno può fare oltre 25 franchi - l'abbigliamento da Museo delle lumache è il sommo abbigliamento* - gli altri vogliono sempre mettere insieme il mondo dei sapienti con l'astronomia e ogni altra cosa possibile.

Il contenuto del concetto: "professorato" concorda con i due concetti analizzati sopra. "Professorato" è semplicemente un'altra designazione simbolica dell'idea di grandezza secondo cui la paziente è la migliore sarta. Il "doblone" è qui sostituito, tramite la somiglianza fonetica, da "doppio"; le due cose sono evidentemente equivalenti per la paziente. Un doblone corrisponde al valore di 25 franchi e qui diviene anche chiaro che con ciò s'intende la massima paga giornaliera che si può guadagnare con il suo lavoro. L'espressione "abbigliamento da Museo delle lumache" è una designazione simbolica del prodotto della sua arte, che essa etichetta come "massimo abbigliamento"; l'espressione si spiega nel modo seguente: il *Museo* è il luogo in cui si danno appuntamento gli ambienti colti di Zurigo, la *Casa alla Lumaca*[186] sta accanto al Museo ed è un circolo

[186] [Sede di un'associazione composta di famiglie benestanti fornite di stemma.]

elegante. Queste due idee si fondono e ne risulta il bizzarro concetto di "abbigliamento da Museo delle lumache", che, come dice la paziente, rappresenta appunto il "massimo abbigliamento". Interessante è il suo uso linguistico: la paziente non dice: "io faccio", ma "io sono l'abbigliamento da Museo delle lumache", "esso deriva da me". Essa dunque "si condensa" anche con questo oggetto, perlomeno nella misura in cui tratta come equivalenti "io sono" e "deriva da me". Il suo "io sono" sembra solo un rafforzamento di "io ho" e "io faccio".

I tre concetti analizzati finora sono termini tecnici, che sinteticamente definiscono in modo pregnante (secondo la paziente) un gran numero di idee e di riferimenti. Quando essa mormora tra sé, non fa che ripetere termini tecnici, e fa dei cenni affermativi col capo, ma è assente il materiale esplicativo. Da dove provengano i termini, non si sa; alcuni vengono, secondo quanto afferma la paziente, dal sogno. Probabilmente le espressioni dovrebbero essersi formate casualmente, e avere colpito la paziente per la loro stranezza, così come i filosofi che pensano in concetti poco chiari giocano volentieri con parole oscure.

4. *Culmine*: la più sublime sublimità - sono contenta di me stessa - Club a Platte[187] - fine mondo dei sapienti - mondo degli artisti - abbigliamento da Museo delle lumache - il mio lato destro - Nathan il saggio sono io - padre, madre, fratelli, sorelle, non ho nessuno a questo mondo - un orfano - sono Socrate - Lorelei - la Campana di Schiller e il monopolio - Signore Iddio, Maria madre di Dio - chiave principale, la chiave del cielo - io legittimo sempre il nostro libro di canti col taglio dorato e la Bibbia - sono proprietaria di zone meridionali, regalmente amabile, così amabile e così pura - nella mia unica personalità sono von Stuart, von Muralt, von Planta - von Kugler - il più alto giudizio appartiene a me - nessun altro si deve qui vestire - io legittimo una seconda fabbrica di banconote di sei piani per la rappresentanza di Socrate - il manicomio dovrebbe conservare la rappresentanza di Socrate, non più la rappresentanza di prima, che hanno avuto i genitori, ma Socrate - questo può spiegarglielo un medico - io sono Germania e Helvetia di burro dolce - questo è un simbolo

[187] [Zona residenziale a Zurigo, a mezza costa tra lago e collina.]

della vita - il più alto culmine ho creato - io ho visto il libro terribilmente alto sopra gli impianti del municipio cosparsi di zucchero - su nel cielo è creato il più alto culmine - più in alto della più alta altezza - non si può trovare nessuno che porti un titolo più potente.

Con il concetto di "culmine" incontriamo una enorme quantità di idee assurde, che in parte hanno un suono straordinariamente buffo. Sostanzialmente vediamo da questo materiale che la paziente col termine "culmine" designa semplicemente la somma di tutti i suoi "titoli" e di tutte le sue imprese. Probabilmente i sottotitoli (la *Campana* di Schiller, la *Lorelei* ecc.) esprimono speciali analogie, che devono venire ricercate nelle singole parole.

5. *Lorelei*: è padrona del mondo - esprime il più profondo lutto, perché il mondo è così degenerato - un titolo, che per gli altri è la massima felicità - solitamente sono straordinariamente tormentate queste personalità, che hanno la disgrazia, vorrei quasi dire, di essere proprietari del mondo - Lorelei è anche la più alta immagine di vita - nessun più alto ricordo il mondo può presentare - nessun più alto onore - è come un monumento - per esempio, la canzone dice: *io non so che cosa significhi - succede così spesso che il titolo di proprietario del mondo non venga affatto compreso - che la gente dica di non sapere che cosa significhi*, questa è una grande disgrazia - ma io ho stabilito la più grande isola d'argento - questa è una canzone molto vecchia e così vecchia che il titolo non è stato neanche conosciuto - questa è afflizione.

Quando la paziente dice: "io sono la Lorelei", questa, come risulta dall'analisi di cui sopra, è una condensazione che passa attraverso una grossolana analogia: la gente non sa che cosa significhi "proprietaria del mondo", questo è triste, la canzone dice "non so" ecc. perciò la paziente è la Lorelei. Come si vede, le cose vanno esattamente secondo la modalità dell'esempio del pino.

6. *Corona* (stereotipia: "io sono la corona"): il massimo bene della vita che si possa conseguire - quelli che fanno il massimo arrivano alla corona - massima felicità della vita e bene terreno - massima ricchezza della terra - tutto è acquisito - esistono anche persone pigre, che rimangono sempre povere - massima immagine celeste - massima divinità - Maria madre di Dio - chiave principale e una chiave del cielo, con cui si troncano le rela-

zioni - ho visto io stessa come un chiavistello è stato urtato - la chiave è necessaria per la incrollabile giustizia - titoli - imperatrice, padrona del mondo - massima nobiltà meritata.

"Corona" è di nuovo un'analogia con culmine, ma esprime la sfumatura del guadagno e della ricompensa. La ricompensa non si riceve solo su questa terra, sotto forma di donazione dei massimi beni della fortuna (ricchezza, incoronazione a imperatrice, nobiltà meritata), ma arriva fino al cielo della religione, che permette l'ingresso alla paziente che dispone della chiave, e dove essa diventa persino regina del cielo. Questa evoluzione le sembra, in considerazione dei suoi meriti, esempio di "incrollabile giustizia". Un sogno ingenuo, che ricorda un po' *Hanneles Himmelfahrt*!

7. *Chiave principale* (stereotipia: "io sono la chiave principale"): la chiave principale è la chiave di casa - io non sono la chiave di casa, ma la casa - la casa appartiene a me - sì, *io sono la chiave principale* - *io stabilisco la chiave principale come mia proprietà* - è dunque una chiave di casa da mettere insieme - una chiave che apre di nuovo tutte le porte - *dunque chiude in sé anche la casa* - è una *chiave di volta* - monopolio - Campana di Schiller.

La paziente vuole intendere il passe-partout che i medici portano. Con la stereotipia "io sono la chiave principale", essa esprime il complesso del suo internamento. Vediamo qui particolarmente bene come siano prive di chiarezza le sue rappresentazioni e perciò anche le sue espressioni: ora essa è la chiave principale, ora soltanto la stabilisce e, allo stesso modo, ora è la casa, ora essa le appartiene. Questa chiave, che apre tutte le porte e che la libera, dà anche occasione ad analogie con la chiave del cielo, che le apre l'ingresso alla beatitudine.

8. *Proprietaria del mondo* (stereotipia: "io sono tre volte proprietaria del mondo"): Grand Hôtel - alberghi - omnibus - rappresentazione teatrale - commedia - installazioni - equipaggio - carrozza - tram - traffico stradale - case - stazione ferroviaria - nave a vapore - ferrovia - posta - telegrafo - festa nazionale - musiche - negozi - biblioteca - stato - lettere - monogrammi - cartoline postali - gondole - delegati - grandi occasioni - pa-

gamenti - dominio - carrozza - negro a cassetta - bandiere - cavalli da tiro - break - padiglione - scuola - fabbrica di banconote - la più potente isola d'argento del mondo - oro - pietre preziose - perle - anelli - diamanti - banca - cortile centrale - istituto di credito - villa - servi e cameriere - tappeti - tende - specchi ecc.

Le immagini che si presentano davanti alla paziente, suscitate dalle parole "proprietaria del mondo" comprendono i requisiti di un'esistenza principesca, si tratta in parte di situazioni accuratamente e garbatamente descritte ("negro a cassetta"). Questi accenni ci permettono di gettare uno sguardo sull'incessante attività che il complesso svolge nell'intimo dei malati di dementia praecox, e che si manifesta all'esterno solo in pochi frammenti incomprensibili. L'attività psichica non si eleva più a "fonction du réel", ma si svolge verso l'interno, verso un interminabile lavorio del pensiero, che si esaurisce nella costruzione dei complessi.

9. *Tirare interessi* (stereotipia: "bisognerà pure tener conto dei miei interessi"): cacao, cioccolato, pasta, maccheroni, caffè, petrolio, tè nero, tè verde, canditi, zucchero bianco, acqua di noci, vino rosso, torta di miele, torta di vino - stoffe, velluto, merinos, doppio merinos, merinos sassone, alpaca, croisé, Barchent, percalle bianco, stoffa per camicie, lino, lana, scarpe, stivali, calze, busto, sottovesti, gonne, ombrelli, cappelli, giacca, mantelli, guanti - sono interessi che mi appartengono in realtà.

Quanto detto sopra non è che un campionario del contenuto degli "interessi". Si tratta dei desideri concreti della vita quotidiana, che non hanno nulla a che fare con il complesso della padrona del mondo. Anch'essi sono pensati fin nei più piccoli particolari, e danno l'impressione d'una composizione accurata.

10. *Affermare*: convalidare, comprovare, propugnare - perlopiù del tutto definitivo - fare una perizia - tener conto - quello che si afferma - prendere in base a qualcosa - i paganesimi blaterano tanto, ogni giorno si lasciano raccontare le stesse cose e non fanno niente nella faccenda - io affermo che sono paralizzata - già nove anni fa avrei avuto bisogno di 80000 franchi - pagamento tramite il signor direttore Forel - sono crudeli con me - il manicomio l'ho già affermato in sestupla forma come padrona del mondo.

Il contenuto di "affermare" è quello a cui abbiamo accennato sopra. Il più chiaro è il significato di una frase: "Io affermo che sono paralizzata." Qui, affermare ha il suo significato proprio e originario. Perlopiù la paziente usa "affermare" in un senso traslato, per esempio "io affermo il manicomio", cioè io lo affermo come proprietà, oppure "io affermo un pagamento", vuole dire io affermo che devo reclamare un pagamento. Come ho già mostrato per "chiave principale", la paziente presenta un'abnorme mobilità dell'espressione verbale, con una pronunciata tendenza alla manipolazione volontaria della lingua. Nell'ambito della normalità hanno luogo lente trasformazioni, qui invece il linguaggio si altera a ritmo accelerato nel singolo individuo. La causa della trasformabilità mi sembra essere la *scarsa chiarezza della rappresentazione*, per cui essa si distingue difficilmente dalle altre e perciò viene usata ora in un modo ora nell'altro (confronta "chiave principale"). Anche qui vediamo che il concetto di "affermare" è ben poco chiaro, se dobbiamo trarre una conclusione dall'elencazione dei suoi contenuti. "Affermare" dovrebbe comprendere: "convalidare, comprovare", questo è abbastanza comprensibile, anche se i due concetti si spingono un po' oltre "affermare"; "propugnare, fare una perizia, tener conto" non sono più comprensibili nel loro rapporto logico con "affermare", al massimo si possono ancora stimare come associazioni superficiali, forse solo per motivi di somiglianza di parole; per quanto riguarda il loro significato, esso non spiega nulla del concetto di "affermare", ma lo porta solo a *dissolversi*, il che potrebbe derivare dal fatto che anche di queste parole esiste soltanto una rappresentazione oscura, così che la loro diversità non viene notata.

11. *Universale* (stereotipia: "io sono l'universale"): io sono venuta come universale già da diciassette anni - l'universale chiude e ferma il riposare - relazioni ordinate - si dà anche attraverso eredità - comprende in sé anche i rapporti patrimoniali - il titolo di proprietario del mondo racchiude in sé mille milioni - questa è la villa, équipage - già dal 1886 ho smesso di cavalcare e di viaggiare in automobile - universale sono già con la morte di mio padre - nel mese invernale affermo l'universale - anche se non l'avessi

affermato nemmeno in sogno, l'avrei comunque saputo - attraverso ciò, che si è quella che lascia d'avanzo - anche solo almeno 25 000 - con quale forza! - la rendita vitalizia svizzera è 150 000 - attraverso il telefono si diceva che il signor O. aveva aumentato il mio vitalizio - universale è una definitività - Lei può esserlo attraverso i defunti - per eredità - universale è il patrimonio - il patrimonio appartiene a me.

Secondo queste associazioni, "universale" significa lo stesso di erede universale, almeno da qui sembra essere stata presa l'espressione. Ma anche questo concetto viene usato in modo molto promiscuo, ora per la persona, ora per il patrimonio. Abbiamo dunque di nuovo la stessa insicurezza. Invece di "affermare", la paziente in questa analisi adopera volentieri "racchiudere in sé"; una volta le due parole si condensano in "chiudere fermo" [*festschliessen* = *feststellen* + *einschliessen*]. Una insicurezza caratteristica si trova anche nell'uso dei tempi; la paziente dice per esempio: "Già nel 1886 ho smesso di andare a cavallo" ecc. Essa sa naturalmente benissimo che ciò non è avvenuto; in un'altra occasione disse: "Già nel 1886 devo uscire a cavallo, ma preferisco limitarmi a guidare." Non le importa affatto esprimere un *ottativo come presente o imperfetto: essa parla proprio come il sogno*. Come è noto, Freud[188] ha messo in evidenza questa peculiarità del sogno. In chiaro accordo con questo sta tutto il suo modo di parlare, che è onirico, e si serve in parte della condensazione, in parte dello spostamento.

"Universale" è di nuovo un simbolo della sua ricchezza, che essa non ha solo guadagnato da sé, ma anche ereditato. Dal che deriva anche lustro alla sua famiglia, che ella, come vedremo più tardi, include nei suoi sogni di desiderio.

12. *Eroe*: io sono un eroe della penna - magnanimità - longanimità - impresa eroica - eroe della penna per il contenuto di ciò che si scrive - la più alta intelligenza - i più alti talenti del carattere - la più alta nobiltà - il massimo di ciò che il mondo presenta - racchiude in sé - lettere - *lettere di compravendita e obbligazioni*.

[188] *L'interpretazione dei sogni* (1899).

"Eroe della penna" è propriamente un'espressione ironica, che tuttavia la paziente prende sul serio. Forse questo dipende dalla sua mancanza di istruzione, ma forse dal fatto che essa ha perso qualunque sensibilità al *comico*, il che si verifica quasi sempre nella dementia praecox. Del resto questa mancanza è una caratteristica anche del sogno. "Eroe" è di nuovo un'espressione simbolica per altissima intelligenza ecc. Ma fino a che punto la paziente sia un "eroe della penna" si chiarisce solo alla fine: essa infatti non scrive nulla, tutt'al più qualche rara lettera. Con la fantasia invece scrive numerose lettere, e precisamente "lettere di compravendita e obbligazioni", in riferimento al suo complesso del guadagno. Interessante è anche qui, di nuovo, che essa esprima questo pensiero riposto, con un simbolismo molto indiretto, come "eroe".

13. *Definitività* (*Endgültigkeit*): alliance, revers, separazioni, firma, diritto titolato, procura - perlopiù racchiude in sé anche la chiave - divisa, i massimi contatti - dedica del massimo - adorazione - ho sognato che non mi si poteva dimostrare l'adorazione, il rispetto e l'ammirazione di cui io sono degna - così essa si trasforma, la più nobile delle donne, con rose vorrebbe modificare il popolo - la regina Luisa di Prussia - questo l'ho affermato già da molto tempo - anch'io lo sono - queste sono le massime definitività della vita - chiave di volta.

La delimitazione del concetto di "definitività" è di nuovo ben poco chiara: "revers, firma, procura, diritto titolato" ecc. sottolineano, mi pare, principalmente l'aspetto di *validità* (*Gültigkeit*), mentre "contratti, alliance, chiave di volta" mettono più in risalto l'elemento del *conclusivo* (*Endgültige*). In realtà, però, questi riferimenti si confondono tra loro. Da "procura", l'associazione passa a "chiave", che, come è noto, in quanto chiave principale ha un ruolo importante e regolarmente evoca anche la sua controparte simbolica, la "chiave del cielo". Anche qui si passa dalla chiave a rappresentazioni di tipo religioso, e precisamente attraverso il concetto della "divisa" (valuta estera), che nel suo significato rappresenta qualcosa di "sublime", per cui la paziente può assimilare a sé anche questo concetto. Da "divisa" si va, passando per "dedica", ad "adorazione". In un'analisi precedente, la paziente, in un punto simile, si identifica con Maria madre di Dio; qui solo con la "più nobile" delle donne, la "regina Luisa", che è un altro simbolo della grandezza della paziente. Con ciò si designa un'altra vetta della virtù umana, che la paziente include nel concetto della definitività, accanto agli altri suoi numerosi attributi. La citazione è una forma frequente di espressione dei complessi.

14. *Culmine* (stereotipia: "io ho creato il più alto culmine"): io ho creato il più alto culmine con delle toppe - evidentemente questo fa un pane di zucchero - viene fuori tutto bianco - bisognerebbe scendere dalla montagna per mangiare - era regale - verso il basso sono costruite delle casette - col tempo sereno si salirà con i turisti - deve essere molto vantaggioso - anch'io una volta sono stata là - ma il tempo era cattivo - mare di nebbia - mi meravigliai che degli abitanti così distinti abitassero ancora lassù - essi dovevano poi scendere per mangiare - col tempo bello ne vale proprio la pena - si potrebbe anche supporre che sopra ci siano delle persone abbandonate - il senso è regale, perché è il senso migliore - quando si ha un senso regale, allora è escluso che si venga assassinati e derubati in un luogo del genere - sì, questo è il culmine - il Finsteraarhorn.

La paziente si occupa da molto tempo del rammendo di biancheria, ne ha rammendato una intera "montagna", il "più alto culmine", la biancheria è bianca, quindi "pane di zucchero". Le montagne coperte di neve possono essere paragonate a pani di zucchero, sotto sono blu e sopra bianche, quindi "Finsteraarhorn". Tra queste associazioni oniriche, ma trasparenti, la paziente inserisce un intermezzo altrettanto onirico, che tratta di una montagna su cui vivono persone molto distinte. Si pensa involontariamente al *Rigi-Kulm*, i cui grandi alberghi probabilmente hanno stimolato la vivace fantasia della paziente. Interrogata in seguito sull'intermezzo, disse di non volere intendere nessuna particolare montagna, essa l'ha sognata. Non si riesce a sapere nulla di più preciso, ma essa ne parla come di una realtà, almeno come di una visione presente. Evidentemente si tratta di nuovo della concretizzazione straordinariamente intensa di un'immagine della fantasia, come accade solo nel sogno.

15. *Turchia* (stereotipia: "io sono la più fine Turchia"): io appartengo alla più fine Turchia del mondo - nessun'altra donna al mondo si può tirar fuori - scegliere - io sono distributrice di champagne e del migliore vino rosso - in generale dei più fini prodotti - noi siamo i più potenti sostenitori del mondo - la Svizzera viene al mio fianco, come lo stato più magnifico e più potente - Biel, Liestal, Baden, Seefeld, Neumünster - nessuna stonatura - la Svizzera si esprime nella Turchia - la fine Turchia introduce i più fini alimenti - vini fini - sigari - molto caffè ecc.

Vengono in mente certe immagini pubblicitarie di vini greci e sigarette egiziane, che sono decorate con una graziosa orientale (la paziente dice anche: "Io sono un'egiziana"). Qualcosa di simile si vede anche sulle immagini pubblicitarie dello champagne. Questa è probabilmente la fonte da cui derivano questi simboli. Si tratta di nuovo di desiderata (vino, caffè ecc.); ma sembra anche che essa si immagini di distribuire questi beni all'umanità ("io sono distributrice"), forse sotto forma di commercio, in quanto un simile commercio d'importazione le sembra abbastanza lucrativo. Essa "afferma anche negozi" come vedremo più avanti. Comunque sia, l'essenziale per noi è che la paziente si esprime in modo figurato e si attribuisce come titolo un concetto collettivo geografico (Turchia). Per lei è il termine tecnico che esprime ogni volta l'intero materiale menzionato.

16. *Argento* (stereotipia: "io ho affermato la più potente isola d'argento del mondo"): la parola è d'argento, il silenzio è d'oro - stella d'argento - con l'argento vengono fatte le monete - fornitura di monete - la più grande isola d'argento del mondo - medaglia d'argento - bisogna tenersi a quello che si può procurare - orologi - scatole d'argento - boccali - cucchiai - altissima eloquenza - la parola è d'argento, il silenzio è d'oro - come proprietaria del mondo mi appartiene la più potente isola d'argento del mondo - ma io in seguito ho dato l'incarico di procurare solo denari, non cose esterne - bisogna anche fondere le stoviglie d'argento già esistenti per farne denaro.

L'"isola d'argento" rientra tra i requisiti della proprietaria del mondo, da essa le affluiscono i suoi innumerevoli milioni. Ma d'argento è anche "la parola", perciò ella possiede anche la massima *elo-*

quenza. Questo esempio mostra di nuovo molto chiaramente come sono poco chiare le sue rappresentazioni, come non si possa più parlare proprio di una direzione dell'associazione, ma solo dei princìpi associativi dei nessi verbali e della rassomiglianza delle immagini.

17. *Fortebraccio* (stereotipia: "io sono già dal 1886 Fortebraccio"):[189] significa quello che paga - straordinaria salute - si dice spesso nella vita: ma tu sei proprio forte! - io sono già dal 1886 *forte* braccio - lunga vita - straordinarie imprese - incredibile con molta gente - è nel settore - si viene così fraintesi - esistono tante persone che vogliono essere sempre malate - esse non vanno d'accordo con i forti - del tutto straordinario - età massima - sa dov'è la piazza Fortebraccio? Là, vicino alla chiesa dei Frati Predicatori - un bel quartiere - straordinario - questo titolo non ricorda persone ordinarie - si dice spesso: sono così forti - questo riguarda lo stato di salute - importa moltissimo la differenza di età - io sono Fortebraccio a causa della salute - questo è straordinario - si dice spesso che c'è da meravigliarsi per quanto riesce a fare e quanto è forte - nel 1886 ho affermato il quartiere, che io devo abitare là.

Il significato simbolico di "Fortebraccio" è chiaro: la paziente è "Fortebraccio" perché è *forte*. Ciò suona come un gioco di parole, ma ella prende sul serio questa metonimia basata sul suono; contemporaneamente il suo "Fortebraccio" significa anche una bella casa nel "quartiere di piazza Fortebraccio". Dunque ancora una volta una condensazione di tipo onirico di rappresentazioni assai diverse.

18. Negli ultimi tempi la paziente pronuncia spesso i seguenti neologismi: "Io sono la Svizzera." Analisi: come doppio, ho già affermato la Svizzera da molto tempo - il mio posto non è chiusa qui dentro - io sono entrata qui *liberamente* - chi è libero da colpa e macchia conserva l'anima pura come un bambino - io sono anche *una gru* - la Svizzera non si può rinchiuderla.

Come mai la paziente sia la Svizzera, non è difficile da capire: la Svizzera è libera - la paziente è "entrata qui liberamente", dunque

[189] [La malata dice *Zähringer*, nome di una celebre famiglia che ebbe parte importante nella storia svizzera. A Zurigo è dedicata agli Zähringer una piazza in un quartiere signorile. *Zäh* vuol dire "forte", "tenace". Per questo abbiamo ritenuto di poter rendere bene in italiano le implicazioni della stereotipia traducendo con "Fortebraccio".]

non si deve tenerla rinchiusa. Il *tertium comparationis*, libera, autorizza direttamente la contaminazione con Svizzera. Simile, solo ancora più grottesco, è il neologismo: "io sono una gru". "Chi è libero da colpa" ecc. è la nota citazione dalle *Gru di Ibico*.[190] La paziente si condensa perciò tout court con "gru".

Le analisi fin qui riportate concernono solo simboli dell'eccezionalità, della potenza, della salute e della virtù della paziente. Sono tutti pensieri di autoammirazione e di autoesaltazione, che si esprimono in esagerazioni inaudite e perciò grottesche. I pensieri di fondo – io sono una sarta eccellente, ho vissuto in modo onesto e perciò ho diritto al rispetto e a una ricompensa finanziaria – sono facili da capire, e altrettanto comprensibile è che questi pensieri siano anche punti di partenza di molteplici desideri, per esempio riconoscimento, lode, sicurezza economica nella vecchiaia. La paziente, prima della sua malattia, era sempre stata povera, e proviene da una famiglia di basso rango (la sorella è *puella publica*). I suoi pensieri e desideri esprimono un'aspirazione a liberarsi da questo ambiente e ad assumere una migliore posizione sociale; perciò non fa meraviglia che il desiderio di denaro ecc. sia particolarmente marcato. *Tutti i forti desideri sono temi dei sogni, e i sogni li rappresentano come appagati, ma non in rappresentazioni prese dalla realtà, bensì in metafore oniriche non chiare*. Nella paziente il sogno che appaga i desideri compare fianco a fianco con le associazioni della sua esistenza nello stato di veglia, *i complessi salgono alla luce del giorno, una volta che la forza inibitrice del complesso dell'Io è stata distrutta dalla malattia*, e *continuano ora a tessere in modo automatico i loro sogni in superficie*, come prima, in condizioni normali, potevano fare solo nelle oscure profondità dell'inconscio, cioè dell'inibito.

La dementia praecox ha, per così dire, perforato la crosta della coscienza (cioè il buon funzionamento delle associazioni più chiare e adeguatamente orientate), così che ora si può guardar dentro da tutti i lati nei processi automatici dei complessi inconsci. Quello che la

[190] [Una poesia di Schiller porta questo titolo.]

paziente vede, e anche noi vediamo, sono soltanto i prodotti quasi incomprensibili, decomposti e disordinati dei pensieri complessuali, analoghi ai nostri sogni, ove noi non vediamo altro che l'immagine onirica dei pensieri complessuali, ma non i pensieri medesimi ch'essa cela. La paziente dunque prende per reali anche i suoi prodotti onirici e li afferma come realtà. Essa, come noi nel sogno, non è più in grado di distinguere tra i rapporti logici e quelli analogici, perciò per lei è indifferente dire "io sono il doppio politecnico" oppure "io sono la migliore sarta". Quando noi parliamo del nostro sogno, parliamo di qualcosa che ormai è concluso, parliamo dal punto di vista dello stato di veglia; quando la paziente parla del suo sogno, essa *parla nel sogno*, entra nei processi automatici in cui naturalmente tutte le riproduzioni orientate secondo punti di vista logici cessano; la paziente è allora completamente in balia delle sue *intuizioni patologiche* e deve attendere se il complesso vuole riprodurre qualcosa oppure no. Il suo pensiero allora è trascinato via continuamente reiterante (perseverante), viene spesso interrotto dal "furto del pensiero", che la paziente percepisce come molto penoso. Se si chiedono spiegazioni, essa, come risposta, non può far altro che portare altri frammenti di sogno, che dicono ben poco; non è dunque nemmeno in grado di dominare il materiale complessuale e quindi di riprodurlo alla stregua di materiale indifferente.

Dalle analisi vediamo che il sogno patologico ha appagato i desideri e le speranze della paziente in modo molto brillante. Dove c'è tanta luce, ci dev'essere però anche molta ombra. Gli eccessivi beni della fortuna si pagano sempre, psicologicamente, a caro prezzo. Arriviamo perciò a un altro gruppo di neologismi o "idee deliranti", che concernono l'aspetto opposto, il nocumento.

b. Il nocumento

1. *Paralisi* (stereotipia: "questo è paralisi"): cattivi alimenti - eccesso di lavoro - sottrazione di sonno - telefono - queste sono le cause naturali - tisi - spina dorsale, di là viene la paralisi - sedie a rotelle, solo quelle vogliono portare come paralisi - torturato - si esprime in certi dolori - anche

per me è così - la pena non è lontana - io appartengo al monopolio, al pagamento - banco*note* (Bank*noten*) - qui è affermata la miseria (*Not*) - questo è un sistema giusto - grucce - sviluppo di polvere - ho bisogno di aiuto istantaneo.

Qui viene ora il rovescio della medaglia: come da un lato la fantasia è automaticamente volta a tutte le meraviglie, così dall'altro accadono le più perfide persecuzioni e vessazioni. Da ciò la paziente fa derivare la richiesta d'un risarcimento, ché così si deve interpretare la sua espressione: "io appartengo al pagamento" (sinonimo: "un pagamento mi appartiene"). In conseguenza della sua *miseria* (*Not*) ella può avanzare pretese sulle banconote (Bank*noten*) (questo gioco di parole sarà confermato più avanti). Le sue lamentele riguardano disturbi somatici che sono soliti lamentare i paranoici. Quale sia la radice psicologica dei tormenti qui menzionati, non saprei dire.

2. *Geroglifico* (stereotipia: "io soffro in modo geroglifico"): proprio ora soffro in modo geroglifico. La Maria [infermiera] ha detto che oggi dovrei solo restare proprio nell'altro reparto, la Ida [infermiera] dice che non può nemmeno fare il rammendo - è stato solo per bontà da parte mia che ho fatto il rammendo - io sono nella *mia* casa, e gli altri abitano presso di me - io affermo in sestuplo modo la clinica, non che io mi incapricci di restare qui, sono stata costretta a restare qui - anche sul Münsterhof ho affermato una casa - quattordici anni sono stata chiusa dentro, che neanche il respiro poteva uscire - ma io affermo tutto e non faccio parte neanche di una stanzetta - questo è sofferto in modo geroglifico - con dei portavoce che vengono tenuti chiusi all'esterno.

Da questa analisi, che è disturbata dal racconto di un intermezzo con le infermiere, non risulta chiaramente che cosa si voglia dire con "geroglifico", anche se vengono portati degli esempi. In un'altra analisi di questi neologismi la paziente aveva detto: "*Io soffro in un modo sconosciuto, questo è geroglifico.*" Questa spiegazione di comprendere: i "geroglifici" costituiscono per la persona incolta l'esempio tipico di qualcosa di incomprensibile. *La paziente non capisce perché e a che scopo essa soffre, il suo è un soffrire "geroglifico"*. Il fatto che sia stata per quattordici anni così rinchiusa che "nemmeno il respiro poteva uscire", non sembra altro che una parafrasi molto esagerata del suo soggiorno nella clinica. La sofferenza causata dai "portavoce, che vengono tenuti chiusi all'esterno" sembra accennare al "telefono", alle voci, anche se è forse possibile una diversa interpretazione.

3. *Stonatura* (stereotipia: "è una così grande stonatura!"): stonature - è persino un crimine - bisogna occuparsi di me - io ho visto in sogno come due persone sul solaio avvolgevano due corde - sono due così grandi stonature - bisogna occuparsi di me - le stonature non vanno più affatto su questo terreno - *è una troppo grande stonatura che non si abbia voglia di occuparsi di me* - hanno messo il corrimano sul solaio e *hanno continuato a lavorare, senza pensare a me* e senza provvedere per me - le stonature derivano dalla negligenza - le stonature non si addicono a questo terreno, ma alla Siberia - è proprio tempo che ci si occupi di me, io ho la tisi - *invece di procurarmi ora il titolo bancario, essi continuano solo a lavorare* i due hanno messo per caso un corrimano sul solaio.

"Stonatura" sembra esprimere qualcosa come "situazione spiacevole". La paziente risente come particolarmente spiacevole il fatto che il medico non voglia mai saperne del pagamento che ella pretende ad ogni visita. Allora si lamenta soprattutto dell'egoismo degli uomini, che pensano solo a sé e "continuano sempre a fare" senza pensare al pagamento. L'intermezzo onirico dei due che sul solaio avvolgono due corde e "continuano solo a lavorare", senza pensare a occuparsi della paziente, può venir inteso come simbolo dell'indifferenza con cui la si tratta qui. "Siberia" accenna anch'essa al cattivo trattamento. Nonostante la sua brillante salute, che in altre occasioni proclama, ella si ritiene "tisica". Queste contraddizioni però non si disturbano a vicenda, come tutte le altre assurdità che si escludono reciprocamente. La dementia praecox ha in comune con il sogno normale anche questo. Per il resto si osserva anche negli isterici e negli individui normali piuttosto emotivi che essi cominciano a contraddirsi non appena parlano dei loro complessi. La riproduzione dei pensieri complessuali è per così dire sempre disturbata o falsata in questa o quella direzione. Così il giudizio sui complessi è quasi sempre obnubilato o perlomeno insicuro; come sa chiunque si occupa di psicoanalisi.

4. *Monopolio* (stereotipia: "io sono la Campana di Schiller e il monopolio", oppure "monopolio delle banconote"): in me si esprime nella fabbrica di banconote - finestre tutte nere - questo l'ho visto in sogno - questa è paralisi - fabbrica di banconote alta sette piani - è una casa doppia, una davanti, e dietro ci sono gli alloggi - la fabbrica di banconote è americana autentica - la fabbrica è stata assorbita nel monopolio, come per esempio anche la Campana di Schiller e il monopolio - il monopolio racchiude tutto in sé, tutto quello che può succedere - tutte le malattie che originano da produzioni chimiche, avvelenamenti, senza che si veda nessuno, poi attacchi di soffocamento - dall'alto questo è credibile - di nuovo i terribili stiramenti - continuamente mi si stira - con questi alimenti non si arriva a questa figura - il terribile sistema di aggravio, come se ci fossero quintali di lastre di ferro sulla schiena - poi l'avvelenamento, è invisibile - lo si spara attraverso la finestra - allora, come se si fosse nel ghiaccio - poi dolori alla schiena, anche questo è appartenuto al monopolio - come Campana di Schiller e monopolio, Forel avrebbe dovuto pagarmi 80000 già nove anni fa, perché ho dovuto sopportare simili dolori - io ho bisogno di aiuto immediato - monopolio è una definitività di tutte le innovazioni dal 1886, produzioni chimiche, ventilazioni, privazione di sonno - uno stato sarebbe costretto anche senza questo a starmi al fianco con aiuto immediato - io affermo una fabbrica di banconote - anche se non fossi proprietaria del mondo, lo stato dovrebbe comunque portare aiuto - come proprietaria del mondo dovrei già da quindici anni liquidare un pagamento con dei signori con la fabbrica di banconote, eternamente, finché vivo - per questo è una perdita così grande se si dovesse morire solo un anno prima - dal 1886 l'Oeleum appartiene a me - *tutti quelli che sopportano simili sofferenze sono da aiutare, a loro spetta di venire aiutati per la fabbrica di banconote, per il pagamento - simili innovazioni sono tutte racchiuse nella parola monopolio, come esistono delle persone che hanno il monopolio della polvere.*

Il concetto di monopolio è di nuovo molto oscuro. Una serie di tormenti vengono associati ad esso, e a questa *miseria* (*Not*) appartiene anche la fabbrica di *banconote* (*Notenfabrik*); la paziente sottolinea più volte di aver bisogno di "immediato aiuto"; con ciò è collegato il "pagamento" già più volte nominato. Essa deve essere aiutata al pagamento a causa delle sue grandi sofferenze. Il probabile corso dei pensieri dovrebbe dunque essere il seguente: i suoi inauditi, unici dolori, così come l'età avanzata, esigono che le vengano finalmente riconosciuti i suoi *unici diritti*. Essa li designa anche con il concetto di "monopolio". Il contenuto speciale del monopolio è che la paziente, in quanto proprietaria del mondo, è l'unica autorizzata a fabbricare banconote. Il rapporto psicologico dovrebbe passare attraverso l'associazione fonetica *Not* - *Noten*.

5. *Fabbrica di banconote*: questa è creazione di rapporti attraverso una *troppo grande miseria* - *le banconote* sono equivalenti al denaro - ordinare tutto ciò che è necessario - *banconote* per alleviare la più grande *miseria* - la fabbrica di banconote dovrebbe essere completamente sul nostro terreno - io dovrei eternamente pagare con questo con quattro signori - sarebbe una perdita troppo grande se si dovesse morire anche solo un anno prima di quello che è necessario ecc.

Possiamo accontentarci di questo frammento di un'analisi che nell'originale è considerevolmente più lunga. Io credo che sia chiaro da dove derivi il concetto della "fabbrica di banconote": le *banconote* (*Noten*) alleviano la *miseria* (*Not*). Con questo si è creato nuovamente uno di quei rapporti fonetico-simbolici, che si presentano così spesso nel sogno. Con ciò uno dei complessi ha assimilato l'altro: nelle parole *Not* e *Note* si sono condensati i due complessi, cosicché l'uno dei concetti contiene sempre anche l'altro, senza che la lingua giustifichi una simile fusione di concetti. Ma è per l'appunto caratteristico del pensiero onirico che proprio le più banali somiglianze diano occasione a condensazioni. Due complessi esistenti contemporaneamente si fondono sempre anche nei normali, specialmente in sogno, dove il *tertium comparationis* può essere una qualunque somiglianza del tutto superficiale. Il complesso del denaro e il complesso della miseria della paziente sono due complessi vicini per contenuto, e già per questo motivo devono fondersi; miseria (*Not*) e banconote (*Noten*) acquistano in questo modo un'associazione di contenuto che va oltre il loro significato di associazione fonetica. Tale modo di pensare, come ogni psichiatra sa, non s'incontra solo nella dementia praecox, ma anche in molti altri casi di interpretazioni poco chiare. Ricordo per esempio le interpretazioni mistiche del nome "Napoleone".

6. *Oeleum*: appartiene al titolo "eterno" - è per un'età avanzata - quando muoio, il titolo è finito, tutto è finito - è una durata d'ufficio della vita alquanto più lunga - l'oeleum serve all'allungamento - appartiene a me, ma non so di che cosa è composto - si afferma l'età - già dal 1886.

"Oeleum" sembra essere una specie di elisir di lunga vita, che dovrebbe prolungare la preziosa vita della paziente. L'espressione "durata d'ufficio della vita" è un pleonasmo caratteristico del linguaggio della paziente. In esso sta soprattutto il pensiero confuso che unisce due concetti del tutto diversi, poi mostra la pronunciata tendenza della paziente a esprimersi nel modo più istruito possibile ("linguaggio burocratico"), che è propria a molti individui normali, che aspirano a darsi delle arie di particolare importanza. (Per esempio vedi i rapporti di polizia.) Lo stile sovraccarico del burocrate o del giornalista poco colto può produrre frutti analoghi. Questi soggetti normali e la paziente hanno in comune un'aspirazione a darsi importanza. Da dove derivi la parola "oeleum", non so. La paziente sostiene di averla sentita dalle voci. (Allo stesso modo della parola "monopolio".) Spesso simili prodotti devono la loro origine a coincidenze casuali (vedi "giappopeccatore").

7. *Hufeland* (stereotipia: "io affermo un milione di Hufeland a sinistra" ecc.): chi possiede Hufeland è universale, milionario - un lunedì tra le undici e le dodici dormivo, e costatai un milione di Hufeland a sinistra sull'ultima scheggia di terra in alto sulla collina - a questo appartengono le più alte qualità - saggezza - molte persone si rendono ammalate da sé stesse, questa è una grande perdita - come è noto uno dei più famosi medici, che afferma quello che è vero nella vita - sette ottavi si rendono ammalati da sé stessi per cose sciocche - il milione rientra nell'ambito del milione di onorificenza - un milione all'ultima scheggia di terra - anche Lei ha due lati, dottore, questo riguarda ora il sinistro - dovrebbero avermi pagata un milione - questo è straordinario - le persone vuote, inoperose, non appartengono qui - il denaro viene sempre in mani sbagliate - questi sono i nemici mortali di Hufeland, i vuoti, gli oziosi, gli stupidi - Hufeland è straordinariamente celebre in tutto il mondo - essere Hufeland è *tanto*

potente; per sentirsi completamente sani o completamente malati, anzi la forza di volontà è *tanto* importante - la più alta natura dell'uomo è necessaria per essere Hufeland - Lei forse non appartiene a Hufeland, dottore Hufeland non ha alcun rapporto con la crudeltà, non al momento attuale - mi hanno portato via anche una sottoveste - e solo ancora due coperte da letto, questo è *inhufeland* - questo è assassinio, quando si fa ammalare uno con la violenza - io avevo una volta un estratto di lui, è magnifico leggere come egli va d'accordo con ogni fibra della vita - io sono Hufeland - a Hufeland non appartiene nessuna crudeltà.

La paziente è "Hufeland"; noi conosciamo i suoi usi linguistici, e perciò sappiamo che ciò vuol dire che nei suoi rapporti essa è qualcosa che si può esprimere simbolicamente con "Hufeland". Ella ha letto una volta di Hufeland, ella sa dunque che Hufeland era un celebre medico. Ella conosce probabilmente la sua *macrobiotica* ("la forza di volontà è tanto importante"). È "inhufeland" che le si sia portata via la sottoveste e le si siano date solo due coperte. In questo modo essa prenderà freddo; questo accade per ordine medico. Solo un cattivo medico, che dunque non è un "Hufeland", può ordinare qualcosa di simile. Il medico ero io, per questo ella dice: "Anche Lei ha due lati, dottore, - Lei forse non appartiene a Hufeland, dottore." L'aggettivo "inhufeland" è molto notevole, esso ha il significato di "non in accordo con Hufeland". La malata usa la parola "Hufeland", dunque, esattamente come un termine tecnico, qualcosa come quando un chirurgo dice: "facciamo qui una *Bier*" (cioè una stasi venosa alla Bier) o una *Bassini* (cioè l'operazione di Bassini), o quando lo psichiatra dice: "questa è una *Ganser*" o "questo sintomo fa pensare a una *Ganser*" (sindrome di Ganser). In "inhufeland", perciò, solo il prefisso "in" rappresenta una formazione propriamente patologica. Le molte lamentele della paziente per un trattamento scorretto, "crudele", giustificano l'ipotesi che ella desideri per medico un Hufeland. Questo pensiero può essere espresso anche altrettanto bene dal fatto che essa si definisce Hufeland; una simile metonimia non sarebbe, come abbiamo visto, nulla di inaspettato. Con l'idea del trattamento cattivo, dannoso alla salute, è associato ancora il "pagamento", che la paziente evidentemente concepisce come una specie di risarcimento. Ella non si rende malata da sé, come i sette ottavi degli altri, ma viene fatta ammalare "con la violenza". Probabilmente, perciò, bisognerebbe pagarle un milione. Con questo ci avviciniamo al significato della sua stereotipia: "io affermo un milione di Hufeland a sinistra, sull'ultima scheggia di terra" ecc. Che cosa qui significhi sinistra, non mi è riuscito di chiarirlo. Da un'estesa analisi, che qui non riproduco per intero, è risultato con grande probabilità che "scheggia" è un "bastone di legno" su un mucchio di terra, che significa "l'estremo più remoto", quindi una metafora della tomba. Qui incontriamo di nuovo, come (implicitamente) in "Oeleum", il complesso dell'attesa della morte. La *macrobiotica* è perciò un'ulteriore sfumatura del concetto di "Hufeland". La stereotipia: "costatai un milione di Hufeland a sinistra sull'ultima scheggia di terra in alto sulla collina" dovrebbe perciò essere una particolare condensazione metaforica e paralogica (ellisse) della frase: "*per il cattivo trattamento medico che devo sopportare qui e con cui alla fine mi si tortura a morte, devo reclamare un forte indennizzo*".

8. *Gessler* (stereotipia: "io soffro a causa di Gessler"): il cappello di Gessler è piantato là sotto, l'ho visto in sogno - Gessler è il più grande tiranno - io soffro a causa di Gessler, perciò *Guglielmo Tell* è la più grande tragedia del mondo a causa di personalità come Gessler - io voglio dichiarare loro che cosa quegli ha preteso dal popolo - egli pretende dall'uomo che abbia sempre la stessa *biancheria*, gli stessi vestiti e mai un centesimo - è sempre stato per la guerra, per il combattimento - tutte crudeltà, che legittimano i combattimenti - causano. Io soffro a causa di Gessler, egli è un tiranno, sono persone inammissibili, di innaturale irragionevolezza e sanguinosa crudeltà. Per tre quarti di un anno avrei dovuto avere un orlo alla gonna - solo non me l'hanno dato, è Gessler, sì, Gessler - sanguinosa crudeltà.

"Gessler" è di nuovo usato dalla paziente come "Hufeland", come termine tecnico, per definire in tal modo i piccoli disagi della vita quotidiana nella clinica, di cui la paziente si immagina di soffrire. Il *tertium comparationis*, che ha attirato la metafora del *Guglielmo Tell*, è l'umiliazione che Gessler esigeva dal popolo. È interessante vedere come questo pensiero si condensa subito con le personali vessazioni che la paziente subisce: Gessler non impone al popolo di salutare il suo cappello piantato per terra, ma "di avere sempre la stessa biancheria, gli stessi vestiti". La paziente dunque assimila completamente la scena del *Guglielmo Tell* ai suoi complessi.

9. *La Campana di Schiller* (stereotipia: "io sono la Campana di Schiller e il monopolio"): questo è dunque - come Campana di Schiller, sono anche il monopolio - la Campana di Schiller ha bisogno di immediato aiuto - chi ha lottato per questo, ha bisogno di immediato aiuto - appartiene al più alto titolo del mondo - comprende in sé la più grande definitività - ha bisogno di immediato aiuto. Perché tutti coloro che affermano questo sono alla fine della vita e hanno lavorato fino a morire, è necessario un immediato aiuto. Schiller è il poeta più famoso - per esempio *Guglielmo Tell*, questa è la più grande tragedia - io soffro per causa di Gessler - questa è proprio famosa in tutto il mondo, la poesia *La campana* - questa afferma anche l'intera creazione - creazione del mondo - questa è la più grande conclusione. La Campana di Schiller è la creazione - la più alta definitività - questo è un piedistallo fondamentale statale - il mondo dovrebbe ora essere nelle migliori condizioni - *noi abbiamo studiato tutto così praticamente e così diligentemente. La Campana di Schiller è la creazione - l'opera di possenti maestri - si è veramente aiutato il mondo a uscire dalla miseria* - dovrebbe essere nelle migliori condizioni.

Come si può facilmente capire, il *tertium comparationis* è la *grandezza di quanto si è prodotto*: il capolavoro di Schiller è *La campana*; la paziente ha anch'essa creato il massimo, dunque qualcosa di simile alla Campana di Schiller. Secondo il suo abituale uso del pensiero e del linguaggio, si effettua subito la condensazione, e la paziente è la Campana di Schiller. Poiché la paziente ha ora compiuto la sua opera più grande ed estrema ("aiutato il mondo a uscire dalla miseria"), nulla di più grande può ormai farvi seguito, e inoltre essa è in età avanzata; perciò non meraviglia che qui intervenga il complesso dell'attesa della morte (il quale del resto ha una parte non trascurabile anche nei soggetti normali di questa età) e che faccia pressioni per un "aiuto immediato", con cui naturalmente si vuole intendere il pagamento. Come istruttivo intermezzo menziono qui che la paziente rimprovera molto al precedente direttore professor Forel di non averla "pagata". Una volta in un'analisi afferma: "Io ho visto in sogno come il signor Forel è stato colpito da una pallottola – con questo si è tirato addosso la morte – questo è proprio terribilmente sciocco – non si fa sempre così, quando si è affermata la fabbrica di banconote." La paziente si sbarazza senza esitare dei suoi nemici in sogno, facendoli uccidere a fucilate. Menziono questo esempio non soltanto perché è interessante per la psicologia della nostra paziente, ma perché è generalmente tipico del modo in cui individui normali e malati si sbarazzano in sogno delle persone che tornano loro scomode. Nelle nostre analisi dei sogni abbiamo avuto ripetutamente conferma di questo procedimento.

Mi accontento di queste nove analisi, che dovrebbero bastare per fare luce sui complessi a tonalità spiacevole della paziente. Un ruolo importante hanno le sue sofferenze fisiche, il "sistema di aggravio", la "paralisi" ecc. Poi nelle stereotipie si esprimono i seguenti pensieri: essa soffre delle regole imposte dai medici e del trattamento da parte del personale di corsia, non viene riconosciuta, e i suoi meriti non vengono ricompensati, anche se ha creato il meglio. Una grande importanza nella determinazione di diverse stereotipie ha il complesso dell'attesa della morte, che la paziente cerca di placare "affermando" un elisir di lunga vita. Se prendiamo una persona con vivace autostima, che per una ragione qualunque viene costretta in una situazione simile, assolutamente priva di speranze e moralmente distruttiva, questa sognerà, perlomeno, qualcosa di simile. Qualunque persona appassionata, che abbia aspirazioni verso l'alto, accanto a ore di fin troppo audace fiducia in sé ha momenti di disperazione e di timore, in cui pesantissimo le cade addosso il contrario delle sue speranze. Il nocumento è perciò l'abituale compensazione dell'esaltazione di sé, e raramente incontriamo l'una senza l'altro.

c. Il complesso sessuale

Le analisi fin qui riportate ci mostrano essenzialmente luci e ombre delle ambizioni sociali della malata, non abbiamo incontrato ancora i fenomeni complessuali più frequenti e abituali, cioè quelli della sessualità. In un caso che presenta un così ricco simbolismo complessuale, il complesso sessuale non può mancare. Ed esso è effettivamente presente, sviluppato anch'esso fin nei minimi particolari, come si vedrà dalle analisi che seguono.

1. *Stuart*: io ho l'onore di essere von Stuart - è così descritto - quando una volta lo toccai, disse il dottor B.: ma lei è stata decapitata - von Stuart, imperatrice Alessandro, von Escher, von Muralt - questa è di nuovo la più grande tragedia del mondo - la nostra suprema divinità in cielo, il romano signor St. si è pronunciato, nell'espressione del massimo dolore e del massimo sdegno a causa del più repellente significato del mondo, dove perseguita esseri innocenti per metterli a morte - la mia sorella maggiore dovette venir qui [dall'America] così innocente, per morire - poi ho visto la sua testa a fianco della divinità romana in cielo - è proprio ripugnante che si veda sempre un mondo così che toglie la vita alle persone innocenti la signorina S. mi ha causato la tisi - l'ho vista stesa nel carro funebre e ancora una signora Sch. accanto a lei, che evidentemente era la colpevole del fatto che io ho dovuto entrare qui - incredibile, che non si liberi il mondo da questi mostri. Maria Stuarda fu anche lei un'infelice, che dovette morire innocente.

L'ultima frase dell'analisi chiarisce perché la paziente arriva a identificarsi con Maria Stuarda; ancora una volta non si tratta che di una analogia. La signorina S. è una ricoverata, con la quale la paziente non va d'accordo. Perciò, come l'altra persona che ha avuto colpa dell'internamento della paziente, finisce sul "carro funebre". Che si tratti di un'idea delirante, di un sogno o di un'allucinazione, è indifferente; è lo stesso meccanismo di sopra (Forel). Una figura notevole in quest'analisi è il "romano signor St., la suprema divinità del cielo". Abbiamo già visto sopra che la paziente si attribuisce il titolo di "Signore Iddio", sotto questo aspetto esiste dunque una solida associazione con il concetto di divinità. Qui si aggiunge ora un altro anello di congiunzione: la suprema divinità si chiama "St."; questo è anche il nome della paziente. Il predicato "romano" dovrebbe trarre la sua esistenza dalla vaga analogia con "papa". La divinità è, come il papa, di sesso maschile e si differenzia perciò dalla paziente come "Signore Iddio". Essa vede accanto alla divinità maschile, il cui nome evidentemente deve esprimere una stretta parentela con la sua famiglia, la testa della sua sorella morta, un'immagine che ci ricorda due divinità pagane, Giove e Giunone. Essa dunque più o meno fa *sposare* la sorella al divino signor St. Ciò non sembra essere altro che un'analogia, un presagio della sua stessa ascensione al cielo, dove diventa la regina del cielo sessualmente non indifferente, Maria, madre di Dio. Una simile "sublimazione" di bisogni quanto mai terreni di matrimonio è stata fin dalle più antiche epoche cristiane uno dei giochi preferiti dei sogni femminili. Dall'interpretazione cristiana del Cantico dei cantici fino ai segreti rapimenti di santa Caterina da Siena e alle nozze della Hannele di Hauptmann, si tratta sempre dello stesso tema: il preludio in cielo alla commedia terrena. Anche gli studiosi dei sogni che non vogliono saperne nulla di Freud riconoscono come un fenomeno del tutto comune le rappresentazioni dei propri complessi in sogno mediante attori estranei al sognatore; questo fatto è noto nella psicopatologia anche sotto il nome di *transitivismo*. Propongo questa interpretazione come ipotesi, e mi aspetto che venga confermata dalle analisi successive.

2. Stereotipia: "prima esco con il sordomuto signor W. dalla città e ancora con Uster": io esco per esempio prima con il sordomuto signor W. dalla città - Lei va qui con la signora W. Uster - io sono Uster - per evitare cose sbagliate le dico chi deve tutelare i miei interessi a Uster - un certo signor Grimm - Uster, Jud, Ith e Guggenbühl devono tutelare i miei interessi - prima esco con il sordomuto signor W. dalla città e poi ancora con Uster - cioè stesso motivo d'interesse - cioè equilibrio con l'interesse di Uster - Io affermo le chiese della città per conservare i soldi. Il signor K. a M. amministra il mio denaro in San Pietro, qui vedo il sordomuto signor W. attraversare la piazza vicino a San Pietro - nel sogno, una domenica, mentre dormivo. Il signor W. può informare fino all'ultimo dei centesimi che mi appartengono. Il signor W. appartiene alla città e non a Uster - prima esco con il sordomuto signor W. dalla città e ancora con Uster - questo è doppio equilibrio.

Per città la paziente intende naturalmente Zurigo; Uster è una piccola prospera città industriale nelle vicinanze di Zurigo. Il signor W.

è una personalità a me sconosciuta. Perciò non posso dire nulla sulle sue più precise caratteristiche. Il contenuto essenziale delle analisi dette sopra sta nelle prime tre frasi. Il signor W. "può informare fino all'ultimo dei centesimi" della paziente. Dunque nel suo sogno egli è strettamente associato con le sue ricchezze, e, come appare dalle analisi, specialmente con le somme depositate a Zurigo nelle chiese (una volta ella sognò che la chiesa di San Pietro era piena per lei fino al soffitto di pezzi da cinque franchi). A queste ricchezze si contrappone "Uster". Noi sappiamo già che la paziente "afferma" tutto ciò che le piace: le belle ville, i grandi negozi della città e tra l'altro anche tutta la Banhofstrasse di Coira. Perciò non può meravigliare che ella affermi anche le fabbriche più redditizie di Uster. Perciò dice: "Io sono Uster" (del resto dice anche "Io sono Coira"). La paziente mi disse inoltre: "Lei [chi scrive] va con la signora W. Uster – io sono Uster." Con questo la cosa è chiara: essa *fa capire di essere sposata con il signor W.* Con questo matrimonio essa unifica le ricchezze di Zurigo e quelle di Uster. "Questo è doppio equilibrio con il motivo d'interesse di Uster." Ricordo il precedente uso del termine "doppio", che allora era rimasto incomprensibile. Qui possiamo attribuirgli un significato di appagamento erotico. Il matrimonio, che nella precedente analisi era appena accennato con simboli trascendenti, è qui già compiuto, in maniera piuttosto prosaica. Ma i simboli propriamente – vorrei dire crudamente – sessuali, mancano ancora. Li troveremo nell'analisi seguente.

3. *Anfi*: questa parola emerge solo di rado, come nella forma: "Dottore, è di nuovo troppo anfi." La paziente deriva la parola oscuramente da "anfibio". Quando occasionalmente si lamenta dei disturbi notturni causati da anfi e viene interrogata a proposito di essi, dice qualcosa della "bestia ritze-ratze" che "mangia il terreno"; ma in che cosa anfi la danneggi, non lo dice.

Anfi - questo si esprime in riccio - largo così e lungo così [mostra una lunghezza di una trentina di centimetri e una larghezza molto minore] - un mattino, signor Zuppinger, con salsicce di maiale - adesso non so soltanto se i signori vogliono mettere al mondo appositamente una simile bestia - questo l'ho affermato con le salsicce di maiale - io sento sempre:

questo è troppo anfi - la bestia sarà diventata così grossa forse per errore dev'essere nello svuotamento [defecazione] - invece della fabbrica a S. c'era un edificio per anfi - per produzioni - io ho visto in sogno che nella Weggengasse c'era scritto su un arco: "Solo con una tavola molto ben apparecchiata dopo la cena" - non ho mai visto una simile produzione - ci vuole un grosso edificio - si era come a teatro - là sopra - io penso che si metteranno a parlare bestie di tutte le specie. Anfi dice questo, che le bestie probabilmente ragionano come gli uomini - esse possono farsi capire come gli uomini - sono anfibi, serpenti e simili - il *riccio è lungo così* [mostra con le mani la lunghezza, una trentina scarsa di centimetri] e *domenica mattina venne strisciando fino al pozzo* - sì, signor Zuppinger - *questo era per le salsicce di maiale.* Il signor Zuppinger ha mangiato salsicce di maiale. Quando una volta ho affermato in sogno i miei mille milioni, *venne un serpentello verde fino alla mia bocca* - questo aveva il senso più fine, più amabile, come se ragionasse, come se volesse dirmi qualcosa - proprio *come se avesse voluto baciarmi.* (Al punto "un serpentello verde" compaiono vivaci segni affettivi, rossore e sorriso pudico.)

Dal bizzarro contenuto di questo materiale dovrebbe derivare senz'altro che cosa si voglia dire con "anfi". Anfi è evidentemente una bestia *di forma allungata,* striscia, è associato con anfibi, serpenti, istrici, probabilmente anche con "salsicce di maiale". Anfi è inoltre associato a "signori" ("se i signori vogliono mettere al mondo appositamente una simile bestia") e particolarmente (attraverso le "salsicce di maiale") con il "signor Zuppinger" (sul quale non ho potuto sapere altro dalla paziente). Il confronto tra i seguenti due passi dovrebbe avere una particolare importanza per la spiegazione:

Il riccio è lungo così e la domenica mattina *venne strisciando fino al pozzo* - sì, *signor Zuppinger* - questo era per le *salsicce di maiale.* Il signor Zuppinger ha *mangiato salsicce di maiale.*

Quando una volta affermavo in sogno i miei mille milioni, mi *venne un serpentello verde fino alla bocca* - questo aveva il senso più fine, più amabile, come se *ragionasse,* come se volesse dirmi qualcosa proprio *come se avesse voluto baciarmi.*

Per il sogno non è difficile condensare tra loro due oggetti esteriormente simili o almeno metterli in analogia. Una simile analogia sembra esistere tra il serpente che bacia e il mangiare le salsicce. A questa analogia il "baciare" (vivace affetto nella paziente) dà la nota inconfondibilmente sessuale. Se ci rappresentiamo plasticamente il processo in cui il serpente striscia fino alla bocca per baciarla, restiamo necessariamente colpiti dal simbolismo del coito. Secondo il noto meccanismo freudiano dello "spostamento dal basso verso l'alto", questa localizzazione e parafrasi dell'azione del coito è molto usata, e con Freud l'abbiamo già potuta dimostrare in numerosi sogni normali e patologici.[191] Se il simbolo del coito si localizza alla bocca, la confusa rappresentazione onirica scivola facilmente nella direzione del mangiare, per cui anche questo atto viene spesso compreso nel simbolismo del coito.[192] Che in questa costellazione il serpente si trasformi in una salsiccia (che come "salame", com'è noto, rappresenta volgarmente il pene), che viene mangiata, è perciò facilmente comprensibile. Il "mangiare" si deve quindi considerare come analogo al "baciare". Il *riccio* ha un ruolo particolarmente in quanto animale di *forma allungata*, inoltre è evidentemente legato agli altri "animali complessuali" anche dalla semplice cocsistenza verbale. Che il riccio "strisci" verso il pozzo sembra suggerire un intervento dell'immagine del serpente. Ma la *bocca* è sostituita dal *pozzo*. "Bocca" come simbolo sessuale è comprensibile, se si accetta lo "spostamento dal basso verso l'alto"; per "pozzo", invece, non c'è uno spostamento, ma solo una designazione impropria, metaforica, sulla base della chiara analogia che già gli antichi applicavano alle immagini di pozzi.

Qui incontriamo dunque i simboli "crudamente sessuali" che finora sono mancati e che altrimenti sono così straordinariamente frequenti. Da questo punto di vista si possono comprendere senza eccessive difficoltà alcuni altri particolari delle associazioni di cui sopra: che "anfi" possieda ragionamento umano non sorprende più, se si fa l'ipotesi che rappresenti l'uomo. Così si può comprendere perché l'animale sia "nello svuotamento" (defecazione). Una vaga analogia con i vermi intestinali può essere presente; ma l'essenziale

[191] Vedi "Diagnostische Assoziationsstudien", saggio 8.
[192] Anche per questo vedi ibid.

è la localizzazione del simbolo, cioè nella *cloaca* (Freud), il che è già espresso con un altro simbolo, il "*pozzo*". L'oscura espressione "solo con una tavola molto ben apparecchiata dopo la cena" entra forse nel campo del simbolismo sessuale del mangiare: com'è noto, anche la notte di nozze viene dopo una "molto buona cena". In quanto vecchia zitella la paziente può dire tranquillamente: "non ho mai visto una simile produzione". Al punto "teatro" e "animali di tutte le specie" si ha la sensazione che si presenti improvvisamente la rappresentazione di un "serraglio". Il luogo "fabbrica a S." vi accenna, perché S. è una località vicino a Zurigo in cui si fermano solitamente serragli, giostre ecc.

4. *Maria Teresa*: dal 1886 appartengo alla sinagoga sulla Loewenstrasse, sono un'ebrea dal 1886 - proprietaria del mondo - io sono dunque ognuna di tre imperatrici - io sono anche Maria Teresa come von Planta - questa è definitività. Nel sogno ero a un tavolo con omelette e susine secche - poi c'era dietro un argine con dei portavoce - poi c'erano là quattro cavalli con baffi sopra le code - essi stavano vicini ai portavoce - questo legittima già il terzo imperatore - io sono l'imperatore Francesco nella città di Vienna - io sono ciò nonostante una donna - la mia Lisetta si alza di buonora e gorgheggia nel mattino - questo è anche là - ogni cavallo stava vicino a un portavoce. (La paziente fa ora improvvisamente il gesto di *abbracciare* e, interrogata, risponde che nel sogno una volta si era sentita come se un signore l'avesse presa tra le braccia.)

Questa analisi era continuamente interrotta, come nessuna delle precedenti, da inceppamenti (furti del pensiero) e stereotipie motorie (abbracciare) da cui si può dedurre che riguarda pensieri molto rimossi. Per esempio per un periodo piuttosto lungo la paziente descriveva dei piccoli cerchi in aria con l'indice: doveva "far vedere i portavoce". Oppure disegnava delle piccole mezzelune con le due mani: questi erano "i baffi". Inoltre il "telefono" faceva spesso delle osservazioni beffarde, su cui ritorneremo più avanti.

Per "Maria Teresa" la paziente intende di nuovo una particolare qualità della sua grandezza. Questa parte dell'analisi non ci interessa ulteriormente. Poi viene la bizzarra immagine onirica che si conclude con "io sono l'imperatore Francesco" ecc. L'imperatore

Francesco era il consorte di Maria Teresa. La paziente è Maria Teresa e contemporaneamente l'imperatore Francesco, anche se è "una donna". Essa condensa dunque il rapporto tra queste due persone nella sua, cosa che, col suo poco chiaro uso della lingua, probabilmente vuole solo esprimere il fatto che le due persone hanno tra loro un rapporto che ha una certa somiglianza con le relazioni della paziente. Il più probabile è il rapporto erotico, cioè il desiderio di avere un consorte illustre. Che quello erotico sia il più probabile si vede dal fatto che l'associazione immediatamente seguente è la canzone erotica: "La mia Lisetta si alza di buonora" ecc. Questa canzone è posta dalla paziente in diretto rapporto con i cavalli che "stanno vicini ai portavoce". I cavalli, come i tori, i cani e i gatti, sono spesso nei sogni simboli sessuali, perché sono quegli animali di cui capita più facilmente di vedere atti chiaramente sessuali, anche da bambini. Così la paziente pone i cavalli in rapporto con "l'imperatore Francesco". Per questo dovrebbe essere giustificato il sospetto di un significato erotico. I cavalli hanno "baffi sopra la coda"; questo potrebbe essere un simbolo dell'organo genitale maschile, e con ciò sarebbe spiegato anche il rapporto con "l'imperatore Francesco", il consorte simbolico. Ogni cavallo sta "vicino a un portavoce" sopra "un argine". Mi sono sforzato di scoprire se la paziente conosce il significato anatomico della parola *Damm* [= argine, ma anche perineo], ma non sono riuscito a raggiungere lo scopo senza porre domande suggestive. Devo perciò lasciare la questione in sospeso. Tuttavia, data anche la buona istruzione generale della paziente, non è affatto escluso che le sia noto il significato di "Damm". Il senso dei "portavoce" sarebbe in questo caso molto chiaro. La situazione acquista nel gesto dell'abbracciare e nella menzione del sogno sessuale un finale inconfondibilmente erotico, che molto chiarisce dell'oscuro simbolismo delle immagini precedenti.

5. *Imperatrice Alessandro*: questo pronuncia von Escher e von Muralt - proprietaria del mondo - come imperatrice Alessandro divento proprietaria dell'isola d'argento - una certa signora F. diceva che io devo mandare alla famiglia russa degli zar 100000 miliardi - io ho ordinato di fare esclusi-

vamente soldi dell'isola d'argento - io sono tre imperatrici, von Stuart, von Planta, e von Kugler - perché sono proprietaria del mondo, sono l'imperatrice Alessandro - io sono tre eccellenze. Io sono la più alta russa cattedra, certosa, cattedrale, quadrato - ho visto un quadrato di cavalli bianchi sulla collina - sotto la pelle avevano la mezzaluna, come ricciolini - avevano fame - anche l'imperatore von Muralt era lassù - io mi sono fidanzata con lui, in sogno - questi sono russi, questo era un attacco di guerra - sul quadrato di cavalli c'erano dei signori come il signor Sch. in U. con lunghe lance - come un attacco di guerra.

Le prime associazioni riguardano di nuovo idee di grandezza. La bizzarra serie di associazioni fonetiche (cattedra, certosa ecc.) conduce al quadrato di cavalli bianchi, che non hanno baffi a mezzaluna sulla coda, ma in compenso "mezzelune" sotto la pelle, "come riccioletti"; dovrebbe dunque trattarsi di nuovo di un simbolo sessuale simile, ma più dissimulato. I cavalli hanno fame; l'associazione "mangiare" è vicina. "Fame" indica un istinto, forse l'istinto sessuale.[193] Ora l'associazione non passa, come nell'analisi precedente, al coniuge simbolico "imperatore Francesco", ma a un sinonimo altrettanto illustre: "imperatore von Muralt". Il passaggio associativo va dunque di nuovo dal cavallo all'uomo; questa volta però il rapporto sessuale con l'uomo diventa indubitabile, perché la paziente afferma che si è *fidanzata* con "l'imperatore von Muralt". Anche i cavalli ottengono ora un attributo caratteristico: vengono cavalcati da signori con "lunghe lance - come un attacco di guerra". Chi abbia analizzato sogni, sa che nelle donne la figura maschile che di notte entra in camera ed è armata con pugnale, spada, lancia o pistola, è senza eccezioni un simbolo sessuale, in cui l'arma da punta o da taglio rappresenta il pene. In individui malati e sani si incontra sempre questo simbolismo onirico. Così proprio di recente (prendo il primo caso che mi viene in mente) è entrata nel policlinico una ragazza che per obbedienza verso i genitori aveva dovuto rompere una relazione amorosa. Di conseguenza si ammalò di una depressione con sporadici stati di ec-

[193] Si ricordi il simbolo sessuale del "cane affamato" (ibid.).

citazione sessuale. Di notte soffriva di sogni d'angoscia stereotipati, in cui veniva sempre "qualcuno" nella stanza e le trafiggeva il petto con una lunga lancia. In un altro caso simile la paziente sognava sempre di attraversare di notte una strada dove un uomo stava in agguato, e le sparava alla gamba con una pistola. Nella dementia praecox l'allucinazione somatica del coltello che fruga nei genitali non è rara. Da questa esposizione dovrebbe essere evidente il significato sessuale dei cavalli in questa e nella precedente analisi, e anche il significato dell'"attacco di guerra". Il passaggio dell'associazione a "russi" non è tanto strano, in quanto, sebbene in Svizzera i cavalieri armati di lance siano attualmente un'apparizione sconosciuta, i "russi", specialmente i cosacchi di Suvorov dei tempi della battaglia di Zurigo (1799) sono ancora figure viventi nella tradizione popolare, a cui si riallacciano molte reminiscenze della vecchia generazione. L'"attacco di guerra" dovrebbe probabilmente essere un sinonimo dell'abbraccio dell'analisi precedente; il pensiero dell'attività maschile si nasconde probabilmente anche dietro "famc". Qucsta analisi, per quanto riguarda il contenuto, coincide dunque completamente con la precedente; sono cambiati solo i simboli verbali e figurativi.

Le analisi fin qui esposte concernono fidanzamento, nozze e coito. La festa di nozze era stata sognata plasticamente dalla paziente in tutti i particolari; essa la compendia nel termine: "Io sono la meraviglia del mare rosso - lilla nuovo e del blu". Rinuncio alla spiegazione di questa immagine onirica, per non moltiplicare all'infinito queste analisi già molto estese (le feste nuziali costituiscono un materiale che da solo copre circa dieci fogli protocollo scritti fittamente). Ora manca solo il frutto dell'unione sessuale: i bambini; essi compaiono nelle seguenti analisi:

6. *Bazar*: doppio bazar - io affermo due bazar - Bazar W. sulla Bonhofstrasse e uno sulla Wühre - lavori femminili - i meravigliosi oggetti di stagno, di vetro e tutti gli oggetti decorativi, saponi da toilette, portamonete ecc. *Il signor Zuppinger mi è uscito dalla bocca come bambolotto*, una volta in sogno - egli non portava l'uniforme, ma gli altri avevano uni-

formi militari - sono degli zar, i figli del Sommo in Russia, presentati come zar, da cui la parola *bazar*. - I bazar sono negozi straordinariamente buoni - gli zar vengono addobbati per questi negozi, essi traggono i loro introiti da questi bazar, perché sono *figli del padrone e della padrona del mondo*. - *Mi è saltata fuori dalla bocca anche una bambinella*, con un vestitino *marrone e un grembiulino nero* - *la figlioletta*, mi è stata assegnata - ah, Dio, la rappresentanza - è la rappresentanza, *la fine del manicomio mi è uscita dalla bocca* - la figlioletta è schizzata fuori dalla bocca fino alla fine del manicomio - è già un po' paralizzata, cucita insieme da straccetti - appartiene a un bazar - sa, questi negozi hanno grandi incassi. Io sono venuta per prima, come doppio, come unica padrona del mondo, prima con il sordomuto signor Wegmann dalla città e poi con Uster - io sono il doppio bazar. (A una successiva parziale ripetizione dell'analisi la paziente disse: "Entrambi i bambini somigliano a bambole, anche questo nome l'hanno preso dal bazar.")

Come mostra il contenuto di queste analisi, non esiste alcun dubbio circa il fatto che il delirio della paziente abbia creato anche dei bambini. Ma particolarmente interessanti sono le circostanze prossime e le cause determinanti di questa formazione delirante. Facendo seguito a una lunga enumerazione (solo accennata nel mio scritto) del contenuto della vetrina di un bazar, la paziente menziona che nel sogno "il signor Zuppinger le è uscito dalla bocca come *bambolotto*". Se ricordiamo l'analisi 3 di questo paragrafo, dove il "signor Zuppinger" è strettamente associato ad ogni genere di simboli sessuali, sembra trattarsi qui semplicemente della continuazione di questi rapporti deliranti. Il peculiare modo di espressione della paziente è storicamente determinato. Già nel 1897 nella cartella clinica si osserva che l'insegnante di scuola media da lei allora venerato, dottor D., "le era uscito dalla bocca", vale a dire "il piccolo D...ino, il figlio del signor imperatore Barbarossa". Il dottor D. portava una barba un po' rossiccia, cosa che evidentemente stimolò la formazione di Barbarossa. L'elevazione al rango di imperatore, probabilmente un simbolo della sua stima, sembra essersi estesa, come la venerazione, anche al successore del signor D., il dottor von Muralt (l'imperatore von Muralt, con cui la paziente si fidanza). Senza forzature il passo di cui sopra si può interpretare come nascita di un figlio generato dal dottor D. Secondo lo stesso schema è costruito anche l'episodio con il "signor Zuppinger". La modalità della nascita, *l'espulsione del bambino dalla bocca, è un'aperta conferma dello "spostamento dal basso verso l'alto"* e perciò convalida fortemente la nostra opinione, espressa nell'analisi di "anfi", del serpente e della bocca. Che il bambino sia "il signor Zuppinger", cioè stia in un certo rapporto con questo signore, corrisponde pienamente al significato sessuale, precedentemente ipotizzato, del signor Z. La qualificazione del bambino come "bambolotto" è spiegata probabilmente dal rapporto con "bazar", nelle cui vetrine spesso si possono vedere anche delle bambole. Come la bocca è un sostituto complessuale per l'organo genitale, così anche "bambola" è il sostituto complessuale più innocuo per "bambino", come accade anche nella vita di ogni giorno. "Non portava l'uniforme", "sono degli zar" ecc. Queste frasi sembrano contenere una reminiscenza del contenuto dell'analisi 5, dove il critico "attacco di guerra" dei cavalieri armati di lancia sta in uno stretto collegamento associativo con i "russi", da cui forse il passaggio a "zar". Attraverso un'associazione fonetica la paziente ritrova la strada per ritornare a "bazar" ed esprime poi una sequenza del tutto caratteristica del pensiero confuso della dementia praecox: "I bazar sono negozi straordinariamente buoni", "gli zar traggono i loro introiti da questi negozi", dove l'associazione fonetica zar-bazar della paziente è evidentemente un'associazione significativa; essa dice: "I figli del Sommo in Russia presentati come zar, da cui la parola bazar." Questa formazione è un'altra *contaminazione*. Come tutti i buoni negozi, la paziente "afferma" anche i bazar come sua proprietà. Essa è zarina, così come è anche tutte le altre personalità di rilievo; la specifica determinazione di questa dignità dovrebbe forse passare attraverso i lancieri. Questi due diversi processi di pensiero confluiscono apparentemente tramite un'associazione fonetica, e così succede che gli zar diventano proprietari di bazar. Dato che l'"attacco di guerra" dei lancieri ha per conseguenza un figlio, questo figlio diventa zar, e di conseguenza viene *dotato di un bazar*.

La forte tendenza del sogno a formazioni *analoghe* conduce, come per gli altri simboli sessuali, alla formazione di una seconda nascita delirante: viene partorita dalla bocca anche una piccola *bambina*. Essa porta un "vestitino marrone" e un "grembiulino nero": questo è l'abbigliamento abituale della paziente. Questo abbigliamento le è da tempo insopportabile, per cui spesso reclama – e nei suoi sogni ha già anche "affermato" – un ricco guardaroba. A questo si riferisce il passo seguente: "come cucita insieme da straccetti". Ma la rassomiglianza tra madre e figlia viene coronata dal fatto che la bambina è "già un po' paralizzata". Dunque ha le stesse *sofferenze* della paziente. La bambina le è "assegnata come rappresentanza", cioè a causa della sua somiglianza prenderà su di sé in una certa misura il destino della paziente, per cui questa viene liberata dal suo destino di sofferenza nel manicomio; perciò la paziente può dire in senso figurato: "la fine del manicomio mi è uscita dalla bocca". Con un'altra immagine la paziente dice anche che la bambina è "la rappresentanza di Socrate". Come si ricorderà, la paziente s'identifica con Socrate, dato che Socrate, come lei, è stato ingiustamente imprigionato e ha sofferto ingiustamente; egli in prigione, lei in manicomio. La figlia assume la sua parte, "come Socrate", e perciò diventa la "rappresentanza di Socrate": con ciò è pienamente spiegato questo neologismo strano e difficile da capire. Per completare l'analogia, anche la bambina ottiene, come il figlio, un bazar, come per risarcimento. Il pensiero di questa doppia dotazione di bazar porta alla frase della paziente: "Io sono venuta per prima come doppio - io sono il doppio bazar." Essa aggiunge anche la nota stereotipia di Uster, che ha un senso chiaramente sessuale. Il "doppio" può dunque avere anch'esso un significato sessuale plurideterminato, e precisamente il significato di *matrimonio*.

Nel successivo svolgimento di questa analisi (che io per motivi di brevità non riferisco in extenso) la paziente porta ancora avanti il pensiero di come essa abbia cura dei suoi figli, e lo estende particolarmente anche ai suoi *genitori* morti in povertà ("Da me i genitori sono vestiti, la madre duramente provata - io sono seduta con loro alla tavola - con tovaglia bianca - coperta di ogni ben di Dio").

d. Riepilogo

L'esposizione precedente ci mostra come la paziente, che è cresciuta in tristi condizioni familiari, nella miseria e nel duro lavoro, crei nella malattia mentale un quadro fantastico enormemente complicato, apparentemente del tutto confuso e privo di senso. L'analisi, che noi abbiamo condotta esattamente come l'analisi onirica, ci porta un materiale che è centrato intorno a determinati "pensieri onirici", cioè intorno a pensieri che sono facilmente comprensibili in base alla personalità in questione e alle circostanze dette. La prima parte dell'analisi descrive i desideri e il loro appagamento in immagini e avvenimenti simbolici, la seconda le sofferenze e i loro simboli, la terza infine riguarda gli intimi desideri erotici e, come soluzione dei problemi, la trasmissione della sua potenza e delle sue sofferenze ai figli.

La malata ci descrive nei suoi sintomi le speranze e le delusioni della sua vita, in modo simile a come fa il poeta che crea veramente per un impulso interiore. Solo che il poeta, anche nelle sue metafore, parla il linguaggio del cervello normale, perciò la maggior parte degli individui normali lo capisce e riconosce nei prodotti della sua mente le immagini dei propri dolori e delle proprie gioie. Ma la nostra malata parla in sogno (non conosco un'espressione migliore); la più prossima analogia al suo pensiero è il sogno normale, che impiega meccanismi psicologici uguali o almeno molto simili, e che nessuno può comprendere senza conoscere l'analisi freudiana. Il poeta crea con grandi mezzi espressivi e perlopiù *consapevolmente*, egli pensa in modo *finalizzato*; la malata, ignorante e poco dotata, pensa senza rappresentazioni direttive, in immagini confuse, oniriche, con poveri mezzi espressivi. Tutto ciò deve contribuire a rendere quasi del tutto incomprensibile il corso dei pensieri. È un luogo comune che ogni uomo, inconsciamente, è un poeta, cioè lo è in sogno. Là egli trasforma i suoi complessi in forme simboliche, tuttavia in modo aforistico, e solo di rado si arriva a formazioni un po' più vaste e coerenti; per far questo ci vogliono complessi di forza poetica o isterica. Le creazioni dei nostri malati, invece, sono una tela tessuta in lungo e in largo, da un lato paragonabile a un grande poema, dall'altro alle storie romanzesche e alle fantasticherie dei sonnambuli. Come nel poeta, così anche nei nostri malati lo stato di veglia è pieno di creazioni della fantasia, mentre nei sonnambuli l'allargamento e l'elaborazione del sistema avviene perlopiù nell'"altro" stato di coscienza, scisso dal primo. Ma come il sonnambulo preferisce la traduzione in forme squisitamente fantastiche, spesso mistiche, e le sue immagini spesso si sfocano, come in un sogno, così la nostra malata si esprime di preferenza in mostruose, grottesche, deformate metafore, che come tali si avvicinano molto di più al sogno normale con la sua caratteristica incoerenza. La nostra malata ha dunque in comune con il poeta "cosciente" e con il sonnambulo poeta "incosciente", solo l'estensione e la costante elaborazione dei fantasmi, mentre l'incoerenza, il grottesco, in breve la mancanza di ogni bellezza, sembra presa dal sogno dell'uomo medio normale. La psiche della malata sta dunque circa a metà strada tra lo stato mentale di un sognatore normale e un sonnambulo, ma con la differenza che l'attività onirica ha sostituito largamente e continuamente lo stato di veglia, con grave danno della "fonction du réel", dell'adattamento all'ambiente. In un mio libretto,[194] ho dimostrato per la prima volta come le immagini oniriche nascano dai complessi. Devo rimandare a questo scritto, ché andremmo troppo lontano se dovessimo entrare qui in questo settore specialistico. Quanto ai sogni della celebre Hélène Smith, Flournoy[195] ha perlomeno indicato le loro radici complessuali. *Ritengo indispensabile la conoscenza di questi fenomeni per la comprensione dei problemi che ho qui sollevati.*

L'attività psichica cosciente della paziente si limita a creare sistematicamente appagamenti di desideri, in una certa misura come equivalente di una vita piena di lavoro e di privazioni e delle impressioni deprimenti di un ambiente familiare miserevole. L'attività psichica inconscia, invece, è completamente soggetta all'influsso di

[194] *Psicologia e patologia dei cosiddetti fenomeni occulti* (1902).
[195] *Des Indes à la planète Mars.*

complessi rimossi contrastanti, da un lato il complesso di nocumento, dall'altro i resti della correzione normale.[196] L'ingresso di frammenti di queste serie isolate nella coscienza si verifica principalmente sotto forma di allucinazioni, nel modo descritto da Gross, e da radici psicologiche, secondo le ipotesi di Freud.

I fenomeni associativi corrispondono alle teorie di Pelletier, Stransky e Kraepelin. L'associazione si verifica secondo un tema vago, ma senza rappresentazione direttiva (Pelletier, Liepmann), e presenta perciò tutte le manifestazioni dell'"abaissement du niveau mental" di Janet: scatenamento degli automatismi (furto del pensiero, intuizioni patologiche) e diminuzione dell'attenzione. La conseguenza di quest'ultimo fatto è l'incapacità di formulare rappresentazioni chiare. Le rappresentazioni sono poco chiare, non si producono perciò affatto le appropriate distinzioni, dal che derivano confusioni di molte forme, condensazioni, contaminazioni, metafore ecc. Le condensazioni si svolgono principalmente secondo la legge della somiglianza dell'immagine o dell'assonanza, per il che i nessi significanti perlopiù vengono a perdersi completamente.

La trasformazione metaforica dei complessi determina una stretta analogia da un lato col sogno normale, dall'altro con i sogni di desiderio del sonnambulismo isterico.

L'analisi di questo caso di demenza paranoide conferma così in larga misura i presupposti teorici dei capitoli precedenti.

e. Appendice

In conclusione, desidererei richiamare l'attenzione ancora su due punti particolari. In primo luogo sul comportamento dell'espressione verbale: come il linguaggio normale, così anche quello della nostra malata presenta una tendenza a mutare. Le creazioni della nostra lingua sono principalmente termini tecnici, che servono a designare in maniera abbreviata complicati gruppi di concetti. Nella lingua normale, solitamente, la formazione e l'adozione dei termini pro-

[196] Vedi qui sotto l'appendice.

cedono lentamente, e il loro impiego suole essere legato a determinati limiti di comprensibilità e di logica. Ma nella malata questo processo di creazione e di adozione di nuovi termini ha acquistato una velocità e un'intensità patologica, che vanno molto oltre la capacità di comprensione dell'ambiente. Il modo in cui il termine patologico viene formato ha spesso una certa somiglianza con i princìpi di trasformazione della lingua normale; ricordo per esempio le trasformazioni di significato di "Languedoc".[197] Simili esempi sono numerosi nella storia della lingua. Purtroppo io sono un profano in questo campo, cosicché non oso ricercare io stesso ulteriori analogie. Ma ho la sensazione che un linguista potrebbe fare, su simili malati affetti da confusione verbale, ulteriori osservazioni importanti per comprendere le normali trasformazioni storiche del linguaggio.

Un ruolo particolare hanno per la nostra malata le *allucinazioni uditive*. Essa tesse i suoi desideri durante il giorno nella vita vigile e di notte nel sogno. Questa è un'occupazione che per lei è evidentemente associata al piacere, perché si muove in una direzione che corrisponde alle tendenze più intime della sua personalità. Chiunque pensa così esclusivamente e persistentemente in una direzione ben determinata e delimitata, *deve necessariamente rimuovere quanto ciò contrasta*. Noi sappiamo che negli individui normali, o quanto meno in individui "umorosi" che normali sono a metà, lo stesso stato d'animo può continuare per un tempo molto lungo, ma poi, perlopiù improvvisamente, viene interrotto con forza quasi elementare dalla irruzione di altre sfere di pensiero. Ciò si osserva nella sua massima intensità negli isterici, nella coscienza scissa dei quali non di rado un certo stato viene improvvisamente sostituito da quello contrastante. Tale stato contrastante si manifesta spesso con allucinazioni o altri automatismi (vedi Flournoy), così come ogni complesso scisso suole disturbare l'attività di altro complesso che in quel momento occupi la coscienza. (Potremmo paragonare il feno-

[197] Vedi anche Henry.

meno alle perturbazioni causate da un pianeta invisibile nell'orbita di uno visibile). Quanto più forte è il complesso rimosso, tanto più intensamente si faranno sentire anche i disturbi automatici. I migliori esempi sono offerti dalle cosiddette allucinazioni teleologiche, per la cui illustrazione vorrei riferire tre esempi ricavati dalla mia propria esperienza.

1) Un malato allo stadio iniziale della paralisi progressiva voleva, nella sua disperazione, togliersi la vita saltando dalla finestra. Egli saltò sul davanzale, ma in quell'istante dalla finestra venne un fortissimo chiarore, che letteralmente lo rigettò nella stanza.

2) Uno psicopatico, cui a seguito di disgrazie la vita era divenuta intollerabile, volle suicidarsi respirando gas da un rubinetto aperto. Egli respirò faticosamente il gas per alcuni istanti, finché improvvisamente sentì come se una pesante mano lo afferrasse al petto e lo gettasse a terra, dove poco per volta si riebbe dallo spavento. L'allucinazione era stata così chiara che il giorno seguente egli mi mostrò ancora i punti dove le cinque dita lo avevano afferrato.

3) Uno studente russo ebreo, che più tardi si ammalò di una forma paranoide di dementia praecox, mi raccontò quanto segue: sotto la pressione della più disperata miseria decise un giorno di convertirsi al cristianesimo, benché fosse molto osservante e avesse forti scrupoli religiosi contro questo passo. Un giorno, dopo aver di nuovo sofferto a lungo la fame, e dopo un duro conflitto interiore si decise al passo. Con questo pensiero si addormentò. In sogno gli apparve la madre morta che lo mise in guardia. Quando si svegliò, a seguito del sogno gli ritornarono i dubbi religiosi, e non poté decidersi alla conversione. Così si tormentò ancora miseramente per alcune settimane finché spinto dalla continua miseria pensò di nuovo alla conversione, questa volta con maggiore risolutezza. Una sera decise perciò di presentarsi la mattina seguente per il battesimo. Di notte gli apparve nuovamente in sogno la madre morta e disse: "Se tu abiuri, ti strozzo." Questo sogno lo spaventò tanto che egli rinunciò definitivamente alla sua decisione e, per sfuggire alla miseria, emigrò. Noi vediamo come in questo caso i dubbi religiosi rimossi si servissero

del più forte argomento simbolico, la pietà filiale verso la madre morta, e in tal modo costringessero il complesso dell'Io a cedere.

La vita psicologica di tutti i tempi è ricca di simili esempi. Come è noto, anche il "demone" di Socrate aveva un ruolo teleologico. Si ricordi per esempio l'aneddoto in cui il demone mise in guardia il filosofo da un branco di porci (anche in Flournoy si trova qualcosa sull'argomento). Il sogno, quest'allucinosi della vita normale, è anch'esso null'altro che una rappresentazione allucinatoria di complessi rimossi. Così vediamo che i pensieri isolati hanno un'evidente tendenza a presentarsi in modo allucinatorio alla coscienza. Perciò non ci sorprende che nella nostra malata tutti i complessi contrastanti agiscano dal loro stato di rimozione in modo allucinatorio sulla coscienza. Le loro voci sono perciò quasi esclusivamente spiacevoli, di contenuto negativo, così come le parestesie e altri fenomeni automatici hanno un carattere prevalentemente spiacevole.

Come al solito troviamo anche nella paziente il complesso del nocumento accanto a quello della grandezza. Ma nel nocumento rientra anche la normale correzione delle grottesche idee di grandezza. Che una simile correzione sia ancora presente, appare possibile a priori, perché, ad esempio, anche in malati che intellettualmente ed emotivamente sono molto meno integri della nostra paziente vediamo tuttavia ancora i segni d'una più o meno profonda consapevolezza di malattia. La correzione contrasta naturalmente con il complesso di grandezza che riempie completamente la coscienza; perciò è probabile che dal suo stato di rimozione eserciti la sua azione tramite allucinazioni. Questo sembra effettivamente accadere; o perlomeno alcune osservazioni sembrano confermarlo. Mentre la paziente mi spiegava quale disgrazia per l'umanità sarebbe stata se lei, la padrona del mondo, avesse dovuto morire prima del "pagamento", il "telefono" osservò improvvisamente: "Non sarebbe affatto un peccato, non si farebbe altro che cercare un'altra padrona del mondo."

Nell'associare al neologismo "milione di Hufeland", la paziente veniva continuamente ostacolata dal furto del pensiero, e perciò per lungo tempo non poté dirmi più niente. Il "telefono" esclamò allora, con sua grande ira: "Il dottore non deve tormentarsi con queste faccende." Anche nel neologismo "Fortebraccio" la paziente aveva difficoltà ad associare; il telefono disse allora che essa era imbarazzata e perciò non poteva dire nulla. Quando la paziente durante un'analisi una volta osservò che essa era la Svizzera e a me venne da ridere, il telefono disse: "Questo è pretendere un po' troppo!" Al neologismo "Maria Teresa" la paziente era particolarmente inceppata, così che non riuscivo proprio a seguirla; la cosa era veramente troppo complicata. Si svolse allora il seguente dialogo:

Telefono: Tu il dottore lo porti troppo in giro!

Paziente: Perché anche questa storia va tanto in giro.

Telefono: Sei proprio troppo intelligente.

Al neologismo "imperatore Francesco" la paziente, come fa spesso, cominciò a bisbigliare, così che io continuavo a fraintenderla. Perciò dovette ripetere ad alta voce parecchie frasi. Per questo mi innervosii un po' e dissi con impazienza che doveva parlare ad alta voce, al che la paziente rispose anch'essa in tono piuttosto irritato. Il telefono in quel momento esclamò: "Adesso si accapigliano anche."

La paziente disse una volta con enfasi: "Io sono la chiave di volta, il monopolio e la Campana di Schiller". A questo il telefono osservò che "ciò era tanto importante che le fiere annuali valevano molto di meno".

In questi esempi il "telefono" ha il carattere di uno spettatore che corregge ironicamente, che sembra essere completamente convinto della nullità dei fantasmi morbosi e perciò deride in tono di superiorità le affermazioni della paziente. Questo tipo di voci dà l'impressione di un'autoironia personificata. Purtroppo nonostante le mie intense ricerche mi manca il materiale necessario per caratterizzare con maggiore precisione questa interessante personalità scissa. Lo scarso materiale però ci permette almeno l'ipotesi che accanto al complesso di grandezza e di nocumento esista un altro complesso, che ha conservato una certa capacità critica normale, ma che è distolto dalla riproduzione dal complesso di grandezza, così che non si possono avere rapporti diretti con esso (nei sonnambuli, come sappiamo, si possono avere rapporti diretti con simili personalità per esempio attraverso la scrittura automatica).

Questa apparente scissione in tre dà materia di riflessione non solo alla psicologia ma anche alla clinica della dementia praecox. Nel nostro caso il rapporto con il mondo esterno è dominato dal complesso di grandezza. Questo potrebbe essere semplicemente accidentale. Conosciamo molti casi in cui la riproduzione è dominata dal complesso di nocumento e nei quali perciò veniamo a sapere qualcosa delle idee di grandezza tutt'al più per accenni. E infine esistono casi in cui un certo residuo quasi normale dell'Io, ironizzante e correttivo, rimane in superficie, mentre gli altri due complessi agiscono nell'inconscio e si fanno sentire solo attraverso le allucinazioni. Un singolo caso può anche variare nel tempo secondo questo schema. In Schreber per esempio vediamo ricomparire con la convalescenza un residuo correttivo dell'Io.

Conclusione

Non posso presumere di aver offerto alcunché di conclusivo con la mia esposizione; per questo il campo è troppo vasto e ancora troppo oscuro. Andrebbe molto al di là delle forze di un singolo studioso compiere nel corso di pochi anni tutti quei lavori preparatori sperimentali che soli potrebbero sostenere le mie ipotesi. Io devo accontentarmi della speranza che l'analisi quanto più completa possibile di un caso, che facciamo entrare nell'ambito della dementia praecox, fornisca al lettore in qualche misura l'idea del nostro metodo di pensiero e di lavoro. Se terrà presenti i concetti direttivi e le prove sperimentali portate nei "Diagnostische Assoziationsstudien", egli sarà forse in grado di farsi un'immagine coerente dei punti di vista psicologici dai quali noi consideriamo le alterazioni mentali patologiche della dementia praecox. Sono perfettamente consapevole del fatto che il caso esposto corrobora solo in parte le vedute espresse nei capitoli precedenti, in quanto può servire solo come esempio di certi tipi di demenza paranoide. Evidentemente esso non tocca i vasti campi della catatonia e dell'ebefrenia. A questo proposito il lettore deve aspettare i futuri aggiornamenti dei "Diagnostische Assoziationsstudien" che, si prevede, offriranno altri lavori sperimentali sulla psicologia della dementia praecox.

Ho reso facile il compito alla critica: il mio lavoro ha molte lacune e punti deboli, per cui chiedo l'indulgenza del lettore. Il critico tuttavia dev'essere privo di riguardi, nell'interesse della verità. Qualcuno doveva pure assumersi l'onere di cominciare a muovere le acque.

2

Il contenuto della psicosi

1914

Prefazione alla seconda edizione

Il mio breve scritto sul *Contenuto della psicosi*, la cui prima edizione è apparsa negli "Schriften zur angewandten Seelenkunde" pubblicati a cura di Freud, ha lo scopo di fornire al pubblico colto non specializzato un'idea del punto di vista psicologico nella psichiatria moderna. Ho scelto dunque come esempio quel disturbo mentale che viene chiamato dementia praecox (o schizofrenia, secondo Bleuler). Esso è, per numero di casi, il più vasto gruppo di psicosi che la statistica psichiatrica conosca. Molti psichiatri vogliono tuttavia ridurne l'estensione, e impiegano di conseguenza un'altra nomenclatura e classificazione. Una tale diversa denominazione è priva d'importanza dal punto di vista psicologico, perché vale meno sapere come una cosa *si chiama*, che sapere che cosa essa è. I casi che ho delineato in questo scritto sono tipi, ben noti allo psichiatra, di disturbi mentali che si osservano di frequente. Non ha importanza che questi disturbi vengano *chiamati* dementia praecox o altrimenti.

Ho esposto il mio punto di vista psicologico in uno scritto[1] la cui validità scientifica è già stata attaccata con ogni sorta di ragioni. Ma è per me motivo di soddisfazione che uno psichiatra come Bleuler in una vasta monografia[2] abbia accettato appieno tutti i punti di vista essenziali del mio lavoro. La differenza tra noi riguarda principalmente la questione se il disturbo psicologico debba essere inteso

[1] *Psicologia della dementia praecox* (1907), vedi pp. 1-176 di questo volume.

[2] [*Dementia praecox oder Gruppe der Schizophrenien.*]

come primario o secondario rispetto al substrato anatomico. La soluzione di questo difficile problema dipende dalla questione generale se il dogma che ha fin qui dominato la psichiatria, *le malattie mentali sono malattie del cervello*, rappresenti una verità definitiva oppure no. Noi sappiamo che questo dogma conduce all'assoluta sterilità non appena gli si attribuisca validità universale, perché conosciamo anche dei disturbi mentali indiscutibilmente psicogeni (i cosiddetti disturbi "isterici"), che giustamente vengono chiamati "funzionali", in contrasto con le malattie organiche, che si basano su alterazioni anatomiche dimostrabili. Come malattie organiche si dovrebbero definire propriamente solo quei disturbi della funzione cerebrale in cui i sintomi psichici dipendono da una malattia indubbiamente primaria del substrato organico. Ora, nella dementia praecox non è affatto chiaro al di là di ogni dubbio che le cose stiano così. È vero che i reperti anatomici non mancano, ma con ciò siamo ancora ben lungi dal poter farne derivare i sintomi psicologici. Abbiamo anzi indicazioni sperimentali positive sul carattere funzionale almeno degli stadi iniziali della schizofrenia; inoltre il carattere organico della paranoia e di molte forme paranoidi è più che dubbio. In queste circostanze dovrebbe valere la pena di domandarsi se anche fenomeni secondari di decadimento non possano derivare da un disturbo psicologico della funzione. Questo modo di pensare è incomprensibile solo per coloro che introducono (di contrabbando) un pregiudizio materialistico nella costruzione delle teorie scientifiche. Questa problematica non si basa su uno spiritualismo di fondo altrettanto arbitrario, ma sulla seguente semplice riflessione: invece di ammettere che una disposizione ereditaria o una *noxa* [tossina] conduca direttamente a un processo morboso organico, e attraverso di esso provochi un disturbo psichico secondario, io propendo verso l'opinione che sulla base d'una disposizione, la cui natura per ora non ci è ancora conosciuta, insorga una funzione psicologica non adattata, che in certi casi si sviluppa fino al disturbo mentale dichiarato e provoca inoltre manifestazioni organiche *secondarie* di decadimento. A questa concezione corrisponde il fatto che non esistono prove della natura primaria del disturbo organico, mentre esistono moltissime prove dell'esistenza di una disfunzione psicologica primaria, la cui storia si può seguire all'indietro nel tempo fino all'infanzia dei pazienti. Concorda molto bene con questa concezione il fatto che la pratica analitica conosce casi in cui pazienti alla soglia della dementia praecox hanno potuto venire ancora riportati alla vita normale.

Anche se si potessero dimostrare regolari reperti anatomici o anche sintomi organici, la scienza non dovrebbe illudersi di poter abbandonare il punto di vista psicologico e rinunciare ai rapporti psicologici indubbiamente presenti come se fossero privi d'importanza. Se per esempio si accertasse che il carcinoma è una malattia infettiva, anche con questo il particolare processo di crescita e degenerazione delle cellule carcinomatose sarebbe un fatto che continua a esistere, e che vale la pena di studiare. Ma, come abbiamo detto, il rapporto tra reperto anatomico e quadro morboso psicologico è talmente vago, che vale veramente la pena di mettere in luce una buona volta a fondo l'aspetto psicologico della malattia, cosa che finora si è fatta troppo poco. Nell'appendice ho cercato di fare un accenno generale ad alcuni dei problemi più recenti. Il testo originario è stato ristampato immutato in questa seconda edizione.

Küsnacht-Zurigo, 1914

C. G. Jung

Il contenuto della psicosi

La psichiatria è la cenerentola della medicina. Tutte le altre discipline della medicina hanno su di essa un grande vantaggio: il metodo delle scienze naturali. In tutte le altre specialità della medicina esistono cose visibili e tangibili, si lavora con metodi di ricerca fisici e chimici, si osserva al microscopio il bacillo pericoloso, il bisturi del chirurgo non si ferma più di fronte a nessun impedimento anatomico e permette allo sguardo di penetrare negli organi più nascosti e più importanti per la vita. La psichiatria, la scienza che guarisce l'anima, invece, sta ancora davanti alla porta e cerca invano d'impadronirsi dei metodi di misura e valutazione delle scienze naturali. È vero, noi sappiamo già da tempo che c'è un determinato organo, il cervello; ma solo al di là del cervello, al di là del substrato anatomico v'è ciò che per noi è importante, vale a dire l'*anima*,[3] entità da sempre indefinibile, e che continua a sfuggire anche ai più abili tentativi di afferrarla.

I secoli passati, che attribuivano all'anima una sostanza e personificavano tutti gli eventi incomprensibili della natura, credevano di vedere nella malattia mentale l'opera di spiriti maligni, ritenevano il malato un indemoniato, e impiegavano i mezzi terapeutici conformi a questa concezione. Nessuno ignora che questa concezione medievale viene talvolta creduta ed espressa ancora oggi. Una con-

[3] [Riteniamo storicamente giustificato tradurre in questo saggio e nella sua Appendice il termine tedesco *Seele* sia con "anima" sia con "psiche".]

ferma classica di questo è l'esorcismo che il vecchio pastore Blumhardt applicò con successo al caso Gottliebin Dittus.[4] Ma, a onore del Medioevo, bisogna dire che vi si possono trovare già i segni di un sano razionalismo. Così per esempio già nel sedicesimo secolo, nello Juliusspital di Würzburg i malati di mente venivano curati insieme ai malati del corpo, e sembra che il loro trattamento fosse molto umano. Quando, con l'inizio della nuova era e con l'aurora delle prime cognizioni di scienza naturale, l'originaria barbarica personificazione delle forze sconosciute gradualmente scomparve, si ebbe anche nella concezione della malattia mentale una trasformazione a vantaggio di un atteggiamento più filosofico-morale. La vecchia concezione secondo cui una disgrazia è sempre una vendetta delle divinità offese ritornò sotto un travestimento conforme all'epoca. Come la malattia del corpo in molti casi è da ricondurre a un danno fatto a sé per leggerezza, così anche la malattia mentale, si credette allora, derivava da un peccato. Anche questa prospettiva aveva sullo sfondo la divinità offesa.

Questi punti di vista ebbero grande importanza specialmente nella psichiatria tedesca ancora fino all'inizio dell'ultimo secolo. Ma in Francia si preparava nello stesso periodo una nuova concezione, destinata a dominare per cent'anni le vedute della psichiatria. Pinel, la cui venerabile statua sta davanti al portale della Salpêtrière a Parigi, aveva tolto ai malati mentali le catene e in tal modo li aveva liberati dal marchio del criminale. Così, nel modo più efficace, egli ha documentato anche esteriormente la concezione umana, scientifica, della nuova epoca. Poco più tardi Esquirol e Bayle fecero la scoperta che certe forme di malattia mentale conducono a morte dopo un tempo relativamente breve, e che all'autopsia il cervello presenta regolarmente determinate alterazioni. Esquirol aveva scoperto la paralisi progressiva, o, come dicono i profani, il "rammollimento cerebrale", il cui quadro morboso è sempre legato a un'atrofia cronica di natura infiammatoria della sostanza cerebrale. Con

[4] Bresler (1897); Zündel (1880).

questo si era posto il fondamento del dogma che potete ritrovare in tutti i trattati di psichiatria: "Le malattie mentali sono malattie del cervello."

Un'ulteriore conferma di questa concezione fu rappresentata dalle scoperte, all'incirca contemporanee, di Gall, il quale ricondusse la perdita totale o parziale della capacità di parlare, dunque di una facoltà psichica, a una distruzione nella regione della circonvoluzione frontale inferiore sinistra. Più tardi questo modo di vedere si dimostrò estremamente fecondo. Si scoprirono numerosi casi di demenza grave o altri disturbi puramente mentali che erano causati da tumori cerebrali. Verso la fine del diciannovesimo secolo Wernicke, che è morto di recente, scoprì nel lobo temporale sinistro il punto in cui è localizzata la comprensione verbale. Questa scoperta, che fece epoca, tese al massimo le aspettative, e si sperava di non essere troppo lontani dal giorno in cui si sarebbe potuto assegnare ad ogni qualità e ad ogni attività psichica un posticino nella corteccia grigia cerebrale. I tentativi di ricondurre le modificazioni elementari della mente che si hanno nella psicosi a certe modificazioni parallele del cervello si moltiplicarono gradualmente. Meynert, il famoso psichiatra viennese, costruì un preciso sistema secondo il quale nell'insorgenza della psicosi il ruolo principale spettava all'alterazione dell'irrorazione sanguigna in certe zone della corteccia cerebrale. Wernicke compì un tentativo analogo, ma molto più ambizioso, di spiegazione anatomica dei disturbi psichici. Una conseguenza visibile di questo indirizzo è il fatto che, per così dire, anche il più piccolo e remoto manicomio oggi possiede il suo laboratorio anatomico, dove i cervelli vengono tagliati in serie, colorati ed esaminati al microscopio. Le nostre numerose riviste di psichiatria sono piene di lavori anatomici, indagini sul percorso delle fibre nel cervello e nel midollo spinale, ricerche sulla struttura e la distribuzione delle cellule nella corteccia cerebrale e sulle loro variabili forme di distruzione nelle diverse malattie mentali.

La psichiatria ha acquistato fama di basso materialismo. E a ragione, perché essa è sulla via che mena diritto a porre l'organo, lo strumento, al di sopra della funzione; o piuttosto vi è già pervenuta da tempo. La funzione diventa un'appendice del suo organo, l'anima diventa un'appendice del cervello. Nella moderna psichiatria l'anima ha una parte ben misera. Mentre nel campo dell'anatomia cerebrale abbiamo fatto grandi progressi, della psiche non sappiamo praticamente niente, o magari meno che mai. La psichiatria attuale si comporta come qualcuno che voglia decifrare il senso e il significato di un edificio analizzando i suoi mattoni dal punto di vista mineralogico. Proviamo dunque una buona volta a renderci conto statisticamente di quanti e quali malati mentali presentano evidenti lesioni del cervello.

Negli ultimi quattro anni abbiamo ricoverato al Burghölzli 1325 malati mentali, dunque 331 all'anno. Di questi, il nove per cento soffriva di *anomalie costituzionali* psichiche. Con questo termine si definisce un certo stato difettoso della psiche, innato. Di questo nove per cento circa un quarto soffre di imbecillità, debolezza mentale congenita. Qui incontriamo certe alterazioni del cervello, come piccolezza congenita, idrocefalia pronunciata, o insufficiente sviluppo di singole parti dell'encefalo. I restanti tre quarti degli anormali psicopatici non presentano alcun reperto tipico nel cervello.

Il tre per cento dei nostri malati soffre di disturbi mentali di natura epilettica. Nel corso dell'epilessia compare gradualmente una tipica degenerazione del cervello, che io qui non posso descrivere nei particolari. Ma la degenerazione è dimostrabile solo nei casi gravi e dopo che la malattia è stata presente per lungo tempo. Se gli attacchi esistono solo da un tempo relativamente breve, vale a dire pochi anni, di regola nel cervello non si può rilevare nulla.

Il diciassette per cento dei nostri malati è affetto da paralisi progressiva e demenza senile, malattie che presentano caratteristici reperti cerebrali. Nella paralisi progressiva si tratta regolarmente di un'intensa atrofia cerebrale, in cui in particolare la corteccia si riduce spesso fino alla metà. Specialmente i lobi frontali del cervello possono perdere fino a un terzo del loro peso normale. Lesioni analoghe si riscontrano nella demenza senile.

Il quattordici per cento dei malati ricoverati soffre di intossicazioni; più precisamente almeno il tredici per cento di essi soffre di intossicazione alcoolica. Di regola nei casi leggeri nel cervello non si può rilevare nulla; solo nei casi gravi, relativamente pochi, si trova un'atrofia della corteccia, perlopiù di poca entità. Il numero di questi casi gravi ammonta solo a qualche unità per mille ricoveri annui per alcoolismo.

Il sei per cento dei malati soffre della cosiddetta psicosi maniaco-depressiva, che comprende in sé la mania e la melanconia. La natura di questa malattia è facilmente comprensibile anche per i profani. La melanconia è uno stato di abnorme tristezza, in cui l'intelligenza e la memoria non presentano disturbi. La mania è il contrario, uno stato d'animo di regola abnormemente euforico, con grande attività, anche qui senza profondi disturbi dell'intelligenza e della memoria. In questa malattia non è dimostrabile nessuna forma di lesione morfologica del cervello.

Il quarantacinque per cento dei pazienti soffre di quella particolare e diffusa malattia mentale nota col nome di dementia praecox. Un nome scelto molto infelicemente, perché né la demenza è precoce in tutti i casi, né si tratta in tutti i casi di demenza. La malattia è purtroppo molte volte praticamente incurabile; anche nella migliore delle ipotesi, cioè nel caso di guarigione, dove il profano per così dire non nota più alcuna abnormità, si trova sempre una certa deficienza della vita affettiva. Il quadro clinico è di un'enorme poliedricità; di solito è presente un disturbo affettivo, molto frequenti sono le idee deliranti e le allucinazioni. In genere, in questa malattia nel cervello non si trova nulla. Anche in casi di malattia mentale gravissima durata per anni non è raro alla dissezione trovare un cervello intatto. Solo in pochi casi si trovano certe lievi modifiche, di cui però finora non s'è potuta dimostrare una qualche regolarità.

Riassumiamo: circa un quarto dei nostri malati mentali presenta alterazioni e distruzioni del cervello più o meno estese. Ma i tre quarti circa hanno un cervello che perlopiù appare intatto o al massimo presenta modifiche che non spiegano assolutamente niente del disturbo psicologico.

Meglio di tutte le altre considerazioni, queste cifre possono dimostrarvi che la prospettiva puramente anatomica della psichiatria moderna conduce su una strada che, per dirla blandamente, porta solo indirettamente alla meta, e cioè alla comprensione del disturbo psichico. A ciò si aggiunge che i malati di mente che presentano evidenti lesioni cerebrali muoiono entro un lasso di tempo relativamente breve. Ecco perché gli ospiti cronici degli ospedali psichiatrici, la vera e propria popolazione del manicomio, sono costituiti fino al settanta-ottanta per cento da casi di dementia praecox, dunque da malati di quel tipo in cui l'anatomia non serve praticamente a nulla. La strada di una psichiatria futura, che deve afferrare meglio il nocciolo della questione, è dunque chiara: *può essere solo la strada psicologica*. Perciò qui nella nostra clinica di Zurigo abbiamo completamente abbandonato la strada anatomica e ci siamo dedicati interamente all'indagine psicologica sulla malattia mentale. Dato che la maggioranza dei nostri malati soffre di dementia praecox, naturalmente questa malattia è diventata per noi il problema più urgente.

Come molti profani fanno ancora oggi per un certo giusto istinto, già i vecchi medici dei pazzi hanno prestato grande attenzione all'*occasione* psicologica della malattia mentale. Noi abbiamo seguito questa traccia e quando era possibile abbiamo sempre esaminato accuratamente la precedente storia psicologica. Questa fatica è stata ampiamente ricompensata, perché abbiamo trovato che in un numero sorprendente di casi la malattia mentale esplode in momenti di grande emozione, formatasi per parte sua per così dire in modo normale. Abbiamo trovato inoltre che nella malattia mentale che ne segue compare una grande quantità di sintomi, per comprendere i quali sono vani tutti gli sforzi degli anatomisti. Questi stessi sintomi, però, diventano immediatamente comprensibili se vengono osservati dal punto di vista della storia premorbosa individuale. Il più grande incoraggiamento e aiuto in questo lavoro ci è venuto dalle fondamentali ricerche di Freud sulla psicologia dell'isterismo e del sogno.

Credo che molto meglio dell'arida teoria alcuni esempi vi faranno comprendere il più recente indirizzo della psichiatria. Per illustrarvi chiaramente la differenza di concezioni, vi descriverò prima la storia clinica del paziente, come la si è fatta abitualmente finora, e solo dopo vi darò la soluzione caratteristica della nuova concezione.

Il caso che vogliamo esaminare riguarda una cuoca di trentadue anni. Essa non ha tare psichiche ereditarie, è sempre stata molto diligente e coscienziosa e in passato non si è mai fatta notare per eccentricità o altro. Tempo fa essa fece conoscenza con un giovane che voleva sposarla. Da allora cominciò a mostrare alcune stranezze. Ne parlava spesso, diceva di non piacergli abbastanza, era spesso di cattivo umore, lunatica, e spesso rimuginava tra sé; una volta si fece confezionare un cappello per la domenica di foggia molto vistosa, con penne rosse e verdi, un'altra volta si comperò un pince-nez, per portarlo la domenica, quando andava a passeggio con il fidanzato. Un giorno il pensiero che i suoi denti fossero difettosi le tolse la pace, e decise di farsi mettere una dentiera, anche se non era affatto necessario. Si fece estrarre tutti i denti sotto anestesia. Nella notte, dopo la narcosi, le venne improvvisamente un violento attacco d'angoscia. Piangeva e si lamentava di essere per sempre dannata e perduta, perché aveva commesso un grave peccato, non avrebbe dovuto farsi estrarre i denti. Bisognava pregare per lei perché Dio le perdonasse questo peccato. Si cercò invano di parlarle e di convincerla che l'estrazione dei denti non era un peccato. Non servì a niente. Solo allo spuntar del giorno tornò tranquilla e lavorò tutta la giornata. Nelle notti seguenti, però, ebbe di nuovo gli stessi attacchi. Quando venni chiamato presso la paziente, la trovai tranquilla. Aveva solo lo sguardo un po' assente. Parlai con calma con lei dell'operazione, ed essa mi assicurò che non era molto penoso farsi togliere i denti, ma che era tuttavia un grosso peccato, e non si riuscì, nonostante tutti i discorsi, a convincerla del contrario. Continuava a ripetere, in tono lamentoso, patetico: "Non avrei dovuto farmi togliere i denti, sì, sì, questo è stato un grosso peccato, che Dio non mi perdonerà mai." Questo dava veramente l'impressione di una psicosi. Alcuni giorni dopo il suo stato era peggiorato, tanto che dovette venire ricoverata in ospedale psichiatrico. L'attacco d'angoscia si era esteso e non accennava a smettere; il disturbo continuò per molti mesi.

Questa storia clinica mostra una serie di sintomi che sono completamente sconnessi; perché questa eccentrica storia del cappello e del pince-nez? Perché questi attacchi d'angoscia? Perché questa idea delirante che l'estrazione dei denti fosse un peccato imperdonabile? Qui non si vede chiaro da nessuna parte. Lo psichiatra che ha pregiudizi anatomici dirà: questo è appunto un tipico caso di dementia praecox, è nella natura della malattia, della "pazzia", consistere di cose incomprensibili e che il punto di vista della mente malata sia alterato, "spostato" nei confronti del mondo. Il malato vede un peccato in ciò che per il normale peccato non è. Questa è una idea delirante bizzarra, il che è caratteristico della dementia praecox. L'eccessiva afflizione per questo peccato presunto è una cosiddetta tonalità affettiva inadeguata. La decorazione eccentrica del cappello, il pince-nez, sono improvvisazioni bizzarre, come i malati hanno spesso. In qualche punto del cervello delle cellule sono andate fuori posto e fabbricano, invece di pensieri ordinati, pensieri illogici, ora questi, ora quelli, che psicologicamente sono del tutto incomprensibili. La malata è evidentemente una degenerata ereditaria con un cervello debole, che porta in sé fin dalla nascita il germe della distruzione. Per qualche motivo la malattia si è ora improvvisamente scatenata. Avrebbe potuto manifestarsi altrettanto bene in un altro periodo.

Davanti a queste argomentazioni avremmo forse dovuto capitolare, se il destino non fosse venuto in aiuto dell'analisi psicologica. In occasione delle formalità necessarie per il ricovero in clinica, si venne a sapere che la malata molti anni prima aveva avuto una relazione amorosa, che si ruppe quando l'amante la abbandonò con un figlio illegittimo. La ragazza, che per il resto era per bene, seppe nascondere la sua colpa, e faceva allevare segretamente il suo bambino in campagna. Nessuno ne seppe niente. Quando si fidanzò di nuovo, venne il dilemma: che cosa avrebbe detto il fidanzato? Dapprima essa rinviò il matrimonio, si fece sempre più preoccupata; poi incominciarono le stranezze. Per comprendere queste dobbiamo immedesimarci nella psicologia di un'anima ingenua. Quando dobbiamo confidare a una persona amata un segreto penoso, siamo soliti assicurarci prima del suo amore, per acquistare in anticipo la garanzia del suo perdono. Lo facciamo ora con domande lusinghiere, ora con domande imbronciate, oppure cerchiamo di ostentare nel modo più impressionante possibile il valore della nostra personalità, per aumentarlo agli occhi dell'altro. La nostra malata perciò si orna con magnifiche penne, che al suo gusto non sofisticato appaiono degne di ammirazione. Il pince-nez è un attributo che accresce agli occhi dei bambini ed anche di persone in età più matura l'importanza di colui che lo usa. E infine, chi non conosce persone che per vanità si fanno estrarre tutti i denti per poter portare una dentiera?

A una operazione del genere segue, nella maggior parte delle persone, uno stato di facile nervosismo, in cui, come è noto, tutto è più difficile da sopportare. E proprio in questo momento scoppia la catastrofe: l'angoscia di essere respinta dal fidanzato se questi avesse saputo della sua vita precedente. Questo è il primo attacco d'angoscia. Come la malata per molti anni non ha confessato la sua colpa, così ancora adesso cerca di salvare il suo segreto, e trasferisce l'angoscia della sua coscienza morale sull'estrazione dei denti, secondo il consueto modello, che ben conosciamo, per cui quando non possiamo ammettere un peccato grave, accusiamo con grande enfasi un peccato più piccolo.

All'anima debole e sensibile della paziente il problema appare insolubile, perciò l'affetto diventa insuperabilmente forte; così ci si presenta la malattia mentale sotto l'aspetto psicologico. La serie di avvenimenti apparentemente privi di senso, la serie di cosiddette "follie", ha improvvisamente acquistato un significato; comprendiamo il senso presente nella pazzia: perciò il malato mentale ci è più vicino umanamente. Egli è un essere umano, che soffre come noi di problemi che sono di tutti gli uomini, e non è una macchina cerebrale che abbia avuto un guasto. Finora abbiamo creduto che il malato mentale nei suoi sintomi non ci mostrasse altro che i parti assurdi delle sue cellule cerebrali malate; ma questo era un sapere da eruditi, intriso di polvere e di muffa. Se cerchiamo invece di immedesimarci nei segreti umani del malato, anche la follia svela il suo sistema, e noi riconosciamo nella malattia mentale soltanto una reazione insolita a problemi affettivi che non sono estranei a nessuno di noi.

La luce che emana da questa concezione ci sembra molto grande, perché penetra proprio nelle più oscure profondità di quel disturbo mentale che si trova più di frequente nei nostri manicomi, che finora è stato il meno compreso, e che – a causa dell'assurdità dei suoi sintomi – è il vero rappresentante della pazzia come la vedono i non specialisti.

Questo caso, che vi ho appena descritto, rientra tra quelli semplici. È un caso molto trasparente. Vorrei ora presentarvi, come secondo esempio, un caso che è un po' più complicato. Si tratta di un uomo fra i trenta e i quarant'anni, di un archeologo straniero di grande cultura e straordinaria intelligenza. Era stato un fanciullo di intelligenza precoce e di grande sensibilità, di eccellente carattere e straordinariamente dotato. Fisicamente era piccolo ed era sempre stato debole, inoltre soffriva di balbuzie. Cresciuto ed educato all'estero, più tardi studiò per alcuni semestri anche a B. Fino a quel momento non si erano presentati disturbi di nessun genere. Dopo il termine degli studi universitari si dedicò con grande impegno ai suoi lavori archeologici, che poco per volta lo assorbirono a tal punto che egli era come morto per tutto ciò che rappresentava il mondo e i divertimenti. Lavorava incessantemente e si sprofondava totalmente nei suoi libri. Divenne un completo misantropo; se già prima si sentiva insicuro in società, adesso evitava accuratamente di trovarvisi, così che tranne pochi amici non vedeva nessuno. Egli conduceva quindi una vita da eremita, completamente dedita alla scienza.

Alcuni anni più tardi, in un viaggio turistico, venne di nuovo a B. e vi si trattenne alcuni giorni. Passeggiò molto nei dintorni della città. I pochi conoscenti che vi aveva lo trovarono un po' strano, di poche parole, nervoso. Dopo una passeggiata piuttosto lunga apparve assai stanco e disse anche di non sentirsi molto bene. Poi parlò di farsi ipnotizzare, perché si sentiva dei disturbi nervosi. A ciò si aggiunse una malattia fisica, una polmonite. Ben presto ebbe inizio uno strano eccitamento, che si trasformò rapidamente in agitazione psicomotoria. Portato in manicomio, per settimane fu molto agitato. Era completamente confuso, non sapeva mai dove si trovasse, parlava a frasi smozzicate, che nessuno capiva. Spesso era talmente agitato e aggressivo contro le persone che lo circondavano, che ci volevano parecchi infermieri per tenerlo fermo. A poco a poco divenne più tranquillo, e un giorno ritornò in sé come dopo un lungo e confuso sogno. Ebbe presto una completa consapevolezza della malattia e poco dopo venne rimandato a casa guarito. Ritornò a casa e sprofondò di nuovo nel suo lavoro precedente. Negli anni seguenti produsse numerosi eccellenti lavori. La sua vita era, come prima, quella d'un eremita completamente morto per il mondo; viveva esclusivamente dei suoi libri. Così, a poco a poco, si fece la fama di incallito misantropo, cui mancava qualunque sensibilità per le bellezze della vita.

Alcuni anni dopo la sua prima malattia, una breve gita turistica lo portò di nuovo a passare per B. Come la prima volta, egli faceva le sue passeggiate solitarie nei dintorni. Un giorno fu colto improvvisamente da un senso di vertigine, e si sdraiò sulla strada. Da lì venne portato in una casa vicina, dove improvvisamente cadde in uno stato di grande agitazione. Cominciò a fare "ginnastica da camera", saltava dalle spalliere dei letti, faceva evoluzioni per la stanza, cominciò a declamare a voce alta, cantava poesie sue proprie ecc. Venne di nuovo portato in manicomio. Là l'agitazione continuò. Egli lodava la sua meravigliosa muscolatura, la sua bella struttura fisica, la sua poderosa forza. Credeva di aver scoperto una legge naturale per svilupparsi una bellissima voce. Si riteneva un grande cantante e uno straordinario declamatore, e contemporaneamente un eccezionale compositore e poeta, a cui i versi venivano in mente contemporaneamente alla musica.

Tutto questo era in triste, ma assai vistoso contrasto con la realtà. Egli è un uomo piccolo e debole, con un corpo sgraziato e magri muscoli, in cui si riconosce a prima vista l'influenza atrofizzante di una vita passata curvo sui libri. È privo di orecchio musicale, la sua voce è debole e il suo canto è stonato; è un cattivo oratore, perché è da sempre balbuziente. Nel manicomio per settimane s'impegnò a fare strani salti e contorsioni del corpo, che egli chiamava ginnastica, cantava e declamava di tanto in tanto. Poi divenne più tranquillo e sognante, spesso guardava a lungo dinanzi a sé con aria pensosa, cantava talvolta sottovoce una canzone d'amore che, nonostante l'espressione del tutto inadeguata sul piano musicale, rivelava un bel sentimento di nostalgia amorosa. Anche questo era in forte contrasto con l'aridità e la riservatezza della sua vita normale. Poco per volta divenne accessibile anche a lunghi colloqui.

Vorremmo qui interrompere la storia clinica e riassumere ciò che è risultato finora dalla semplice osservazione del malato.

Al primo attacco di malattia esplode improvvisamente uno stato di agitazione, al quale segue un disturbo mentale della durata d'una settimana, con confusione e violenza. In seguito si verifica apparentemente una completa guarigione. Sei anni più tardi, improvvisa esplosione di agitazione, delirio di grandezza, atti bizzarri e in seguito uno stato crepuscolare, che gradualmente trapassa nella guarigione. Si tratta dunque di nuovo di un tipico caso di dementia praecox, e precisamente della sua varietà detta catatonica, che è particolarmente caratterizzata da strane azioni e movimenti. Il punto di vista finora accreditato in psichiatria si riporta anche qui a una qualunque malattia cellulare localizzata in un qualunque punto della corteccia, che scatena ora agitazione e confusione, ora delirio di grandezza, ora strani movimenti muscolari, ora stati crepuscolari, che tutti insieme hanno così poco significato psicologico quanto le bizzarre forme di una goccia di piombo fuso gettata nell'acqua.

Io credo invece che le cose non stiano così. Non è una casuale secrezione delle cellule cerebrali che crea nella seconda crisi i drammatici contrasti cui ho già accennato nel raccontarvi la storia clinica. Noi vediamo che quei contrasti, le cosiddette idee di grandezza, si accordano molto esattamente con le deficienze della sua personalità. Sono deficienze che certamente anche ognuno di noi, riscontrandole in sé stesso, considererebbe come lacune. Chi non ha sentito il bisogno di sfuggire all'aridità del suo lavoro e della sua vita mediante i godimenti della poesia e della musica? di restituire al proprio corpo il vigore e la bellezza naturali che l'aria viziata degli ambienti chiusi gli han sottratto? E infine, chi non ricorda con invidia la forza di Demostene, che nonostante la sua balbuzie divenne un grande oratore? Se dunque il nostro malato compensava le evidenti deficienze della sua vita fisica e psichica appagando i suoi desideri nel delirio, si può anche supporre che quelle canzoni d'amore che egli cantava di tanto in tanto sottovoce colmassero una dolorosa lacuna della sua esistenza, compensassero una deficienza tanto più dolorosamente sentita quanto più segreta.

Non ci fu bisogno d'indagare a lungo. Era la semplice vecchia storia che si rinnova in ogni anima umana, semplice così come si addice all'estrema sensibilità del soggetto predestinato.

Quando il nostro malato era studente, conobbe una studentessa e se ne innamorò. Insieme fecero molte passeggiate solitarie nei dintorni della città; ma la grande timidezza e riluttanza che sono proprie del balbuziente fecero sì che non giungesse mai il momento di dire la parola decisiva; inoltre egli era povero, e non poteva offrirle altro che speranze. Venne il momento della fine dei suoi studi; lei partì, e anche lui partì, e non si rividero mai più. Dopo non molto tempo egli venne a sapere che lei aveva sposato un altro. Allora rinunciò. Non sapeva che Eros non riscatta i suoi schiavi.

Si seppellì in un'erudizione astratta, non per dimenticare, ma per lavorare con i pensieri rivolti a lei. Egli voleva conservare nel cuore il suo amore, nascosto, e non rivelare mai il suo segreto. Pensava di dedicare a lei le sue opere, senza che lei lo sapesse. Il compromesso riuscì, ma non per molto. Una volta egli passò per la città in cui aveva saputo che lei abitava; ch'egli passasse per quella città dev'essere stato un caso. Non scese dal treno, che si fermava per breve tempo. Ma dal finestrino vide in lontananza una giovane donna, con un bambino piccolo, e pensò che fosse lei. Nessuno sa se lo fosse veramente, nemmeno lui. Egli non crede di aver provato in quel momento una particolare sensazione; comunque non si preoccupò di trovare conferme se fosse lei o no. Tutto questo fa pensare che non fosse lei. L'inconscio voleva essere lasciato in pace con le sue illusioni. Poco tempo dopo ritornò a B., nella città dei vecchi ricordi. Là sentì che qualcosa di estraneo si agitava nella sua anima, un sentimento d'inquietudine, come, presago, lo descrisse Nietzsche:

> La tua sete non durerà più a lungo, cuore consunto dal fuoco!
> La promessa è nell'aria,
> Da bocche ignote mi giunge il soffio
> – Giunge il grande refrigerio...

L'uomo colto non crede più ai demoni, ma chiama il medico. Il nostro malato voleva farsi ipnotizzare. Allora lo travolse la pazzia. Che cosa accadde in lui?

Egli me lo raccontò in quel primo stadio crepuscolare della convalescenza, con frasi smozzicate, interrotte da lunghe pause. Riporto con la massima fedeltà possibile le sue parole: quando egli si ammalò, abbandonò improvvisamente il mondo ordinato e si trovò nel caos di un violento sogno: un mare di sangue e di fuoco, il mondo si sfasciava, dappertutto incendi, eruzioni vulcaniche, terremoti, le montagne crollavano, poi venivano immani battaglie, in cui i popoli si precipitavano l'uno sull'altro; sempre più si trovava coinvolto nella lotta della natura, era in mezzo ai combattenti, lottando, difendendosi, sopportando indicibili fatiche e dolori, ma a poco a poco sollevato e rinvigorito da una sensazione estremamente tranquillizzante, che qualcuno assistesse alle sue battaglie: che l'amata stesse a guardare da lontano. (Era quel periodo della sua malattia in cui egli presentava una selvaggia aggressività verso i suoi guardiani.) Egli sentiva le sue forze crescere, e contemporaneamente si vedeva alla testa di molti eserciti, che doveva condurre alla vittoria. Di nuovo grandi battaglie; e finalmente venne la vittoria. Con essa egli ottenne in premio l'amata, le si avvicinò... allora la malattia si dissolse ed egli si svegliò da un lungo sogno.

Ora la sua vita quotidiana riprende l'andamento regolare. Egli si sprofonda nel lavoro e dimentica l'abisso che porta dentro di sé. Dopo alcuni anni ritorna a B. Demone o destino? Di nuovo percorre le antiche strade, e di nuovo lo sopraffanno i vecchi ricordi. Ma questa volta egli non sprofonda negli abissi della confusione. Rimane sempre orientato e in rapporto con l'ambiente. La lotta è notevolmente più leggera, egli fa solo ginnastica, pratica arti virili e compensa quanto gli manca; poi arriva lo stadio oniroide con le canzoni d'amore, corrispondente al periodo di vittoria nella prima psicosi. In questo stato – ripeto le sue stesse parole – è come se andasse lungo il confine che separa due diversi mondi e non sapesse se la realtà è a destra o a sinistra. Egli mi racconta ora: "Si dice che lei sia sposata, ma io credo che non lo sia, bensì che aspetti sempre me; sento che è così. Mi sento sempre come se lei non fosse sposata, come se le cose dovessero ancora andar bene." Quello che il nostro malato descriveva in questo modo, non era altro che un pallido ricordo della scena della prima psicosi in cui egli si presentava come vincitore di fronte alla promessa sposa. Nel corso di poche settimane dopo questo colloquio gli interessi scientifici del malato ripresero sempre più il loro predominio. Della sua storia intima egli parlava visibilmente malvolentieri, la rimuoveva sempre più; e infine evitava semplicemente di parlarne, come se non avesse nulla a che fare con lui. Così poco per volta si chiuse la porta del mondo inconscio. Rimasero solo una certa tensione dell'espressione e uno sguardo che si volgeva, sì, alle cose di questo mondo, ma contemporaneamente anche verso l'interno, e accennava alla silenziosa attività dell'inconscio, elaborante nuove soluzioni per il suo problema insolubile. Questa è la cosiddetta guarigione della dementia praecox.

Noi psichiatri finora non abbiamo potuto reprimere un sorriso, nel leggere come un poeta si sforza di descrivere una psicosi. In generale questi tentativi vengono considerati del tutto inadeguati, perché il poeta introdurrebbe nella sua concezione della psicosi delle connessioni psicologiche che sono completamente estranee al quadro clinico della malattia. Ma, a meno che un poeta non parta proprio dal copiare un caso da un trattato di psichiatria, perlopiù il poeta riesce meglio dello psichiatra.

Il caso che vi ho descritto non è affatto un unicum, ma rappresenta un intero tipo di cui un poeta ha già creato un modello di validità generale. Il poeta è Spitteler, il modello è *Imago*. Do per conosciuto il decorso di *quel* caso. La distanza psicologica tra la creatura del poeta e il malato mentale è tuttavia grande. Il mondo del poeta è il mondo dei problemi risolti. La realtà è il problema non risolto. Il malato mentale è una fedele immagine di questa realtà. Le sue soluzioni sono insoddisfacenti illusioni, la sua guarigione una temporanea rinuncia al problema, che, non risolto, continua a lavorare nelle profondità dell'inconscio e a tempo debito risale in superficie, per creare con nuovi scenari nuove illusioni; come vedete, uno scorcio della storia dell'umanità.

Certo non tutti i casi della malattia di cui qui ci occupiamo si svelano all'analisi psicologica in modo chiaro e trasparente. Al contrario, la maggioranza resta profondamente oscura e difficile da comprendere, non da ultimo perché solo una data frazione di tutti i malati arriva alla guarigione. Il nostro ultimo caso è caratterizzato dal fatto che il ritorno del paziente in una condizione normale rese possibile gettare uno sguardo retrospettivo sul periodo della malattia. Purtroppo non abbiamo sempre il vantaggio di questo punto d'osservazione, perché un gran numero di malati non ritrova più la via del ritorno dal sogno. Essi si sono perduti nei labirinti di un giardino fatato, dove la stessa immutabile storia si svolge continuamente in un presente senza tempo. Per i malati la lancetta dell'orologio del mondo è ferma, per loro non esiste più alcun tempo, alcun divenire. Per loro è indifferente che passino due giorni oppure trent'anni sopra il loro sogno. Ho avuto per esempio nel mio reparto un malato, che da cinque anni, senza mai dire una parola, se ne stava a letto completamente sprofondato in sé stesso. Ogni giorno io passavo da lui due volte per la visita. Ogni volta mi avvicinavo al suo letto e costatavo che ogni cosa era esattamente come prima. Un giorno ero sul punto di lasciare la stanza, quando una voce sconosciuta esclamò dietro di me: "Chi è Lei? Che cosa vuole qui?" Vidi con stupore che era il malato muto, che improvvisamente aveva ritrovato la voce e probabilmente anche la coscienza. Io gli dissi che ero il suo medico, al che egli replicò con collera: perché mai lo si teneva chiuso là dentro? Perché non si parlava mai con lui? Disse questo in un tono offeso, come un individuo normale che non sia stato salutato per alcuni giorni. Io gli dissi che egli era stato a letto per cinque anni senza dire una parola, e senza reagire a nulla, al che mi guardò fisso e con aria sbalordita. Cercai naturalmente di sapere che cosa gli fosse accaduto in quei cinque anni, ma non potei sapere niente. Un altro malato in uno stato simile, interrogato circa il motivo del suo silenzio di anni, affermò: "Perché volevo risparmiare la lingua tedesca."[5] Questi esempi possono mostrarvi che spesso è del tutto impossibile sollevare il velo del mistero, perché i malati stessi non hanno alcuna voglia e alcun interesse a chiarire le loro strane esperienze; perlopiù non le trovano strane.

Ma talvolta i sintomi ci danno delle indicazioni per la comprensione del contenuto psicologico della malattia.

Abbiamo avuto una malata che era stata ospite del Burghölzli per trentacinque anni. Per decenni era rimasta a letto, non parlava mai, non reagiva a nulla, teneva sempre il capo chino, la schiena curva, le ginocchia leggermente piegate. Con le mani faceva sempre degli strani movimenti di sfregamento, così che, nel corso degli anni, sulle palme delle mani si erano formati dei grossi calli. Teneva il pollice

[5] Devo questo esempio alla cortese comunicazione del mio collega dottor Abraham di Berlino. [Karl Abraham fu collaboratore di Jung al Burghölzli dal 1904 al 1907.]

e l'indice della mano destra in opposizione, come per cucire. Quando la paziente due anni fa morì, cercai di sapere come fosse stata prima. Nessuno nell'ospedale ricordava di averla mai vista fuori dal letto. Solo la nostra vecchia capoinfermiera si ricordava ancora di aver visto la malata seduta, nella stessa posizione in cui più tardi stava a letto. A quel tempo faceva movimenti rapidi e ampi delle braccia sopra il ginocchio destro; si diceva allora di lei che "cuciva scarpe", più tardi che "spazzolava scarpe". Nel corso dei decenni i movimenti, poco per volta, si erano ridotti, finché alla fine era rimasto solo un piccolo movimento di sfregamento e solo pollice e indice conservavano ancora la posizione di cucito. Io consultai invano le vecchie cartelle, non contenevano nulla sulla sua storia prima della malattia. Quando per i funerali comparve il fratello settantenne, gli domandai se ricordasse ancora quale era stata la causa della malattia della sorella; al che egli mi disse che essa aveva avuto un innamorato; ma la faccenda per diversi motivi era andata a monte, del che la ragazza aveva tanto sofferto che ne era impazzita. Chi era l'amato? Era un *calzolaio*.

Se non si vuole credere al più bizzarro scherzo del caso, bisogna ammettere che la malata avesse custodito l'immagine dell'amato inalterata per trentacinque anni.

Si potrebbe ora facilmente pensare che malati simili, che danno una tale impressione di demenza, siano effettivamente dei ruderi completamente distrutti. Ma probabilmente non è così. Molto spesso si può dimostrare che simili malati registrano, e perfino con una certa curiosità, tutto ciò che accade intorno, e ne hanno un'eccellente memoria. Questo ci spiega perché molti malati spesso ricuperano per un certo periodo la ragione e sviluppano poteri mentali che si sarebbero creduti da tempo perduti. Tali momenti compaiono talvolta nel corso di gravi malattie somatiche, o poco prima della morte. Abbiamo avuto, per esempio, un paziente con il quale era impossibile condurre un discorso sensato; egli presentava solo un fantastico miscuglio di idee deliranti e di parole bizzarre. Quest'uomo si ammalò una volta di una grave malattia somatica, e io pensavo che curarlo sarebbe stato molto difficile. Tutt'altro! Era come trasformato: un paziente gentile, amichevole, che seguiva con pazienza e gratitudine tutte le prescrizioni mediche. I suoi occhi avevano perduto lo sguardo cattivo e penetrante e guardavano tranquilli e comprensivi. Una mattina entrai nella sua stanza con il saluto abituale: "Buongiorno, come va?" Ma il paziente mi rispose con la sua vecchia esclamazione: "Ecco che ritorna uno di quelli del branco di cani e scimmie che vuole fare il Salvatore." Allora seppi che la sua malattia era guarita. Ma da quel momento tutta la sua ragionevolezza scomparve di nuovo, come soffiata via.

Da simili osservazioni comprendiamo che la ragione in realtà è presente, ma è stata scacciata in qualche oscuro angolo dall'interesse preponderante della mente per le idee morbose.

Ma perché la mente è costretta a esaurirsi nell'elaborazione di patologiche assurdità? Anche a questa difficile domanda la nostra nuova prospettiva dà una risposta soddisfacente. Possiamo oggi sostenere che le immagini patologiche dominano a tal punto l'interesse del malato, perché provengono dai più importanti problemi della psiche normale: quello che ora nella malattia mentale è un intrico incomprensibile di sintomi, era a suo tempo un campo vitale d'interesse del soggetto allora normale.

Come esempio vorrei presentarvi una malata che si trova da vent'anni nella clinica psichiatrica. Essa è sempre stata un enigma per i medici, perché l'assurdità delle sue idee deliranti supera tutto ciò che anche la fantasia più audace può immaginare.

La malata è di professione sarta; è nata nel 1845, e proviene da una famiglia molto povera; una sua sorella, presto traviata, è caduta poi nella palude della prostituzione. La paziente conduceva una vita laboriosa, onesta e riservata. Si ammalò nel 1886, nel suo trentanovesimo anno, dunque alla soglia di quell'età in cui molti sogni giovanili s'infrangono. La sua malattia consisteva in idee deliranti rapidamente crescenti e allucinazioni che presto divennero talmente assurde, che nessuno poteva più comprendere le lamentele e i desideri della malata. Nel 1887 entrò nella clinica psichiatrica. Già nel

1888 il suo linguaggio, per quello che si riferiva alle idee deliranti, era deformato fino all'incomprensibilità. Essa faceva per esempio le seguenti affermazioni incredibili: che di notte le veniva strappato il midollo spinale; che venivano provocati dei dolori alla schiena, con sostanze che passano attraverso i muri e sono cariche di magnetismo. "Il monopolio afferma i dolori che non sono nel corpo e non volano per l'aria." "Vengono fatti degli estratti respirando della chimica, e mediante morte per soffocamento vengono sterminate legioni."

Nel 1892 la paziente si definisce "monopolio delle banconote", "regina degli orfani", "proprietaria del Burghölzli"; dice: "Napoli e io dobbiamo rifornire il mondo intero di pasta."

Nel 1896 diventa "Germania e Helvetia di burro esclusivamente dolce", e dice anche: "Io sono l'arca di Noè, la barca di salvezza e il rispetto."

Da allora le assurdità patologiche si sono moltiplicate, la sua ultima creazione è l'idea delirante che essa sia "la meraviglia del mare rosso - lilla nuovo e del blu".

Questi esempi vi dimostrano fino a che punto arrivi l'incomprensibilità di queste immagini patologiche. La nostra paziente perciò era da anni l'esempio classico dell'"idea delirante assurda" nella dementia praecox, e molte centinaia di studenti di medicina hanno ricevuto da questa paziente una durevole impressione del sinistro potere della demenza. Ma anche questo caso non ha resistito alla più recente tecnica dell'analisi moderna. Quello che la paziente dice non è affatto assurdo, ma pieno di significato, così che chi conosce la chiave può capire senza eccessive difficoltà.

Il tempo purtroppo non mi permette di descrivervi la tecnica grazie alla quale sono riuscito a sollevare il velo del mistero. Devo accontentarmi di chiarirvi sulla base di alcuni esempi la strana deformazione del pensiero e del linguaggio di questa paziente.

Essa per esempio afferma di essere *Socrate*. L'analisi di questa idea delirante dà il seguente risultato: Socrate è il più grande saggio, il più grande sapiente, egli fu accusato calunniosamente e dovette morire in carcere per colpa di uomini malvagi. Essa è la migliore sarta, non ha mai "tagliuzzato un filo inutilmente", non ha mai "lasciato in giro per terra un pezzetto di stoffa", ha lavorato moltissimo. Ora è stata falsamente accusata, uomini malvagi l'hanno rinchiusa e deve morire in manicomio. Perciò è "Socrate"; come vedete, una semplice metafora sulla base di una trasparente analogia.

Un altro esempio: "Io sono *il più fine professorato* e *il più fine mondo degli artisti.*" All'analisi risulta: essa è la migliore sarta, che sceglie i modelli migliori, che fanno molta figura e richiedono poca stoffa, essa mette la guarnizione là dove la si vede. Essa è un professore, un artista della sua professione. Fa i migliori vestiti, che essa chiama bizzarramente "abbigliamento da Museo delle lumache". Solo persone che frequentano la "Casa alla Lumaca" e il Museo (la "Casa alla Lumaca" è un circolo elegante; sta accanto al Museo, al palazzo della Biblioteca, altro centro d'incontro dell'ambiente distinto di Zurigo) sono suoi clienti, perché lei è la migliore sarta, che fa solo "abbigliamento da Museo delle lumache".

La paziente si chiama anche *Maria Stuarda.* L'analisi rileva la stessa analogia che per Socrate: le sofferenze e la morte dell'eroina innocente.

"Io sono la *Lorelei.*" Analisi: è una vecchia canzone molto nota: "Io non so cosa significhi" ecc. Ogniqualvolta lei vuole parlare delle sue faccende, la gente non la capisce e dice che non sa che cosa significhi; perciò è la Lorelei.

"Io sono la *Svizzera.*" Analisi: la Svizzera è libera, nessuno può togliere alla Svizzera la libertà. La paziente non appartiene al manicomio, essa dovrebbe essere libera come la Svizzera; perciò è la Svizzera.

"Io sono *una gru.*" Analisi: nelle *Gru di Ibico* si dice: "...chi è libero da colpa e macchia conserva l'anima pura di un bimbo". Essa è stata chiusa innocente nel manicomio e non ha mai commesso alcun delitto; perciò è una gru.

"Io sono la *Campana di Schiller.*" La *Campana* di Schiller è l'opera più grande del grande maestro. Essa è la più operosa e abile sarta e ha fatto il massimo nell'arte della sartoria; perciò è la Campana di Schiller.

"Io sono *Hufeland.*" Analisi: Hufeland era il migliore dei medici. Lei soffre interminabili tormenti nel manicomio e in più viene anche curata dai medici peggiori. Ma è una personalità così eccellente che avrebbe il diritto di ottenere dei medici migliori, cioè un medico come Hufeland; perciò lei è Hufeland.

La paziente si serve della forma "io sono" in modo assai arbitrario; a volte intende "mi appartiene" oppure "conviene al mio stato", a volte "dovrei avere". Ciò si deduce dall'analisi seguente:

"Io sono la *chiave principale.*" Analisi: la chiave principale è la chiave che apre tutte le porte della clinica psichiatrica. La paziente dovrebbe avere di diritto già da molto tempo questa chiave, perché già da molti anni è la padrona del Burghölzli. Essa esprime in forma semplificata questo ragionamento nella frase: "Io sono la chiave principale."

Il contenuto principale delle idee deliranti si concentra nella frase: "Io sono *il monopolio.*" Analisi: la paziente vuol dire il monopolio delle banconote, che le spetterebbe già da tempo. Essa si crede in possesso del monopolio di tutte le banconote del mondo, con cui si crea enormi ricchezze, come compenso alla povertà e alla bassezza della sua vita. I suoi genitori sono morti presto; perciò lei è "regina degli orfani". I suoi genitori vissero e morirono in grande povertà. Anche su di loro si estende la benedizione, che il delirio onirico della paziente elargisce a piene mani. Così disse testualmente: "Da me i genitori sono vestiti, la madre tanto provata, la ricca di dolori... io sono seduta con lei alla tavola... apparecchiata di bianco con ogni ben di Dio."

Si tratta qui di un'allucinazione visiva, come quelle che la paziente ha effettivamente durante il giorno. È una di quelle scene di appagamento dei desideri, che ricordano la povertà in questo mondo e la ricchezza nell'altro della Hannele di Hauptmann, specialmente la scena in cui Gottwald dice: "Di stracci era coperta - adesso veste di seta. Scalza andava in giro, adesso ha scarpe di vetro ai piedi. Presto abiterà in un castello d'oro e mangerà carne arrosto tutti i giorni - qui è vissuta di patate fredde..."

L'appagamento dei desideri della nostra paziente si spinge ancora più in là. La Svizzera deve pagarle un vitalizio di 150000 franchi. Il direttore del Burghölzli le deve come risarcimento per ingiusto internamento 80000 franchi. Essa è padrona di un'isola con miniere d'argento, la "più potente isola d'argento del mondo". Perciò crede anche di essere la più "grande oratrice" del mondo, di possedere la "massima eloquenza", perché, come essa dice, "la parola è d'argento, il silenzio è d'oro". A lei appartengono tutti i bei campi, o quartieri ricchi, città e paesi, perché lei è padrona del mondo, anzi, "tre volte padrona del mondo". Se la povera Hannele viene esaltata solo a fianco dello sposo celeste, la paziente possiede la "chiave del cielo", non è soltanto ogni regina terrena degna di venerazione come Maria Stuarda e la regina Luisa di Prussia, ma anche la regina del cielo, la madre di Dio, al tempo stesso la divinità. Anche in questo mondo terreno, dove non era altro che una povera sarta a domicilio, che nessuno rispettava, si è creata appagamenti dei suoi desideri umani, scegliendosi tre consorti delle famiglie nobili di questa città e come quarto l'imperatore Francesco. Da questi matrimoni le nacquero due figli immaginari, un maschietto e una femminuccia. Come aveva vestito, nutrito e dissetato i suoi poveri genitori, così essa si preoccupa anche per il futuro dei suoi figli. Al figlio maschio assegna i più grandi bazar della città di Zurigo, perciò suo figlio è uno "zar", perché il proprietario di un *bazar* è uno *zar*. La figlia diventa simile alla madre; diventa perciò la proprietaria del manicomio e prende così il posto della madre, per cui la madre viene liberata dalla prigionia. Perciò la figlia ottiene il titolo di "rappresentanza di Socrate", perché prende il posto di "Socrate" in prigione.

Gli esempi qui menzionati sono ben lontani dall'esaurire le produzioni deliranti della malata, ma vi danno un'idea, io spero, di come sia ricca la vita interiore di questa paziente, che da vent'anni siede apparentemente ottusa e apatica, o, come si dice, "demente" nella sua sala di lavoro, rammendando meccanicamente la sua biancheria e dicendo di tanto in tanto qualche frase senza senso, che nessuno finora capiva. I suoi barocchi miscugli di parole li vediamo adesso sotto un'altra luce: sono frammenti di iscrizioni enigmatiche, pezzetti di fantasie favolose, che si sono liberate dalla dura realtà, per fondare un proprio regno lontano dal mondo, in cui le tavole sono eternamente apparecchiate e in palazzi dorati si celebrano migliaia di feste. Allo scuro paese nebbioso della realtà la malata lascia solo alcuni enigmatici simboli; né è necessario che essi siano capiti, perché da tempo essa non ha più bisogno della nostra comprensione.

Anche questa malata non è un caso unico. Essa è un esempio di un tipo. Qualcosa di simile si ritrova sempre nei malati di questa specie, anche se non sempre con questa completezza.

I paralleli con la Hannele di Hauptmann mostrano che anche qui un poeta ha fatto un capolavoro creando liberamente dalla sua fantasia. Da questa non casuale coincidenza possiamo trarre la conclusione che il poeta e il malato di mente hanno in comune qualcosa che ogni essere umano porta in sé; vale a dire una fantasia instancabilmente creatrice, che si sforza continuamente di compensare le durezze della realtà. Chi osserva sé stesso con attenzione e senza reticenze, sa che in lui abita un essere che vorrebbe velare e coprire tutto ciò che è difficile e dubbio nella vita, per crearsi una strada facile e libera. La malattia mentale aiuta questo essere ad avere il sopravvento. E una volta che questo essere sia salito in superficie, lentamente o rapidamente la realtà viene rivestita di fantasia, diventa un sogno remoto, mentre il sogno diventa realtà, che spesso incatena il malato a sé, completamente o in parte, per tutta la vita. Noi sani, che siamo tutti immersi nella realtà, vediamo solo la distruzione del malato in questo mondo, ma non la ricchezza di quel lato dell'anima che ci è nascosto. Purtroppo troppo spesso non arriva a noi alcuna informazione sulle cose che si svolgono in quel lato oscuro, perché tutti i ponti che collegano l'al di là con l'al di qua sono stati tagliati.

Al giorno d'oggi non sappiamo ancora se queste nuove teorie

hanno validità generale o solo limitata; quanto più accuratamente e pazientemente esaminiamo i nostri malati, tanto più incontriamo casi che nonostante un'apparente totale demenza, ci permettono di gettare almeno in parte lo sguardo su un'oscura vita psichica, che è molto lontana dall'impoverimento mentale che la concezione precedente ha creduto di dover postulare.

Anche se non siamo affatto ancora in grado di spiegare completamente le leggi di quel mondo oscuro, tuttavia già ora possiamo con sicurezza sostenere che nella dementia praecox non esiste alcun sintomo che si possa definire come psicologicamente immotivato e insensato. Anche le cose più assurde non sono altro che simboli di pensieri, che non solo sono generalmente comprensibili all'uomo, ma che abitano in tutti i cuori umani. Così nel malato di mente scopriamo non qualcosa di nuovo e sconosciuto, ma il sottofondo del nostro stesso essere, la matrice dei problemi vitali attorno ai quali noi tutti lavoriamo.

Appendice: Sulla comprensione psicologica di processi patologici

Il numero di esperienze di cui disponiamo sulla psicologia della dementia praecox si è considerevolmente accresciuto dopo la pubblicazione della prima edizione. Quando, nel 1903, feci la prima analisi di un caso di dementia praecox, intuii le possibilità di future scoperte in questo campo. Questa intuizione si è trovata confermata.

Dapprima Freud, sulla base della sua tecnica analitica affinata da ricche esperienze su nevrotici, ha sottoposto a un più preciso chiarimento psicologico un caso di demenza paranoide, la famosa autobiografia di D. P. Schreber *Denkwürdigkeiten eines Nervenkranken*.[6] In questa indagine Freud dimostra da quali forme infantili di pensiero e d'impulso sia nata la formazione delirante. Le bizzarre idee deliranti che il malato aveva sul suo medico, che egli identificava con Dio o con un essere simile a Dio, come certe sorprendenti, blasfeme idee che il malato aveva sopra Dio stesso, Freud poté ingegnosamente ridurle al rapporto infantile del malato con suo padre. Anche questo caso presenta i comici e grotteschi sistemi di idee che presenta il caso da me descritto sopra. Il lavoro di Freud si limita sostanzialmente a mettere in evidenza quei fondamenti presenti dappertutto e senza differenza, da cui, per così dire, deriva storicamente ogni costruzione psicologica.[7] In riferimento alla ricca e pecu-

[6] *Osservazioni psicoanalitiche su un caso di paranoia (dementia paranoides) descritto autobiograficamente.*

[7] Vedi anche Ferenczi (1911).

liare formazione di simboli in questo tipo di malati il procedimento analitico-riduttivo non ha dato quei risultati che si potevano sperare dopo le esperienze con l'isterismo.

Se si leggono certi lavori della scuola di Zurigo – voglio dire di Maeder,[8] della Spielrein,[9] di Nelken,[10] della Grebelskaja,[11] di Itten[12] – si resta fortemente impressionati dall'enorme formazione di simboli presente nella dementia praecox. Allorché alcuni di questi autori procedono ancora essenzialmente col metodo analitico-riduttivo, riconducendo la complessa costruzione delirante ai fondamenti più semplici e generali, come è accaduto anche nel predetto scritto, è difficile sfuggire alla sensazione che questo metodo non possa essere del tutto adeguato all'abbondanza e all'incredibile ricchezza delle formazioni fantastiche e dei simboli; anche se indubbiamente, sotto un certo aspetto, ha un effetto illuminante.

Noi siamo grati, per esempio, a un commento del *Faust* se ci riduce i molteplici materiali della seconda parte alle loro fonti storiche; oppure se un'analisi psicologica della prima parte ci fa vedere come il conflitto drammatico si basi sul conflitto che c'è nell'anima del poeta, e come questo conflitto soggettivo a sua volta si basi su quelle ultime e generali cose umane, delle quali nulla ci è estraneo, e che anche noi tutti portiamo nei nostri cuori. Ma siamo tuttavia un po' delusi. Noi non leggiamo il *Faust* per scoprire che dovunque si ritrova l'"umano - troppo umano". Di ciò siamo purtroppo già informati a sufficienza. Chi non lo sapesse ancora, non avrebbe che da andare per il mondo per un breve periodo e considerare una buona volta la vita senza prevenzioni e con gli occhi aperti. Egli ritornerà convinto della grandezza e potenza del "troppo umano", e si volgerà avidamente al *Faust*, non per ritrovare ciò che ha appena lasciato, ma per vedere in che modo un uomo come Goethe si confronta con queste umane banalità e ne libera la propria anima. Una

[8] *Psychologische Untersuchungen an Dementia praecox-Kranken.*
[9] *Über den psychologischen Inhalt eines Falles von Schizophrenie (Dementia praecox).*
[10] *Analytische Beobachtungen über Phantasien eines Schizophrenen.*
[11] *Psychologische Analyse eines Paranoiden.*
[12] *Beiträge zur Psychologie der Dementia praecox.*

volta che sappiamo chi fosse il "proctofantasmista", a quali avvenimenti dell'epoca si richiami l'enorme numero di simboli della seconda parte, e che tutto questo è anche profondamente embricato con l'anima del poeta e condizionato da essa, allora giungiamo a ritenere questi fattori determinanti come meno importanti del problema di che cosa il poeta voglia dire con i suoi simboli. Il ricercatore che procede in modo riduttivo, invece, vede il significato in quelle umane generalità, e non pretende da una spiegazione nulla più di una riduzione di ciò che è sconosciuto e complicato a ciò che è noto e semplice. Definirei questo tipo di comprensione come "comprensione all'indietro". Ma esiste anche un altro tipo di comprensione che non è di natura analitico-riduttiva, bensì *sintetica* o *costruttiva*. Definirei questa comprensione come "comprensione verso l'avanti", e il metodo corrispondente come *metodo costruttivo*.

Com'è a tutti noto, l'attuale modo di spiegazione scientifica si basa sul principio causale. Spiegazione scientifica vuol dire spiegazione causale. Noi perciò tendiamo naturalmente, ogni volta che pensiamo in modo scientifico, a dare spiegazioni e interpretazioni causali, e a ritenere spiegata una cosa quando è stata ridotta analiticamente alla causa e al principio generale. In questo il metodo di spiegazione psicologica di Freud è, nel suo principio, rigorosamente scientifico.

Ma se applichiamo questo metodo al nostro *Faust*, ci diviene chiaro che per un'autentica comprensione del Faust ci vuole molto di più. Ci sembrerà persino che non potremmo affatto capire l'alto significato voluto dal poeta se vedessimo in lui *solo* ciò che è generalmente umano. Perché il generalmente umano lo possiamo vedere dappertutto. Ma noi vogliamo trovare nel Faust proprio come quest'uomo si sia elevato all'unicità, e quando abbiamo compreso questo, abbiamo compreso anche il simbolo che Goethe ci ha dato. Noi commettiamo allora spesso e volentieri l'errore di credere di aver capito Goethe. Ma siamo prudenti e modesti, e diciamo per cominciare solo che attraverso lui abbiamo capito noi stessi. Penso qui a quella ingegnosa definizione di Kant, secondo cui "comprendere" non significa altro che "riconoscere... nel grado *sufficiente al nostro scopo*".

Certamente questa comprensione è soggettiva e quindi non scientifica nel senso che intendono coloro per i quali scientificità e spiegazione secondo il principio causale sono la stessa cosa. Ma la questione della validità di questa identificazione sarebbe ancora da discutere. Per il campo della psicologia devo esprimere con ogni energia i miei dubbi in proposito.

Noi parliamo di comprensione "oggettiva", quando abbiamo spiegato qualcosa secondo il principio causale. Ma in fondo la comprensione è un processo soggettivo, a cui attribuiamo la qualità di "oggettivo" soltanto per distinguerla da un altro tipo di comprensione, che è anch'essa un processo psicologico e soggettivo, a cui però attribuiamo senz'altro la qualità di "soggettivo". Al giorno d'oggi l'atteggiamento generale è tale che valore di scientificità viene attribuito solo alla comprensione "oggettiva", proprio per la sua validità generale. Questo punto di vista è inoppugnabilmente corretto dovunque non si tratti proprio del processo psichico stesso, dunque in tutte le scienze che non siano la psicologia.

Comprendere il *Faust* "oggettivamente", cioè in modo causale, equivale – per portare un esempio espressivo – a comprendere una cattedrale gotica sotto l'aspetto storico, tecnico, e, per ultimo, anche dal punto di vista della mineralogia. Ma dov'è il *senso* di quell'opera meravigliosa? Dov'è la risposta alla domanda più importante: verso quale fine voleva innalzarsi l'uomo dell'età gotica nella sua opera, e come dobbiamo intendere la sua opera soggettivamente, riferita a noi? Allo spirito scientifico questa sembra una domanda superflua, che perlomeno non ha nulla a che fare con la scienza. Inoltre essa si scontra con il principio causale, essendo il suo fine chiaramente speculativo-costruttivo. E l'uomo moderno ha superato lo spirito della scolastica.

Se noi vogliamo avvicinarci alla comprensione di ciò che è psicologico, dobbiamo ricordare sempre il dato di fatto della relatività soggettiva di ogni conoscenza. Il mondo è anche *come noi lo vediamo*, e non solo oggettivo; e ciò è ancor più vero per la psiche. Una comprensione "oggettiva" dell'anima è possibile come quella del *Faust* e del duomo di Colonia. In questa comprensione "oggettiva" risiede il valore e il limite dell'attuale psicologia sperimentale e della psicoanalisi. Ma la mentalità scientifica, fintantoché pensa in modo causalistico, è incapace di comprendere "in avanti"; capisce solo "all'indietro": come Arimane, il demonio persiano, ha il dono della conoscenza retrospettiva. Ma questo sapere è solo una metà dell'anima. L'altra metà, la più importante, si deve intendere costruttivamente, verso l'avanti, e quando ciò non accade, non si è capito nulla. Se la psicoanalisi, nell'orientamento freudiano, riuscisse a stabilire un legame continuo e necessario tra lo sviluppo sessuale infantile di Goethe e il *Faust*, oppure, nella versione adleriana, tra la volontà di potenza infantile di Goethe adulto e la sua opera, allora un compito interessante sarebbe stato realizzato; si sarebbe cioè dimostrato come si debba ridurre un'opera prodigiosa ai più semplici presupposti pensabili. Ma Goethe ha costruito la sua opera a *questo scopo*? Voleva che la s'intendesse così?

Dovrebbe essere quindi chiaro che un simile modo di comprendere sarebbe indubbiamente scientifico, ma non centrerebbe affatto il punto essenziale. Questo vale anche per la psicologia in generale. Comprendere l'anima causalmente vuol dire capirne solo la metà. La comprensione causale del *Faust* ci chiarisce come esso si sia fatto in quanto opera d'arte compiuta, ma non ci dice nulla sul significato vivente che gli ha dato il poeta, vivente solo perché noi lo viviamo in noi stessi. Nella misura in cui la vita reale e attuale è qualcosa di nuovo che trionfa su tutto il passato, il valore principale di un'opera d'arte non si deve scorgere nel suo sviluppo causale, ma nella sua azione vivente. Svaluteremmo un'opera come il *Faust* se la considerassimo solo come qualcosa di compiuto; il *Faust* è compreso solo se viene inteso come qualcosa in continuo divenire e da vivere.

Così dobbiamo considerare anche l'anima umana: l'anima è solo sotto un certo aspetto un *divenuto*, come tale affrontabile dal punto di vista causale. Ma d'altro lato l'anima è un *divenire* che può essere compreso solo in modo *sintetico* o *costruttivo*. Il punto di vista causale vuole sapere solo in che modo quest'anima presente sia divenuta così come si presenta oggi. Il punto di vista costruttivo invece si domanda come, da quest'anima divenuta così, si potrà gettare un ponte verso il suo futuro.[13]

(I due punti di vista si possono illustrare mediante la differenza nel loro modo di trattare i simboli onirici. Uno dei miei pazienti, un uomo di volontà estremamente debole, pigro e passivo, fece il seguente sogno: *qualcuno gli dava una strana vecchia spada decorata con singolari antichi segni. Il sognatore si rallegra immensamente di questo regalo*. All'epoca del sogno, egli soffriva di un leggero malessere fisico, che lo aveva esageratamente impressionato, così che era ricaduto in una totale disperazione e passività. Egli aveva perso ogni piacere e interesse alla vita.

È senz'altro vero che il paziente si trovava sotto il forte influsso del cosiddetto complesso del padre e che desiderava superare la potenza fallica di suo padre (spada). Questo era precisamente il suo errore infantile; egli non voleva altro che dominare la vita in maniera arcaica, sessuale. Fin qui la riduzione del simbolo onirico era completamente soddisfacente. Solo che il paziente sapeva tutto questo, e perciò poté interpretare il suo sogno senza difficoltà. Egli così non imparò nulla dalla sua interpretazione.

Egli associò l'*uomo* del sogno a un giovane amico, che era gravemente malato di tubercolosi e veniva considerato un caso disperato. Il paziente disse: "Era straordinario vedere come il mio amico sopportava il dolore; aveva una pazienza enorme, coraggio e speranza. Diceva sempre: 'non voglio morire, ho deciso di vivere'. La sua forza di volontà era così grande che alla fine superò la malattia e guarì. Era veramente un esempio di coraggio." Le sue associazioni a *spada*

[13] [I quattro capoversi che seguono tra parentesi sono apparsi per la prima volta nell'edizione originale inglese del 1915 e sono stati tradotti in tedesco per l'edizione delle Opere.]

furono: "Una vecchia spada di bronzo, che è stata tramandata da tempo immemorabile. I segni mi ricordano antiche lingue e antiche civiltà. La spada è un antico patrimonio ereditario dell'umanità, un'arma, uno strumento di difesa e di attacco, una protezione contro i pericoli della vita."

Adesso comprendiamo: il suo giovane amico gli aveva dato un inestimabile esempio di come si affrontano i pericoli della vita con salda e valorosa risolutezza. Le parole "io voglio" sono la più antica eredità dell'umanità e l'hanno aiutata in innumerevoli pericoli. Esse sono la difesa dell'uomo civile e lo distinguono dall'animale, che obbedisce solo al cieco istinto e alle leggi naturali. Con questo sogno viene indicata al paziente una strada, una strada verso un punto di vista più idealistico, che lo libera dalla sua infantile autocommiserazione e lo conduce a quella fermezza d'animo che ha da sempre aiutato l'umanità ad affrontare minacce e pericoli.)

Come il punto di vista causale arriva, alla fine, attraverso l'analisi e la riduzione delle esperienze vissute individuali, ai princìpi universali dell'anima umana, così il punto di vista costruttivo arriva attraverso la sintesi delle tendenze individuali a traguardi universali. L'anima è il punto di passaggio, perciò necessariamente determinata sotto due aspetti. Essa dà, da un lato, l'immagine d'un deposito di tutto il passato, e al tempo stesso, d'altro lato, ci dà un'immagine di una embrionale conoscenza di tutto ciò che verrà, nella misura in cui l'anima crea essa stessa il futuro.

L'anima, a un momento dato, è da un lato il risultato e il culmine di tutto ciò che è stato (tale appare al punto di vista causale), d'altro lato è un'espressione di ciò che verrà. Dato che il futuro è solo apparentemente uguale al passato, ma per essenza sempre nuovo e unico (il punto di vista causale ama capovolgere questa frase), così anche l'espressione presente è incompleta, embrionale per così dire, in riferimento al futuro. Nella misura in cui noi consideriamo il contenuto presente della psiche come espressione simbolica del futuro, ci troviamo nella necessità di dedicare a questa espressione un interesse *costruttivo*. Mi sentivo quasi tentato di dire: un interesse "scientifico". Ma la nostra scienza si identifica col principio causale. Non appena consideriamo l'anima presente col metodo causale o scientifico, essa ci sfugge in quanto *divenire*. Se vogliamo afferrare quest'altro volto dell'anima, ciò naturalmente non può avvenire con l'esclusivo impiego del principio causale, ma solo con l'aiuto del punto di vista costruttivo. Il punto di vista causale riduce a elementi più semplici, il punto di vista costruttivo invece elabora verso costruzioni più complicate e più alte. Questo punto di vista è perciò necessariamente speculativo.

A differenza della speculazione scolastica, però, la comprensione costruttiva non enuncia alcun principio di validità generale, bensì "solo" di validità soggettiva. Se un filosofo speculativo afferma di aver davvero compreso il mondo con il suo sistema, s'inganna, perché egli ha "solo" compreso sé stesso e si è rappresentato con un'ingenua proiezione sul mondo. La proiezione è un errore di fondo della scolastica, che si è conservato fino ai tempi più recenti. Per reazione a questo la "scientificità" della nuova era ha cercato quanto più possibile di eliminare la speculazione, e così facendo è caduta nell'altro estremo. Essa voleva creare una psicologia "oggettiva". Di fronte a questa aspirazione l'importanza che Freud ha attribuito alla psicologia individuale è un merito inestimabile. In questo modo viene in primo luogo messa in rilievo come si conviene l'enorme importanza che ha il soggettivo nello sviluppo del processo mentale oggettivo.

Ora la speculazione soggettiva, che non solleva alcuna pretesa di validità oggettiva, è identica alla comprensione costruttiva. È una creazione soggettiva, che, vista dall'esterno, può facilmente apparire come *fantasia infantile* o almeno come suo inconfondibile prodotto, e deve ancora venire valutata in modo "oggettivo", in quanto "oggettivo" viene considerato come identico a "scientifico" o "causalistico". Ma, vista dall'interno, la comprensione costruttiva significa *liberazione*. "Creare: questa è la più grande liberazione dalla sofferenza; e il farsi la vita leggera."[14]

Se applichiamo questi punti di vista, acquisiti con la riflessione, alla psicologia di quei malati mentali alla cui categoria appartiene il caso Schreber, dal punto di vista "oggettivo-scientifico" dobbiamo ridurre la costruzione fantastica del malato a fondamenti semplici e generalmente validi. Questo è stato fatto da Freud. Ma con ciò si è fatta solo metà del lavoro. L'altra metà consiste nella comprensione costruttiva del sistema di Schreber. La domanda è: quali fini voleva raggiungere il malato mediante la creazione del suo sistema?

Al pensatore d'oggi, soltanto scientifico, questa domanda apparirà incongrua. Lo psichiatra ne riderà indubbiamente, perché profondamente convinto della validità universale del suo e solo salutare causalismo; egli vede la psiche solo come qualcosa di derivato, di reattivo. Spesso, purtroppo, traspare senza possibilità di dubbio l'immagine che inconscia si cela nella sua mente: psiche = secrezione cerebrale.

Se osserviamo la realtà senza pregiudizi e ci domandiamo a che cosa miri il sistema delirante, allora vediamo in primo luogo che esso effettivamente mira a qualcosa, e in secondo luogo che il malato mette la sua più forte volontà al servizio del sistema. Esistono malati che sviluppano il loro sistema con compiutezza scientifica, portandosi dietro una quantità spesso immensa di materiale comparativo e dimostrativo. Schreber appartiene un po' a questa categoria. Altri non procedono in modo così approfondito e dotto, ma si accontentano d'un cumulo di sinonimi per esprimere ciò a cui tendono. Un buon esempio di questo è il caso sopra accennato della paziente che si attribuisce tutti quei grotteschi "titoli".

Questa inconfondibile aspirazione dei malati a esprimere qualcosa con e nel loro delirio, Freud la vede retrospettivamente, come appagamento fantastico di desideri infantili. Adler la riduce alla volontà di potenza. Per lui il sistema delirante è una "protesta virile", un mezzo per assicurarsi la superiorità minacciata. Questa aspirazione,

[14] Nietzsche, *Also sprach Zarathustra*, p. 124.

così caratterizzata, è altrettanto infantile, come infantile è il mezzo impiegato, la formazione delirante, perché insufficiente rispetto allo scopo; perciò si può capire il rifiuto da parte di Freud del punto di vista adleriano. Freud classifica giustamente questa volontà di potenza sotto il concetto del desiderio infantile.

Il punto di vista costruttivo è assai diverso. La formazione delirante da questo punto di vista non è, nei suoi materiali, né infantile né eo ipso "patologica", bensì *soggettiva*; quindi, nell'ambito del soggettivo, essa ha diritto all'esistenza. Il punto di vista costruttivo rifiuta la concezione che pretende che la formazione fantastica soggettiva sia soltanto, o anche solo in misura preponderante, un desiderio infantile mascherato simbolicamente oppure un patologico e ostinato attaccamento alla finzione della propria superiorità, nella misura in cui questa concezione vorrebbe essere una spiegazione definitiva. L'attività mentale soggettiva si *può* valutare dall'esterno, in definitiva come si può giudicare qualsiasi altra cosa. Solo che questo giudizio è purtroppo inadeguato, essendo proprio della natura della soggettività che non la si possa giudicare oggettivamente. Noi non possiamo misurare una distanza in litri. Il soggettivo si può capire e giudicare solo soggettivamente, vale a dire costruttivamente. Un giudizio diverso sarebbe ingiusto e inadeguato alla cosa.

Questa cambiale in bianco che il punto di vista costruttivo assegna al soggettivo appare naturalmente, allo spirito "scientifico", come la più dura violenza inflitta alla ragione. Ma esso può protestare solo finché la costruzione non è dichiaratamente *soggettiva*. La comprensione costruttiva *analizza* anche, ma non *riduce*. Essa scompone il delirio in componenti *tipiche*. Ciò che dev'essere visto come tipo, risulta dal grado di esperienza e conoscenza raggiunto. Anche i sistemi deliranti più individuali non sono assolutamente unici e inimitabili, bensì offrono analogie evidenti e inconfondibili con altri sistemi. Dall'analisi comparativa di molti sistemi, si ricavano le formazioni tipiche. Se si può parlare di riduzione, si tratta solo di riduzione a tipi generali, ma non a un principio generale acquisito per via induttiva o deduttiva, come per esempio "sessualità" o "volontà di potenza". Questo accostamento ad altri sistemi tipici serve solo ad allargare la base su cui deve elevarsi la costruzione. Contemporaneamente esso serve al fine della comunicazione oggettiva. Perché se si procedesse in modo del tutto soggettivo, si continuerebbe a costruire nel linguaggio e al livello mentale del paziente, per cui ne risulterebbe una struttura che forse potrebbe essere intelligibile al paziente e al ricercatore che lavora sul caso, ma non al più vasto pubblico scientifico, che non potrebbe riuscire a immedesimarsi senz'altro nelle peculiarità del linguaggio e del pensiero del caso individuale in questione.

I lavori sopra menzionati della scuola di Zurigo contengono registrazioni accurate e vaste di materiali individuali. In questi materiali si trovano in gran numero delle formazioni tipiche, che presentano inconfondibili *analogie con formazioni mitologiche*. Da questa rassomiglianza è derivata una fonte nuova ed estremamente preziosa per la ricerca comparativa sui sistemi deliranti. Certo, non è facile accettare senz'altro una simile possibilità di confronto. La questione è solo se i materiali da confrontare siano veramente simili oppure no. Si vorrà anche obiettare che formazioni patologiche e mitologiche non sono direttamente confrontabili. Ma questa obiezione non si può sollevare a priori, perché solo un accurato confronto può rilevare se esista un vero parallelismo oppure no. Attualmente sappiamo solo che entrambi sono prodotti della fantasia, e che come tutti i prodotti del genere si basano sostanzialmente sull'attività dell'inconscio. Se il paragone sia valido o meno, può dirlo solo l'esperienza. I risultati acquisiti finora mi sembrano così incoraggianti, che giudico molto promettente una continuazione del lavoro per questa via.

Senza pronunciarmi ulteriormente sulla natura del metodo costruttivo, l'ho applicato praticamente in un caso, che Théodore Flournoy ha pubblicato nelle "Archives de Psychologie".[15] Si tratta di una giovane signora alquanto nevrotica, che nel testo pubblicato da Flournoy descrive come sia stata improvvisamente sorpresa da

[15] [Vol. 5, 36-51 (1906): *Quelques faits d'imagination créatrice subconsciente.*]

coerenti costruzioni fantastiche, che irrompevano dall'inconscio nella coscienza. Io ho sottoposto quelle fantasie, che vengono esaurientemente descritte, al mio metodo costruttivo, e ho esposto i risultati di queste ricerche nel mio libro *Trasformazioni e simboli della libido* (1912).[16] Questo libro ha cozzato, purtroppo, contro molti inevitabili malintesi. Ma anche qui ho trovato una particolare soddisfazione, incontrando l'approvazione di Théodore Flournoy, che ha pubblicato il testo e conosce il caso personalmente. Spero che lavori futuri possano esporre il punto di vista della scuola di Zurigo in modo comprensibile anche per un pubblico più vasto. Chi, sulla base dell'esposizione qui data, si è sforzato di comprendere la natura del metodo costruttivo, può facilmente immaginare quanto grandi siano le difficoltà del lavoro dei ricercatori e quanto maggiori ancora siano le difficoltà dell'esposizione obiettiva.

Tra le molteplici difficoltà e cause di malintesi vorrei qui metterne in rilievo solo una particolarmente caratteristica: chi sottoponga il libro di Schreber, o un qualunque caso somigliante, ad accurato esame, scoprirà facilmente che tali malati vivono fino all'assurdo l'impulso a creare una nuova *visione del mondo*. Il loro fine è evidentemente quello di creare un sistema le cui formule permettano loro l'assimilazione di fenomeni psichici sconosciuti, cioè che diano loro la possibilità di adattarsi al loro proprio mondo. Questo inserimento è dapprima puramente soggettivo, ma è una tappa necessaria sulla via verso un inserimento della loro personalità nel mondo in generale. Solo che il malato rimane fermo a questa tappa e pone la sua visione soggettiva al posto del mondo, per il che appunto egli rimane malato. Egli non può liberarsi dal soggettivismo, e perciò non trova il punto di collegamento col pensiero oggettivo, cioè con la società. Il malato non raggiunge la vera comprensione di sé stesso, perché si comprende *solo* soggettivamente. Ma una comprensione puramente soggettiva non è una reale e definitiva comprensione; vera e *attiva* essa diventa solo quando, secondo l'appropriata for-

[16] [Nuova edizione: *Simboli della trasformazione* (1952).]

mulazione di Ludwig Feuerbach, si trova "in accordo con quella di molti altri esseri ragionevoli". In questo modo la comprensione diventa oggettiva,[17] e il collegamento con la vita è raggiunto.

Sono convinto che non pochi solleveranno l'obiezione che, in primo luogo, il processo psicologico di adattamento non avviene affatto a seguito della previa formazione di una "visione del mondo", e, in secondo luogo, che è già un segno di disposizione morbosa dello spirito compiere il tentativo di adattarsi passando per una "visione del mondo". Esistono indubbiamente innumerevoli individui che riescono ad adattarsi e amalgamarsi col mondo senza una preliminare visione del mondo. Se mai arrivano a una visione generale, ciò avviene sempre a posteriori. Ma d'altra parte esistono altrettanti individui che riescono ad adattarsi solo passando attraverso una preliminare formulazione intellettuale. Essi non possono adattarsi a ciò che non comprendono o che credono di non comprendere. E perlopiù accade che essi s'inseriscono solo fino al punto in cui sono arrivati con la comprensione intellettuale. A questi ultimi sembrano appartenere tutti quei malati che qui prendiamo particolarmente in considerazione.

L'esperienza medica fino a oggi ha insegnato che esistono due grandi gruppi di disturbi nervosi funzionali: l'uno comprende tutte quelle forme di malattie che vengono in generale definite "isteriche", l'altro comprende tutte quelle forme che la scuola francese ha chiamato "psychasténie". Anche se la distinzione – devo osservare – è piuttosto incerta, tuttavia essa mette in rilievo due tipi psicologici che sono inequivocabilmente diversi, essendo la loro psicologia diametralmente opposta. Io ho definito questi tipi *introverso* ed *estroverso*. L'isterico appartiene al tipo *estroverso*, e lo psicoastenico al tipo *introverso*, e così il demente precoce, nella misura in cui oggi lo conosciamo. La terminologia – introversione ed estroversione – è in relazione con la mia concezione energetica dei fenomeni psichici. La mia ipotesi è quella di una tendenza di base che chiamo

[17] Questa comprensione "oggettiva" non è identica alla comprensione causalistica.

libido.[18] In corrispondenza all'uso classico della parola, "libido" non ha un significato esclusivamente sessuale, come ha nella medicina. Come una volta mi ha proposto Claparède, si potrebbe anche sostituirvi in un certo senso la parola "interesse", se questa espressione al giorno d'oggi fosse ancora suscettibile di estensione. Ci si potrebbe anche servire del concetto bergsoniano di "élan vital", se solo questa espressione fosse meno biologica e più psicologica. Libido dev'essere un'espressione energetica per *valori psicologici.* Ciò che ha valore psicologico è efficace; perciò può anche essere considerato in una prospettiva energetica, senza che si pretenda in tal modo la possibilità di una misurazione esatta.

Il tipo introverso è caratterizzato dal fatto che la sua libido in un certo senso si volge alla personalità stessa; cioè, egli trova il valore assoluto in sé. Il tipo estroverso invece dirige la sua libido per così dire verso l'esterno, egli trova il valore assoluto nell'oggetto. Il tipo introverso osserva tutto sotto l'angolo visuale del valore della sua stessa personalità, l'estroverso invece dipende dal valore del suo oggetto. Devo purtroppo rinunciare a esporre qui i particolari delle differenze di tipo. Vorrei solo far notare che la questione dei tipi è una questione vitale della nostra psicologia in generale e che ogni ulteriore progresso deve prevedibilmente passare per questo problema. La differenza tra i tipi è grande in maniera inquietante. Finora sulla teoria dei tipi, che ha una grande importanza per la comprensione della dementia praecox, esiste solo una mia breve provvisoria comunicazione.[19] Dal punto di vista psichiatrico già Gross[20] ha attirato l'attenzione sull'esistenza di due tipi psicologici: egli distingue tipi con coscienza ristretta e approfondita e tipi con coscienza appiattita ed estesa. Il primo corrisponde al mio tipo introverso e il secondo al tipo estroverso. Nel mio scritto sopra menzionato ho raccolto altre

[18] [A chiarire ulteriormente il significato di questo termine al tempo del presente scritto può essere utile notare che nella stesura in inglese Jung non ha utilizzato la parola "libido", ma "hormé", aggiungendo: "In my German publications I have used the word *libido,* which seems to be easily misunderstood in English. *Hormé* is the Greek word for "force, attack, press, impetuosity, violence, urgency, zeal".]

[19] *Sulla questione dei tipi psicologici* (1913). [20] *Die zerebrale Sekundärfunktion.*

conferme, tra le quali vorrei mettere in evidenza specialmente l'eccellente descrizione dei due tipi fatta da William James nel suo libro sul pragmatismo.[21] Una distinzione particolarmente spiritosa è stata fatta da F. T. Vischer nella sua suddivisione dei dotti in "Sinnhuber" [fissati dello spirito] e "Stoffhuber" [fissati della materia]. Nel campo della psicoanalisi, Freud rappresenta decisamente la psicologia dell'estroverso, Adler quella dell'introverso. L'insanabile contrasto tra le opinioni di Freud e quelle di Adler (espresse queste ultime principalmente nel suo libro *Über den nervösen Charakter*) si spiega facilmente in base all'esistenza di due psicologie diametralmente opposte, che parlano sì delle stesse cose, ma in senso del tutto diverso. Un estroverso non può, o può solo con la massima difficoltà, intendersi con un introverso su tutte le delicate questioni psicologiche.

Un estroverso comprende malamente la necessità che costringe gli introversi a impadronirsi del mondo attraverso un sistema. E tuttavia questa necessità esiste, altrimenti non avremmo né visioni del mondo, né dogmi e simili. L'umanità colta consisterebbe allora solo di empiristi, e le scienze sarebbero solo scienze sperimentali. Indubbiamente il causalismo e l'empirismo sono forze predominanti nella nostra vita attuale. Ma le cose possono ancora cambiare.

Questa diversità dei tipi è il primo grande ostacolo che si oppone alla reciproca comprensione. Un secondo ostacolo è il fatto che il metodo costruttivo, conformemente alla sua natura, deve adattarsi alle linee direttive proprie al delirio. Le linee direttrici del pensiero del malato devono essere prese sul serio e portate avanti coerentemente; in tal modo il ricercatore si trova sulle posizioni stesse della psicosi. Già questo fatto da solo può far nascere il sospetto che egli stesso sia squilibrato: o quanto meno, che abbia una *Weltanschauung* sua propria: cosa al giorno d'oggi particolarmente riprovevole per l'interessato! La conferma d'una simile possibilità equivale a un'accusa di ascientificità. Ma uno ha sempre una visione del mondo, solo che non tutti lo sanno. E quelli che non lo sanno

[21] [*Pragmatism: a New Name for Some Old Ways of Thinking.*]

hanno semplicemente una visione inconscia e quindi inadeguata e arcaica. Perché tutto ciò che viene lasciato a giacere nella psiche e non viene sviluppato, rimane nello stato originario. Un buon esempio del modo in cui teorie generali vengono influenzate da visioni arcaiche inconsce è stato fornito da un celebre storico, il cui nome non è di alcuna utilità qui. Questo ricercatore ammette come cosa evidente che gli esseri umani si riproducessero un tempo attraverso l'incesto, dato che nella prima famiglia umana il fratello non poteva ricorrere che alla sorella. Questa teoria si basa esclusivamente sulla credenza *inconscia*, ancora esistente, in Adamo ed Eva, come primi e unici progenitori umani! È dunque più prudente cercare di crearsi una visione del mondo moderna, o almeno servirsi d'un sistema adeguato per evitare simili incidenti.

Essere sospettati di possedere una visione del mondo sarebbe cosa ancora sopportabile; ma esiste un pericolo ancora maggiore, cioè quello che il pubblico creda che la teoria elaborata mediante il metodo costruttivo venga considerata dal ricercatore come una visione teoretica oggettivamente valida della natura del mondo in generale. Io devo sempre tornare a ricordare che è un'ostinata, scolastica incomprensione, che non si riesca a distinguere tra una visione del mondo solo psicologica, e una teoria extrapsicologica che riguarda la realtà oggettiva in sé stessa. È assolutamente necessario che colui che studia i risultati del metodo costruttivo possa fare questa distinzione. Il metodo costruttivo, come primo risultato, non dà affatto qualcosa che si possa chiamare una teoria, bensì dà una *linea psicologica di sviluppo*, per così dire una traccia. A questo proposito devo rinviare il lettore al mio libro più su menzionato.

Il metodo analitico-riduttivo ha il vantaggio di essere molto più semplice del metodo costruttivo. Esso riduce a fondamenti generali, essenzialmente noti, di natura molto semplice. Il secondo invece deve costruire con materiali estremamente complicati, per raggiungere un obiettivo sempre di nuovo sconosciuto. Questo lavoro costringe il ricercatore a tenere pienamente conto di quante forze sono all'opera nell'anima umana. I bisogni religiosi e filosofici dell'umanità, che il metodo riduttivo cerca di sostituire con concetti elementari secondo il principio del "null'altro che", devono essere riconosciuti come tali e accettati come indispensabili componenti costruttive, se si vuole invece tener conto in modo costruttivo della natura della forza psichica. Se un simile lavoro si spinge molto al di là dei fondamentali concetti empirici, ciò è nella natura dell'anima umana, che non è mai accontentata dall'esperienza soltanto. Tutto ciò che è nuovo nello spirito umano proviene dalla speculazione. Lo sviluppo spirituale segue la via della speculazione, e non la via della limitazione alla semplice esperienza. So perfettamente che le mie idee sono parallele alle idee di Bergson, che il concetto di libido presentato nel mio libro citato è un concetto parallelo a quello di "élan vital", e che il mio metodo costruttivo corrisponde concettualmente al "metodo intuitivo" di Bergson. Io, però, mi limito a ciò che è psicologico e al lavoro pratico. Quando un anno e mezzo fa lessi Bergson per la prima volta, ritrovai con piacere tutto ciò che mi era di guida nel mio lavoro pratico, in un linguaggio compiuto e in un'esposizione filosofica meravigliosamente chiara.

Ma quando si lavora speculativamente con il materiale psicologico, si rischia di cadere vittime del generale equivoco, che alla linea psicologica di sviluppo elaborata si attribuisca il valore di una teoria oggettiva. Di conseguenza sono moltissimi a sentirsi in obbligo di fare delle considerazioni sul problema se una tale teoria sia corretta o scorretta. Le persone particolarmente illuminate trovano che i concetti fondamentali risalgono a Eraclito o a filosofi ancora più antichi. Posso confidare a questi sapientoni che i concetti fondamentali impiegati nel metodo costruttivo risalgono addirittura a tempi che precedono qualunque filosofia storica, cioè alle "teorie" dinamistiche dei popoli primitivi. Se come risultato il metodo costruttivo avesse una teoria scientifica, allora le cose per esso andrebbero male, perché costituirebbe una ricaduta nelle più oscure superstizioni. Ma dato che il metodo costruttivo è ben lontano dal produrre una teoria scientifica, allora la grande antichità dei suoi concetti basilari testimonia in favore della sua straordinaria giustezza. Una volta che il metodo costruttivo ci abbia fornito gran numero di esperienze, solo allora potremo procedere alla *costruzione d'una teoria scientifica, di una teoria delle linee di sviluppo psicologiche*. Fino a quel giorno dobbiamo accontentarci di chiarire queste linee sul piano individuale.

PS. La seconda edizione del mio scritto sul *Contenuto della psicosi* esce in un momento di transizione verso nuove concezioni, che nel campo della dementia praecox hanno potuto venire impiegate solo in parte. È compito del prossimo futuro studiare a fondo anche la costruzione delirante dal punto di vista del metodo costruttivo. Possiamo sperare che con questo metodo potremo cogliere i significati in modo più completo che con il metodo analitico-riduttivo.

3

Importanza dell'inconscio in psicopatologia

1914

Quando noi definiamo qualcosa come "inconscio", non dobbiamo dimenticare che, dal punto di vista della funzione cerebrale, esso può essere inconscio in due modi diversi: fisiologico e psicologico. Qui esporrò solo il secondo punto di vista. Per i nostri fini possiamo definire l'inconscio come la totalità di tutti i processi psichici che non vengono percepiti, che sono dunque inconsci.

L'inconscio contiene tutti quei processi psichici che non possiedono un'intensità sufficiente per superare la soglia tra la coscienza e l'inconscio. Essi rimangono perciò al di sotto della superficie della coscienza e si fanno talvolta sentire subliminarmente.

Fin da Leibniz è noto agli psicologi che gli elementi che costituiscono la coscienza, cioè idee e sensazioni – il cosiddetto contenuto di coscienza – sono molto complicati e si basano su elementi molto più semplici, completamente inconsci; dalla loro combinazione nasce la coscienza. Leibniz aveva già menzionato le "perceptions insensibles", quelle percezioni confuse che Kant chiamava "rappresentazioni in ombra", le quali potevano arrivare alla coscienza solo per via indiretta. Filosofi di età posteriore riconobbero all'inconscio la priorità come fondamento della coscienza.

Questa non è la sede adatta per esporre le molte teorie speculative e le interminabili discussioni filosofiche sulla natura e le proprietà dell'inconscio. Dobbiamo accontentarci della definizione già data, che si dimostrerà del tutto sufficiente per i nostri fini, cioè che l'inconscio si deve intendere come la totalità di tutti i processi psichici al di sotto della soglia della coscienza.

La questione dell'importanza dell'inconscio per la psicopatologia può venire brevemente formulata come segue: "Com'è prevedibile che si comporti il materiale psichico inconscio in casi di nevrosi e psicosi?"

Per poter comprendere meglio quale sia la situazione nei disturbi mentali, sarà forse utile considerare dapprima il comportamento del materiale psichico inconscio in un individuo normale, e in particolare cercare di trovare in lui quello che può essere inconscio. Per venirlo a sapere, abbiamo bisogno in primo luogo di un completo inventario del suo contenuto di coscienza; dopo un processo di eliminazione, possiamo allora aspettarci di trovare quello che il suo inconscio contiene; perché, evidentemente, ciò che si trova nella coscienza non può – per exclusionem – essere inconscio. A questo scopo dobbiamo esaminare tutte le attività, gli interessi, le passioni, le preoccupazioni e le gioie che costituiscono il contenuto della coscienza. Tutto ciò che possiamo scoprire in questo modo, ipso facto non entra più in considerazione come possibile contenuto dell'inconscio, e di conseguenza possiamo aspettarci di scoprire nell'inconscio solo cose che non abbiamo trovato nella coscienza.

Prendiamo un esempio concreto: un commerciante, felicemente sposato, padre di due figli, coscienzioso e diligente nei suoi compiti professionali, cerca contemporaneamente di migliorare per quanto possibile la sua posizione sociale; egli ha fiducia in sé, è illuminato in materia religiosa e persino appartiene a un'associazione che propugna idee liberali.

Come possiamo presumere che apparirà il contenuto dell'inconscio in una simile persona?

Dal punto di vista teorico a cui abbiamo accennato sopra, tutto ciò che della personalità non è contenuto nella coscienza dovrebbe trovarsi nell'inconscio. Ammettiamo dunque che questo uomo creda di possedere tutte le buone qualità or ora descritte, né di più né di meno. Di conseguenza egli non si rende conto che un uomo può essere non solo laborioso, coscienzioso, diligente, ma anche trascurato, indifferente, infido; perché alcune di queste qualità negative sono un'eredità comune dell'umanità e una componente essenziale di ogni carattere. Questo eccellente commerciante dimentica che di recente ha lasciato parecchie lettere inevase, anche se avrebbe facilmente potuto rispondere subito. Egli dimentica anche di aver tralasciato di portare a casa un libro che sua moglie lo aveva pregato di comprare, anche se avrebbe potuto farlo comodamente. Ma cose del genere gli accadono spesso. Si può solo trarne la conclusione che è anche pigro, e che non si può contare su di lui. Egli è convinto di essere un cittadino molto leale; tuttavia ha evitato di dichiarare al fisco l'intero ammontare delle sue entrate, e se poi gli aumentano le tasse, dà il voto ai socialisti.

Egli si ritiene indipendente nelle sue decisioni. Di recente ha concluso un buon affare in borsa; ma quando si accinge a trascrivere i particolari della transazione sul suo rapporto, costata con un senso di disagio che è avvenuto un venerdì tredici. Egli è dunque superstizioso, e niente affatto libero nelle sue decisioni.

Non ci meravigliamo affatto che questi errori compensatori costituiscano una componente sostanziale dell'inconscio. Ed è vero, evidentemente, anche il contrario, cioè che virtù inconsce compensano certe manchevolezze nella coscienza. La legge che si potrebbe trarne sarebbe dunque molto semplice: il prodigo consapevole è inconsciamente un avaro, il filantropo è inconsciamente un egoista e misantropo. Ma purtroppo le cose non sono così facili, anche se c'è un granello di saggezza in questa semplice regola. Esistono importanti predisposizioni ereditarie, nascoste o manifeste, che capovolgono la semplice regola della compensazione e variano fortemente da un caso all'altro. Uno per esempio può essere per diversi motivi un filantropo, ma la natura del suo amore per gli uomini dipende dalla sua disposizione ereditaria, e le sue motivazioni proprie determinano il modo della compensazione di questo atteggiamento filantropico. Per diagnosticare un egoismo inconscio, non basta sapere soltanto che un uomo è un filantropo; per una siffatta diagnosi dobbiamo esaminare accuratamente anche le motivazioni.

Negli individui normali il compito principale dell'inconscio consiste nell'agire in senso compensatorio e nello stabilire un equilibrio. Le tendenze coscienti estreme vengono mitigate e ridotte da un controimpulso nell'inconscio. Quest'azione compensatoria si esprime, come ho cercato di dimostrare con l'esempio del commerciante, in certe attività inconsapevoli, apparentemente prive di senso, che Freud ha chiamato appropriatamente azioni sintomatiche.

Dobbiamo essere grati a Freud anche perché ha richiamato l'attenzione sul significato dei sogni. Infatti i sogni ci insegnano molte cose su questa funzione compensatoria. Un eccellente esempio ne è offerto dal celebre sogno di Nabucodonosor, nel quarto capitolo del Libro di Daniele. Al culmine della sua potenza Nabucodonosor ebbe un sogno, che gli predisse la sua caduta. Egli sognò di un albero che era cresciuto fino al cielo e che sarebbe presto caduto. Questo sogno compensava evidentemente l'eccessivo senso di potenza del re.

Se prendiamo ora in considerazione i disturbi dell'equilibrio psichico, da quanto già detto possiamo facilmente comprendere in che risieda l'importanza dell'inconscio per la psicopatologia. Cerchiamo dunque di scoprire dove e come l'inconscio si manifesta negli stati mentali anormali. Il modo in cui l'inconscio agisce è osservabile nel modo più chiaro nei disturbi di natura psicogena, come l'isterismo, la nevrosi ossessiva ecc.

Sappiamo da tempo che certi sintomi di questi disturbi vengono prodotti da processi inconsci. Altrettanto chiare, anche se meno osservate, sono le manifestazioni dell'inconscio nei pazienti con veri disturbi mentali. Proprio come le idee intuitive degli uomini normali non derivano da combinazioni logiche della ragione cosciente, così anche le allucinazioni e le rappresentazioni deliranti del malato di mente non derivano da processi coscienti, bensì inconsci.

In passato, in un'epoca materialistica della psichiatria, si credeva che tutte le idee deliranti, allucinazioni, stereotipie ecc. fossero causate da una malattia delle cellule cerebrali. I sostenitori di questa teoria non vedevano che le idee deliranti, allucinazioni ecc. compaiono anche in certi disturbi funzionali, e non solo, ma anche in soggetti normali. I primitivi possono avere visioni e sentire voci, senza che i loro processi mentali siano minimamente disturbati. Ricondurre simili fenomeni a una malattia delle cellule cerebrali mi sembra superficiale e ingiustificato. Le allucinazioni mostrano molto chiaramente come una parte dei contenuti inconsci possa spingersi al di là della soglia della coscienza. Lo stesso vale per l'idea delirante, la cui comparsa è per il paziente strana e inaspettata.

L'espressione "equilibrio psichico" non è una semplice figura retorica, perché si tratta veramente di un disturbo dell'equilibrio esistente tra contenuti coscienti e inconsci. E cioè l'attività normale dell'inconscio irrompe in modo anormale nella coscienza e disturba in tal modo l'adattamento dell'individuo al suo ambiente.

Se, in un simile caso, esaminiamo la storia personale, scopriamo spesso che la detta persona ha vissuto per un tempo considerevole in una condizione di grande isolamento, più o meno esclusa dal mondo reale. Questa condizione di isolamento può venire ricondotta a determinate caratteristiche innate o precocemente acquisite, che si presentano ripetutamente nel corso della sua vita. Nell'anamnesi dei pazienti che soffrono di dementia praecox, sentiamo spesso osservazioni come: "Ha sempre avuto una tendenza a rimuginare tra sé, e si isolava dagli altri. Dopo la morte di sua madre si ritirò ancora di più dal mondo ed evitò amici e conoscenti." Oppure sentiamo: "Già da bambino faceva le più strane invenzioni. E più tardi, quando divenne ingegnere, aveva i piani più ambiziosi."

Ora risulta chiaramente che nell'inconscio viene creato un antidoto per compensare l'unilateralità dell'atteggiamento cosciente. Nel primo caso menzionato possiamo aspettarci un crescente desiderio di rapporti umani e nostalgia della madre, di amici, di relazioni personali, mentre nel secondo caso l'autocritica cercherà di stabilire un equilibrio. Nell'uomo normale non si verifica mai un atteggiamento unilaterale a tal punto che gli influssi correttivi dell'inconscio nella vita quotidiana rimangano senza effetto. D'altra parte è del tutto tipico per gli individui anormali rifiutare di riconoscere l'influsso compensatorio dell'inconscio; essi anzi aumentano ancora la loro unilateralità, in accordo col noto fatto psicologico che il più feroce nemico del lupo è il cane lupo, il più duro spregiatore dei negri è il mulatto e il più grande fanatico è il convertito; perché io divento fanatico quando attacco esteriormente una cosa della cui giustezza sono intimamente convinto.

L'uomo psichicamente squilibrato cerca di difendersi dal suo stesso inconscio, cioè egli lotta contro i suoi influssi compensatori. L'uomo che già vive nell'isolamento si ritira sempre più dal mondo reale, e l'ambizioso ingegnere cerca di dimostrare, mediante le sue invenzioni morbosamente esagerate, l'erroneità delle sue energie autocritiche compensatorie. Questo porta a uno stato di eccitazione che produce un considerevole disaccordo tra le tendenze coscienti e quelle inconsce. Le coppie di contrari esplodono, e la scissione che ne risulta porta al disastro, perché ben presto l'inconscio comincia a premere violentemente sulla sfera cosciente. Vengono allora pensieri e umori strani, incomprensibili, e spesso incipienti allucinazioni, che portano chiaramente il marchio del conflitto interiore.

Gli impulsi correttivi o compensazioni, che ora fanno irruzione nella coscienza dovrebbero propriamente costituire l'inizio d'un processo di guarigione, perché attraverso ad essi il precedente atteggiamento isolato dovrebbe venir eliminato. In realtà però questo non accade, perché gli impulsi correttivi inconsci si fanno sentire dalla coscienza in un modo che la coscienza non può accettare.

L'uomo isolato comincia a sentire strane voci, che lo accusano di omicidio e altri delitti. Queste voci lo portano alla disperazione, e nella sua eccitazione egli cerca di entrare in contatto con quanti lo circondano e in tal modo fa esattamente ciò che prima aveva ansiosamente evitato. La compensazione in tal modo agisce bene, ma a svantaggio dell'individuo.

L'inventore patologico, che non è in grado di trarre insegnamenti dai suoi precedenti insuccessi, continua a dedicarsi ai suoi folli piani, e rifiuta di riconoscere il valore dell'autocritica. Egli vuole raggiungere l'impossibile, ma cade invece nell'assurdo. Dopo un certo tempo si accorge che la gente parla di lui, fa commenti negativi sul suo conto, e giunge a deriderlo. Egli crede che sia in atto una vasta congiura per annientare e ridicolizzare le sue invenzioni. Il suo inconscio ottiene gli stessi risultati che avrebbe potuto raggiungere la sua autocritica; ma di nuovo è a svantaggio dell'individuo, perché la critica viene proiettata sull'ambiente.

Una forma particolarmente caratteristica di compensazione inconscia – per portare ancora un esempio – è la paranoia dell'alcoolista. L'alcoolista perde l'amore per la moglie; la compensazione inconscia cerca di ricondurlo al suo dovere, ma con successo parziale, in quanto non fa che renderlo geloso della moglie, come se l'amasse ancora. Sappiamo che l'alcoolista può arrivare al punto di uccidere la moglie e sé stesso in un impeto di gelosia. In altre parole: l'amore per la moglie non è completamente spento, è solo diventato inconscio. Ma dal mondo dell'inconscio esso può riapparire solo sotto forma di gelosia.

Qualcosa di simile si osserva in persone che passano da una confessione religiosa a un'altra. Tutti coloro che si convertono dal protestantesimo al cattolicesimo hanno, com'è noto, una leggera tendenza al fanatismo. Alla loro fede protestante non hanno ancora completamente rinunciato, essa è solo sprofondata nell'inconscio, dove agisce in continuazione come controstimolo al cattolicesimo appena acquisito. Perciò il neoconvertito si sente come coatto a difendere fanaticamente la sua nuova fede. Così succede anche al paranoide, che è costretto a difendersi da ogni critica che provenga dall'esterno, perché il suo sistema delirante è troppo minacciato dall'interno.

Lo strano modo in cui questi influssi compensatori irrompono nella coscienza si spiega per il fatto che essi, in primo luogo, devono combattere contro resistenze già presenti, e perciò si presentano al paziente in una forma completamente stravolta. In secondo luogo questi influssi compensatori possono manifestarsi solo nel linguaggio dell'inconscio, cioè in materiale inconscio di natura molto eterogenea. Perché tutto ciò che per la coscienza non ha più valore e non trova alcuna applicazione adeguata diventa inconscio. Questo materiale comprende tutte quelle fantasie infantili dimenticate che una volta sono state nella coscienza umana e di cui non esistono più che leggende e miti. Per determinati motivi, di cui qui non posso parlare, questo materiale si trova spesso nella dementia praecox.

Spero di essere riuscito in questa breve conferenza, che ritengo molto incompleta, a dare un'idea generale dell'importanza – come io la vedo – dell'inconscio nella psicopatologia. È impossibile, trattandone così brevemente, fornire un'idea precisa dell'intero lavoro che è già stato compiuto in questo campo.

In conclusione si può dire che la funzione dell'inconscio nei disturbi mentali consiste essenzialmente in una compensazione del contenuto della coscienza. La caratteristica unilateralità delle aspirazioni coscienti in tutti questi casi rende tuttavia inutili gli antidoti compensatori. Le tendenze inconsce irrompono comunque inevitabilmente nella coscienza; ma, adattandosi ai fini unilaterali della coscienza, esse appaiono sempre in forma alterata e inaccettabile.

4
Il problema della psicogenesi nella malattia mentale

1919

Se pure m'avventuro a discutere il problema della psicogenesi nelle malattie mentali, sono tuttavia consapevole di toccare una questione che non è propriamente popolare. I grandi progressi che sono stati compiuti nel campo dell'anatomia e della fisiopatologia cerebrali, e l'attuale generale disposizione favorevole alle scienze naturali ci hanno insegnato a cercare sempre e dappertutto cause materiali e a restarcene soddisfatti quando le abbiamo trovate. L'antica spiegazione metafisica della natura è stata screditata a causa dei suoi numerosi errori, a tal punto che il valore della sua prospettiva psicologica è andato perduto. Durante i primi decenni del diciannovesimo secolo nella psichiatria la spiegazione metafisica della natura condusse a teorie moralistico-etiologiche, che rappresentavano la malattia mentale come conseguenza di errori morali. Solo al tempo di Esquirol la psichiatria divenne una scienza naturale.

Lo sviluppo delle scienze naturali portò con sé una visione del mondo generale, quella del materialismo scientifico, che, dal punto di vista psicologico, si basa su una considerevole sopravvalutazione della causalità fisica. Il materialismo scientifico rifiuta per principio di riconoscere un qualunque altro rapporto causale che non sia quello fisico. Il dogma materialistico, come viene formulato nella psichiatria, suona: "Le malattie mentali sono malattie del cervello." Questo dogma è ancor oggi valido, benché in filosofia il materialismo sia già in declino. L'accettazione quasi incontrastata del dogma materialistico nella psichiatria si basa sul principio che la medicina è una scienza naturale e lo psichiatra come medico è uno scienziato. Lo studente di medicina, sovraccarico di studi specialistici, non può permettersi digressioni nel campo della filosofia ed è soggetto esclusivamente all'influsso degli assiomi materialistici. Di conseguenza le ricerche psichiatriche si occupano principalmente di problemi anatomici, quando non sono impegnate in questioni di diagnosi e classificazione. Lo psichiatra considera dunque normalmente l'etiologia fisica d'importanza primaria, mentre considera secondaria e subordinata l'etiologia psicologica; per via di questa impostazione egli tiene d'occhio soltanto i rapporti causali di tipo fisico e trascura la loro derivazione psichica. Con una tale posizione non si può tener conto dell'importanza di fattori psicologicamente decisivi. I medici mi hanno spesso assicurato che nei loro pazienti non si osservava alcuna traccia di conflitti psichici o sintomi psicogeni; ma altrettanto spesso scoprivo che essi avevano studiato attentamente tutti i fenomeni di tipo somatico, ma non avevano preso nota di quelli di natura psichica, non per trascuratezza, ma a causa della tipica sottovalutazione dell'importanza del fattore psicologico.

Una volta per esempio sono stato chiamato come consulente per un caso nel quale due celebri specialisti neurologi avevano diagnosticato un sarcoma delle meningi del midollo spinale. La paziente, una donna di circa cinquant'anni, soffriva di un'eruzione cutanea stranamente simmetrica nella regione lombare e di accessi convulsivi di grida. L'esame fisico compiuto dai medici era stato eseguito con estrema cura, e così l'anamnesi. Un frammento di cute era stato asportato e sottoposto a esame istologico. Ma si era del tutto ignorato che la paziente era un essere umano, con una psiche umana. A questa tipica sottovalutazione del punto di vista psicologico si deve ascrivere il fatto che le condizioni nelle quali la malattia si era manifestata rimasero inesplorate.

La paziente era vedova. Essa abitava con il figlio maggiore, che amava, nonostante molti litigi e reciproche difficoltà. Egli sostituiva in una certa misura il marito. Per il figlio la vita in queste condizioni divenne a poco a poco insopportabile, e infine egli decise di separarsi dalla madre e di andare a vivere altrove. Il primo accesso convulsivo colse la paziente il giorno in cui il figlio se ne andò. Questo fu l'inizio di una lunga malattia. I periodi di miglioramento e di peggioramento nel corso della malattia corrispondevano tutti a cambiamenti nei rapporti col figlio, come risultò chiaramente dall'anamnesi patologica. La diagnosi errata naturalmente non contribuì al miglioramento dei sintomi, bensì peggiorò ulteriormente, per suggestione, la malattia. Come dimostrò l'evoluzione successiva, si trattava di un banale caso di isterismo. I due medici erano ipnotizzati dalla loro fede nella causa fisica e nella natura fisica della malattia, e non venne quindi loro in mente di esaminare le condizioni psichiche della paziente; furono perciò entrambi in grado di assicurarmi che in questo caso non c'era "niente di psichico".

Tali errori sono facilmente comprensibili se ci si rende conto che né gli psichiatri né i neurologi hanno una qualsiasi altra preparazione che non sia quella scientifica. Per queste branche della medicina, tuttavia, le conoscenze psicologiche sono veramente indispensabili. La mancanza di preparazione psicologica viene spesso compensata più tardi, specialmente nei medici generici, dall'esperienza della vita e dei suoi aspetti affettivi fondamentali; purtroppo tuttavia questa non è la regola generale. Lo studente, comunque, sente parlare ben poco, o nulla, di psicopatologia. Anche se il tempo gli permettesse di frequentare un corso di psicologia, avrebbe solo occasione di imparare un tipo di psicologia che non ha nulla a che fare con le esigenze di una pratica medica. Almeno questa è la situazione in Europa. Solitamente gli psicologi sono uomini di laboratorio e non medici pratici, in ogni caso non sono esperti psichiatri o neurologi. Così non ci si deve meravigliare che il punto di vista psicologico nell'anamnesi, nella diagnosi e nel trattamento venga trascurato. E tuttavia questo punto di vista è della massima importanza, non solo nel campo della nevrosi, dove dai tempi di Charcot è stato sempre più preso in considerazione, ma anche nel campo delle malattie mentali.

Quando parlo della psicogenesi delle malattie mentali, penso principalmente a quelle numerose forme che da molto tempo vengono chiamate con il termine vago e improprio di "dementia praecox". Sotto questa voce sono compresi tutti quegli stati allucinatori, catatonici, ebefrenici e paranoidi che non presentano i caratteristici processi organici di distruzione cellulare che si trovano nella paralisi generale, nella demenza senile, nella demenza epilettica e nelle intossicazioni croniche, e che non appartengono al gruppo maniaco-depressivo. Come voi sapete, esistono determinati casi di dementia praecox che presentano effettivamente delle alterazioni cellulari nel cervello. Ma queste alterazioni non si osservano regolarmente e non spiegano nemmeno la particolare sintomatologia. Se si confrontano i sintomi abituali della dementia praecox con i disturbi che compaiono nelle malattie organiche del cervello, si costatano vistose differenze. Nella dementia praecox non esiste un unico sintomo abituale, che si possa definire organico. È del tutto ingiustificato mettere sullo stesso piano paralisi generale, demenza senile e dementia praecox. Il fatto che occasionalmente si osservi una distruzione cellulare non ci autorizza a classificare la dementia praecox tra le malattie organiche. Io ammetto tuttavia che gli ospiti di un manicomio presentano un tale quadro di deterioramento, che si può ben capire perché sia stata inventata l'espressione "dementia praecox". La vista di un reparto di malati inguaribili rafforza il pregiudizio materialistico dello psichiatra. La sua clientela comprende alcuni dei casi più gravi che ci si possa immaginare. Perciò è naturale che i fenomeni di degenerazione e distruzione gli facciano la più grande impressione. Lo stesso vale per l'isterismo; solo i casi più gravi di isterismo si trovano nei manicomi, perciò gli psichiatri vedono solo le forme più degenerate, senza speranza, della malattia. Naturalmente una tale selezione deve portare a dei pregiudizi. Se si legge una descrizione dell'isterismo in un manuale di psichiatria e la si confronta con il vero isterismo quale si presenta nel gabinetto del medico generico, si costaterà una notevole differenza. Lo psichiatra vede solo un numero minimo di isterici, una selezione dei casi più gravi. Ma accanto a questi esistono innumerevoli casi leggeri, che non entrano mai in un manicomio, e questi sono i casi di autentico isterismo. Così stanno le cose anche per la dementia praecox. Esistono casi leggeri di questa malattia, il cui numero supera di gran lunga quello dei casi più gravi che soli raggiungono il manicomio. I casi più leggeri non vi finiscono mai. Essi vengono vagamente e impropriamente diagnosticati come "nevrastenia" o "psicoastenia". Il medico generico normalmente non si rende conto che il suo nevrastenico non è altro che un caso leggero di quella terribile malattia chiamata "dementia praecox", con la sua prognosi quasi disperata. Altrettanto improbabile è che egli voglia vedere nella propria nipote isterica quella creatura bugiarda, imbrogliona e immorale che i trattati descrivono. I casi gravi di isterismo danno all'intera categoria una reputazione cattiva. Perciò in generale la gente non ha difficoltà ad ammettere il proprio nervosismo; ma l'isterismo non vuole ammetterlo nessuno.

In rapporto ai tratti apparentemente distruttivi e degenerativi propri alla dementia praecox devo far notare in modo particolare che le più gravi catatonie e i più gravi casi di demenza sono spesso prodotti del manicomio, provocati dall'influsso psicologico dell'ambiente e niente affatto sempre da un processo distruttivo indipendente dalle condizioni esteriori. È un fatto noto che i più gravi casi di catatonia si trovano in manicomi male organizzati e sovraffollati. È altrettanto noto che un trasferimento in reparti rumorosi o in qualunque modo sfavorevoli ha spesso effetti dannosi; lo stesso vale per le misure costrittive e la forzata inattività. Tutte le condizioni che renderebbero infelice una persona normale, hanno su un malato un effetto altrettanto infausto. Tenendo conto di questo, la moderna psichiatria cerca di evitare al manicomio il carattere di una prigione e di dargli l'aspetto d'un ospedale. I reparti vengono organizzati nel modo più accogliente possibile, i medici rifiutano i mezzi coercitivi, e ai pazienti viene garantita quanto più è possibile la libertà personale. Fiori e tende alle finestre fanno un'impressione piacevole non solo alle persone normali, ma anche ai malati. In effetti oggi si vede raramente o mai il triste spettacolo di malati di mente che siedono, sporchi, allineati lungo le pareti delle sale del manicomio. E perché è così? Perché abbiamo compreso che questi pazienti reagiscono all'ambiente che li circonda proprio come gli individui normali. Che i pazienti vivano insieme a casi simili o no, la demenza senile, la paralisi generale e l'epilessia seguono il loro corso. Ma i casi di dementia praecox migliorano o peggiorano spesso in reazione a condizioni psicologiche, in modo talvolta sorprendente. Ogni psichiatra conosce casi del genere; essi dimostrano la grande portata del fattore psicologico. E dimostrano chiaramente che la dementia praecox non dev'essere vista unilateralmente come una malattia organica; perché tali miglioramenti e ricadute non sarebbero possibili se essa fosse esclusivamente organica.

Devo anche menzionare i frequenti casi in cui l'inizio della malattia o un nuovo attacco si verificano in particolari condizioni affettive. Uno dei miei pazienti, un uomo di circa trentacinque anni, venne colpito due volte da un attacco catatonico quando andò nella città in cui aveva abitato da studente. Egli aveva avuto là un'indimenticabile storia d'amore, che era finita infelicemente. Per parecchi anni aveva evitato di ritornare in quella città; ma avendovi dei parenti non poté alla fine rimandare ulteriormente una visita. Nel corso di sei anni egli vi si recò due volte, e ogni volta cadde quasi immediatamente malato, riattivandosi allora fatalmente i suoi ricordi. Entrambe le volte ebbe attacchi di eccitamento catatonico e dovette essere ricoverato in ospedale. Al di fuori di questi episodi egli riusciva bene nel suo lavoro, e, a parte il fatto che conduceva una vita piuttosto ritirata, esteriormente non presentava segni di disturbi mentali.

È cosa corrente che la ripetizione di un attacco si produca quando si approssima un fidanzamento, un matrimonio o un simile evento emozionante. Lo scoppio e lo sviluppo della malattia vengono spesso determinati da motivi psicologici. Ricordo una donna che ebbe un attacco dopo una lite con un'altra. La paziente aveva sempre avuto un temperamento irritabile e collerico. In questa lite divenne così aggressiva contro l'avversaria, che questa la chiamò "matta". Questo eccitò la paziente ancora di più, ed ella disse: "Se mi chiama matta, allora le farò vedere cosa vuol dire essere matta!" Dopo queste parole cadde in uno stato di agitazione, che mise a rumore la strada; intervenne la polizia e la portò alla clinica psichiatrica. Là ben presto si calmò, tuttavia insistette un po' troppo energicamente sul suo immediato rilascio. Non sembrò però consigliabile rilasciarla già dopo poche ore, dato che era ancora eccitata. La mandammo dall'ambulatorio al reparto osservazione. Là essa non volle obbedire alle infermiere e cercò di aprire la porta con la violenza. Temeva che la si sarebbe chiusa per sempre nel manicomio. Il suo eccitamento giunse a creare tale disturbo che essa dovette essere trasferita in un altro reparto. Non appena si accorse di quale genere di pazienti vi si trovasse, cominciò a gridare che l'avevamo rinchiusa insieme ai matti, per farla diventare matta. E di nuovo disse: "Se volete che diventi matta, allora vi farò vedere che cosa vuol dire essere matti!" Immediatamente dopo cadde in uno stato catatonico oniroide con sfrenate rappresentazioni deliranti e scoppi di rabbia, che durò ininterrottamente per circa due mesi.

Secondo me la sua catatonia non era altro che un'emozione patologicamente esagerata, provocata dal ricovero in manicomio. Durante lo stadio acuto della malattia si comportò esattamente come ci si sarebbe generalmente aspettati da una pazza. Era una perfetta rappresentazione di "pazzia" in tutti i particolari. Certamente non era un'isterica, perché mancava qualunque rapporto affettivo.

È estremamente improbabile che fosse presente un disturbo cerebrale primario di natura organica e che il disturbo mentale, le violente emozioni, e le susseguenti idee deliranti e allucinazioni, fossero secondarie. Piuttosto si trattava di istintiva difesa dalla privazione della libertà. Gli animali selvaggi presentano spesso reazioni di violenza simile, quando vengono chiusi in gabbia. Nonostante la causa evidentemente psicogena, si trattava d'un tipico caso di catatonia, con eccitamento, idee deliranti e allucinazioni, non distinguibile da un caso che derivasse da cause diverse da quelle psicologiche. La paziente precedentemente non aveva mai avuto un attacco simile. Era sempre stata eccitabile, è vero, ma la sua irritazione aveva sempre avuto un motivo determinato e ogni volta era rapidamente svanita. L'unico vero attacco di catatonia fu quello verificatosi in ospedale psichiatrico.

Ricordo un altro caso analogo. Il paziente era un giovane insegnante, che incominciò a diventare pigro e svagato; e su di lui non si poteva contare. Presentava inoltre certe bizzarrie nel comportamento. Venne mandato in osservazione in una clinica psichiatrica. Dapprima era silenzioso e accessibile, e pensava che presto sarebbe stato rilasciato, dato che era convinto della sua normalità. Fu messo in un reparto tranquilli. Ma quando gli dicemmo che doveva restare in osservazione per alcune settimane, divenne collerico e disse al medico: "Se Lei vuole tenermi qui come matto, Le farò vedere che cosa vuol dire essere matto." Immediatamente divenne molto eccitato; dopo pochi giorni era completamente sconvolto, aveva idee deliranti e allucinazioni. Questo stato durò alcune settimane.

Quest'altro esempio sottolinea ancora il mio punto di vista: un giovanotto era rimasto chiuso in manicomio per quasi due mesi. Era stato dichiarato "pazzo morale". Questa diagnosi si basava sul fatto che si era dimostrato truffatore e bugiardo. Rifiutava di lavorare ed era straordinariamente pigro. A noi sembrò che non fosse soltanto moralmente tarato. La possibilità di una dementia praecox non era esclusa. Tuttavia non c'erano per essa sintomi specifici, al di fuori della sua grande indifferenza morale. Il suo comportamento era sgradevolmente irritante, egli era sleale e talvolta crudele e violento. Nel reparto tranquilli era fuori posto. Nonostante il suo comportamento molesto cercai di tenervelo, benché ci fossero molte lamentele da parte di infermiere e pazienti. Una volta, durante la mia assenza dalla clinica, il mio sostituto lo trasferì nel reparto per pazienti eccitati. Là divenne subito talmente eccitato, che lo si dovette narcotizzare. In seguito temette che lo si volesse assassinare o avvelenare, e aveva allucinazioni. Evidentemente lo scoppio della psicosi dipendeva da circostanze esterne, che avevano avuto un influsso negativo sul suo stato mentale. Sarebbe insoddisfacente ascrivere la psicosi all'improvviso peggioramento di una malattia cerebrale già presente. Si verifica piuttosto spesso esattamente il contrario, e cioè il netto miglioramento di uno stato cronico di malattia come conseguenza di migliorate condizioni esteriori.

Se la dementia praecox fosse da ricondurre essenzialmente a un processo di distruzione organica, allora i pazienti si comporterebbero come quelli che presentano veramente lesioni cerebrali. Lo stato di un paziente che soffre di paralisi generale non migliora né peggiora con una modificazione della situazione psicologica; anche in manicomi mal organizzati simili casi non peggiorano in modo sensibile. Invece i casi di dementia praecox peggiorano decisamente quando le circostanze esterne sono sfavorevoli.

Poiché il fattore psicologico ha evidentemente un ruolo decisivo nel decorso della dementia praecox, non è improbabile che il primo attacco abbia una causa psichica. Come è noto molti casi hanno la loro origine in una fase psicologicamente critica, uno shock o un violento conflitto morale. Lo psichiatra ha tendenza a considerare queste circostanze come fattori coadiuvanti, che portano alla luce una malattia organica latente. Egli crede che le vicende psichiche, se fossero vere e proprie cause di malattia, dovrebbero avere un effetto patologico su chiunque. E poiché questo evidentemente non succede, le cause psichiche hanno solo il significato di fattori coadiuvanti. Questo giudizio è indubbiamente unilaterale e prevenuto in senso materialistico. La medicina moderna non parla più di *una sola* causa per una malattia. Della tubercolosi non si crede più che sia causata solo dal bacillo specifico; altre cause coadiuvanti si aggiungono. La moderna idea etiologica non è più quella del causalismo, bensì del *condizionalismo*. Senza dubbio una causa psichica non produce quasi mai una malattia mentale, se non viene sostenuta da una costituzione particolarmente ricettiva. D'altra parte una predisposizione pronunciata può esistere senza che scoppi una psicosi, finché vengono evitati conflitti seri e shock emotivi. Tuttavia si può affermare quasi con sicurezza che la ricettività psichica porta a un conflitto, e attraverso di esso in un circolo vizioso alla psicosi. Simili casi, considerati dall'esterno, sembrano essere determinati da una tendenza degenerativa del cervello. A mio parere la maggior parte di coloro che soffrono di dementia praecox cade in conflitti psichici a causa di una predisposizione congenita; ma questi conflitti non sono necessariamente di carattere morboso, sono bensì comuni esperienze umane. Dato che la predisposizione consiste in una irritabilità anormale, simili conflitti si distinguono dalle tensioni normali solo per l'intensità emotiva. Per la loro intensità essi superano tutte le altre facoltà mentali del singolo. Essi non possono perciò venir trattati nel modo abituale, mediante distrazione, ragione e autocontrollo. È solo l'impossibilità di liberarsi da un conflitto travolgente che porta alla follia. Solo quando il singolo si rende conto di non poter uscire da solo dalle sue difficoltà, e anche che nessun altro l'aiuterà, cade in uno stato di panico che produce in lui un caos di emozioni e di strani pensieri. Questa esperienza è propria del periodo d'incubazione e di rado cade sotto gli occhi dello psichiatra, dato che viene vissuta molto tempo prima che uno pensi di consultare un medico. Se lo psichiatra riesce a risolvere il conflitto, il paziente può venire salvato da una psicosi.

Contro questo si può obiettare che è impossibile dimostrare che si trattasse dello stadio iniziale della malattia e che una psicosi si sarebbe manifestata se il conflitto non fosse stato risolto. Certo non posso portare alcuna dimostrazione convincente del contrario. Se si potesse ricondurre a un adattamento normale un caso di indubbia dementia praecox e valutare con sicurezza l'effetto delle misure terapeutiche, questo potrebbe considerarsi una dimostrazione soddisfacente; ma anche una dimostrazione di questo genere potrebbe facilmente venir invalidata dall'obiezione che l'apparente guarigione sia stata solo un'accidentale remissione dei sintomi. È quasi impossibile portare una prova soddisfacente, anche se non pochi specialisti credono alla possibilità di prevenire le psicosi.

Probabilmente è ancora troppo presto per parlare di una psicoterapia delle psicosi. A questo proposito non sono troppo ottimista.

Per il momento vorrei sottolineare l'importanza dello studio della funzione e del significato del fattore psicologico nell'etiologia e nel decorso delle psicosi. Nella maggior parte, le psicosi che io ho studiato erano di natura straordinariamente complessa, così che non potrei descriverle nel ristretto ambito di una conferenza. Ma talvolta si incontrano dei casi relativamente semplici, di cui si può dimostrare l'origine. Ricordo per esempio il caso d'una ragazza, figlia di contadini, che si ammalò improvvisamente di dementia praecox. Il medico generico che la visitò mi disse che essa era sempre stata molto tranquilla e riservata. I suoi sintomi erano comparsi in modo improvviso e inaspettato, e nessuno aveva mai sospettato che essa potesse essere mentalmente anormale. Una notte sentì la voce di Dio che le parlava di guerra e di pace e dei peccati degli uomini. Ebbe allora, come poi disse, un lungo colloquio con Dio. Nella stessa notte le apparve anche Gesù. Quando io la vidi, era completamente tranquilla, ma del tutto priva d'interesse per quanto la circondava. Stava tutto il giorno in piedi presso la stufa, oscillando avanti e indietro, e non parlava con nessuno, se non quando veniva interrogata. Le sue risposte erano brevi e chiare, ma senza sentimento. Mi salutò senza la minima reazione emotiva, come se mi vedesse tutti i giorni. Benché non fosse stata preavvertita del mio arrivo, non sembrò minimamente sorpresa o curiosa di sapere chi io fossi e perché venissi da lei. La pregai di raccontarmi le sue esperienze. Nel suo modo laconico e privo di sentimento mi disse che aveva avuto lunghi colloqui con Dio. Apparentemente aveva dimenticato il tema delle loro conversazioni. Cristo aveva l'aspetto di un uomo comune, con occhi azzurri. Anche lui le aveva parlato, ma non ricordava più che cosa avesse detto. Io replicai che sarebbe stata una spiacevole perdita se avesse dimenticato completamente questi colloqui. Avrebbe dovuto scriverli. Rispose che li aveva scritti, e mi porse un foglio di calendario. Ma c'era sopra solo una croce, con cui essa aveva segnato il giorno in cui per la prima volta aveva udito la voce di Dio. Le sue risposte erano brevi, evasive, indirette e completamente prive di sentimento. Tutto il suo comportamento era del tutto indifferente. Era intelligente, aveva seguito un corso magistrale, ma non mostrava alcuna traccia di reazione intellettuale o emotiva. Era quasi come se avessimo parlato della sua stufa piuttosto che di un fenomeno straordinario.

Era impossibile ottenere da lei un racconto coerente. Dovetti tirarle fuori tutto un po' alla volta, non contro una qualche resistenza attiva, come nell'isterismo, ma contro una completa mancanza d'interesse. Le era del tutto indifferente che le si facessero domande o meno, e che le sue risposte fossero o non fossero soddisfacenti. Essa evidentemente non aveva alcun rapporto emotivo con quanto la circondava. La sua indifferenza era così grande, che si aveva l'impressione che non ci fosse nulla in lei che valesse la pena di cercare. Quando le domandai se fosse turbata circa qualche esperienza religiosa, negò tranquillamente. Non c'era ragione alcuna di turbamento, non c'era alcun conflitto, né con i suoi parenti né con altre persone. Interrogai la madre. Questa poté dirmi solo che la paziente, la sera prima dell'attacco, era andata con la sorella a una riunione religiosa. Quando tornò a casa appariva eccitata e disse di aver avuto una completa conversione. Il suo medico, molto interessato al suo caso, aveva già cercato di sapere da lei qualcosa di più, perché nel suo buon senso non riusciva a credere che un simile disturbo potesse nascere dal nulla. Ma di fronte alla sua indifferenza niente affatto simulata fu costretto a credere che veramente non ci fosse nulla sotto la superficie. I suoi parenti non poterono dire altro se non che essa, a partire dai sedici anni, era stata sempre straordinariamente silenziosa, riservata e chiusa. Nell'infanzia era stata sana, allegra e per nulla anormale. Nella famiglia non c'erano malattie ereditarie. L'etiologia era completamente impenetrabile.

La ragazza mi raccontò che ora non sentiva più la voce di Dio, ma che praticamente non riusciva a dormire, perché i suoi pensieri continuavano ininterrottamente a lavorare. Non poté dirmi a che cosa pensava, evidentemente non lo sapeva. Parlava di un continuo movimento nella sua testa, e di scariche elettriche nel suo corpo. Ma non era sicura donde provenissero: probabilmente da Dio.

Sulla diagnosi di dementia praecox non ci saranno probabilmente disaccordi. L'isterismo era escluso; non esistevano sintomi specificamente isterici, e inoltre il criterio principale per l'isterismo, un rapporto affettivo, mancava completamente.

Mentre cercavo di arrivare all'etiologia, si svolse il seguente colloquio:

– Prima di sentire la voce di Dio, Lei ha avuto una conversione religiosa?

– Sì.

– Lei fu convertita, dunque prima era stata peccatrice?

– Sì.

– Come ha peccato?

– Non lo so.

– Ma... non capisco, Lei deve pur sapere in che cosa sia consistito il suo peccato!

– Sì, ho fatto del male.

– Che cosa ha fatto?

– Ho visto un uomo.

– Dove?

– In città.

– Ma Lei crede che sia peccato vedere un uomo?

– No.

– Chi era quest'uomo?

– Il signor M.

– Che cosa ha sentito quando ha visto il signor M.?

– L'ho amato.

– Lo ama ancora?

– No.

– Perché no?

– Non lo so.

Non voglio annoiarvi con un resoconto letterale dei miei tentativi di afferrare ciò che si trovava dietro il velo. Mi ci vollero circa due ore. La paziente rimase invariabilmente laconica e indifferente, così che dovetti impiegare tutte le mie energie per portare avanti il colloquio. Ebbi costantemente l'impressione che l'indagine fosse del tutto priva di speranza e le mie domande, in fondo, superflue. Feci attenzione specialmente al comportamento della paziente, perché proprio questo contegno è ciò che rende un'indagine psicologica così faticosa e molto spesso anche infruttuosa. Ma è solo un atteggiamento esteriore, non una vera mancanza di contenuti psichici. Si tratta qui di un'autodifesa, di un meccanismo che deve respingere le travolgenti emozioni del conflitto nascosto.

Solo il fatto che il caso sembrava semplice mi diede il coraggio e la pazienza di proseguire con le mie domande. In casi difficili, nei quali abbiamo a che fare molto meno con la realtà e molto più con fantasie, domandare diventa difficile e talvolta impossibile, specialmente se il paziente rifiuta di rispondere. Come si capirà facilmente, i medici di un ospedale psichiatrico non possono dedicare tanto tempo ai singoli pazienti. Lo studio di una psicosi richiede una disponibilità quasi illimitata di tempo; perciò non fa meraviglia che non ci si accorga delle concatenazioni psicogene. Posso assicurare che, se la paziente fosse stata ricoverata in clinica, nella sua anamnesi non si sarebbe trovato nulla di più di quanto ho già detto.

Il mio esame diede il seguente risultato: alcune settimane prima dello scoppio della malattia la paziente era stata in città con un'amica. Là aveva conosciuto il signor M. Quando s'innamorò di lui, si spaventò della straordinaria intensità dei suoi sentimenti. Subito dopo divenne taciturna e timida. Alla sua amica non disse nulla del suo sentimento di paura. Sperava che il signor M. avrebbe corrisposto il suo amore. Ma poiché non vide alcun segno in tal senso, lasciò quasi subito la città e tornò a casa. L'intensità dei suoi sentimenti le fece credere di aver commesso un grave peccato, benché, come disse, non fosse mai stata particolarmente religiosa. Il senso di colpa continuò a tormentarla. Alcune settimane dopo la sua amica venne a trovarla. Poiché questa amica era molto religiosa, la paziente acconsentì a recarsi con lei a una riunione religiosa. Fu profondamente commossa e dichiarò la sua conversione. Si sentì molto sollevata, perché il senso di colpa era scomparso; contemporaneamente sentì che il suo amore per il signor M. era completamente svanito. Mi chiedevo perché considerasse peccaminoso il suo sentimento amoroso, e le domandai perché le sembrasse tale. Essa rispose che dopo la sua conversione si era resa conto che un simile sentimento per un essere umano era un peccato contro Dio. Io le dissi che questo atteggiamento non poteva essere naturale, al che essa affermò che aveva sempre avuto simili sentimenti. Essa datava il suo timore all'epoca di un peccato commesso quando aveva sedici anni. A quel tempo, durante una passeggiata con un'amica della sua età, avevano incontrato una donna anziana, debole di mente, che esse avevano provocato a un comportamento osceno. I genitori e l'insegnante lo vennero a sapere, e dagli uni e dall'altro essa fu severamente punita. Solo in seguito riconobbe che il suo comportamento era stato riprovevole. Si vergognò molto e si ripromise solennemente di condurre d'ora in avanti una vita pura e senza macchia. Da quel momento era divenuta riservata, non usciva volentieri di casa, perché temeva che i vicini sapessero del suo peccato. Si abituò a restare a casa e a evitare tutti i piaceri mondani.

La paziente, come ci si può aspettare, era stata una bambina ben educata moralmente, ma, come succede spesso per i caratteri sensitivi, era rimasta troppo a lungo bambina. Per questa irresponsabilità infantile essa poté – ancora nel suo sedicesimo anno di vita – compiere un'azione così inammissibile. Il giudizio acquistato in seguito la portò a un profondo rimorso. Una tale esperienza gettò un'ombra sul sentimento stesso dell'amore, ed essa si sentì sgradevolmente toccata da tutto ciò che riguardava anche solo lontanamente l'episodio. Per questo motivo nel suo improvviso amore per il signor M. sentì un senso di colpa. Con la sua immediata partenza impedì lo sviluppo di un ulteriore legame, e contemporaneamente rinunciò ad ogni speranza.

La tendenza a trasferire le sue speranze nella sfera della religione e a cercarvi conforto non ha nulla d'insolito. L'inaspettata e completa conversione fu forse eccezionale, anche se simili conversioni, per le quali non si ha alcun motivo di pensare a una psicosi, si verificano spesso nelle riunioni religiose. Le impressioni patogene non erano necessariamente morbose, erano solo particolarmente intense. L'amica, che aveva partecipato alla stessa faccenda, venne rimproverata e punita nella stessa misura, tuttavia non cadde vittima d'un profondo pentimento né d'un perpetuo rimorso; la paziente invece dal suo atteggiamento pieno di rimorso venne portata a tenersi lontana dai rapporti con altre persone. Represse dunque il suo desiderio di rapporti umani a tal punto, che all'incontro con il signor M. fu sopraffatta dall'intensità del suo proprio sentimento. Poiché non le fu risposto immediatamente con un corrispondente sentimento, essa fu profondamente delusa e partì precipitosamente. In tal modo cadde in un turbamento ancora più grande, e la sua vita solitaria in casa divenne del tutto insopportabile. Il suo desiderio di relazioni umane si trovò nuovamente represso. Circa in questo periodo si recò alla riunione religiosa. L'impressione che questa le lasciò la allontanò completamente dalle sue precedenti speranze e aspettative, persino dal suo amore. Così venne liberata dalle sue passate sofferenze, ma fu eliminata anche la sua naturale tendenza a condurre la vita normale d'una donna della sua condizione. Ora che le sue speranze erano state distolte dal mondo, la sua "fonction du réel" le creò un mondo interiore. Quando gli esseri umani perdono il loro ancoraggio ai valori concreti della vita, i contenuti inconsci acquistano una realtà preponderante. Dal punto di vista psicologico la psicosi è uno stato mentale in cui elementi precedentemente inconsci prendono il posto della realtà.

Che una simile conversione conduca all'isterismo o alla dementia praecox dipende, naturalmente, dalla predisposizione del paziente. Nel caso che il paziente possa conservare i suoi rapporti emotivi, scindendosi in due personalità – una religiosa e apparentemente trascendentale, l'altra forse troppo umana – allora diventa isterico. Invece, se rompe interamente i suoi legami emotivi con gli esseri umani al punto che essi non destano in lui alcuna risonanza, diventa schizofrenico. Nel nostro caso era presente una notevole mancanza di rapporto affettivo, e quindi non c'era traccia di isterismo.

Si può parlare in queste circostanze di un processo organico? Io credo che sia del tutto escluso. La paziente aveva avuto l'esperienza critica a sedici anni, e a quell'epoca non era presente il minimo segno d'una lesione organica. Non esiste alcuna prova in favore d'una tale ipotesi, e non c'è motivo di considerare l'esperienza traumatica con il signor M. come determinata organicamente; altrimenti tutti i casi del genere dovrebbero essere interpretati allo stesso modo. Se dovessimo ammettere una distruzione cellulare, essa sarebbe certamente iniziata dopo lo shock della conversione religiosa: le alterazioni organiche sarebbero allora state secondarie. Più di dieci anni fa ho sostenuto che un gran numero di casi di dementia praecox sono di origine psicogena,[1] mentre i processi tossici o distruttivi sono solo secondari. Io non contesto tuttavia che ci possano essere dei casi in cui i processi organici sono primari e i disturbi delle funzioni psichiche secondari.

È degno di nota che lo stato mentale della paziente migliorò considerevolmente subito dopo la consultazione. Ho ripetutamente osservato reazioni straordinarie in seguito a un simile esame, un considerevole miglioramento o, viceversa, un'esasperazione dei sintomi. Questo conferma pienamente l'importante ruolo del fattore psichico.

So benissimo che in questo modo non ho trattato il problema della psicogenesi con la necessaria completezza; ma quel che intendo sottolineare espressamente è che qui lo psichiatra ha un vasto campo di ricerche psicologiche rimasto finora inesplorato.

[1] *Psicologia della dementia praecox* (1907) [pp. 1-176 di questo volume].

5

Psicogenesi della schizofrenia

1939

Sono passati giusto vent'anni da quando tenni davanti a questa Società una conferenza sul "Problema della psicogenesi nella malattia mentale".[1] William McDougall, di cui noi tutti rimpiangiamo la recente morte, presiedeva la seduta. Quello che io dissi allora sulla psicogenesi potrebbe essere ripetuto oggi, perché non ha lasciato alcuna traccia visibile o altre apprezzabili conseguenze né nei trattati né nelle cliniche. Benché non mi piaccia affatto ripetermi, è quasi impossibile dire qualcosa di completamente nuovo su un argomento che, nei molti anni che nel frattempo sono passati, non ha mutato aspetto. La mia esperienza si è accresciuta, e alcune delle mie opinioni sono maturate, ma non posso dire che il mio punto di vista abbia dovuto sottostare a qualche radicale trasformazione. Mi trovo perciò nella situazione alquanto sgradevole d'un uomo il quale crede di avere una convinzione ben fondata, ma che d'altra parte teme d'indulgere all'abitudine, ripetendo vecchie storie. La psicogenesi è stata lungamente discussa, ma è tuttora un problema moderno, addirittura ultramoderno.

Sulla psicogenesi dell'isterismo e di altre nevrosi esistono al giorno d'oggi ben pochi dubbi, per quanto trent'anni fa alcuni fanatici cerebralisti sospettassero ancora vagamente che in fondo "nelle nevrosi c'era qualcosa di organico che non andava". Ciò nonostante il

[1] [pp. 235-53 di questo volume.]

consensus doctorum ha ammesso a grande maggioranza la causa psichica dell'isterismo e di analoghe nevrosi. Tuttavia, per quanto riguarda le malattie mentali, in particolar modo la schizofrenia, si credeva unanimemente a un'etiologia sostanzialmente organica, anche se per lungo tempo non si era potuta dimostrare alcuna specifica lesione delle cellule cerebrali. Ancora oggi il problema della misura in cui la schizofrenia possa di per sé stessa distruggere le cellule, non ha ottenuto una risposta soddisfacente, e meno ancora l'ha ottenuta la questione più specialistica della misura in cui le disintegrazioni organiche primarie spieghino la sintomatologia della schizofrenia. Io concordo pienamente con Bleuler nel riconoscere che la grande maggioranza dei sintomi è di natura secondaria e ha principalmente cause psichiche. Per i sintomi primari Bleuler presuppone tuttavia l'esistenza d'una causa organica. Egli indica come *il* sintomo primario un particolare disturbo del processo di associazione. Secondo la sua descrizione esiste una disintegrazione, nella misura in cui le associazioni appaiono peculiarmente mutilate e sconnesse. Egli rifiuta di accettare il concetto wernickiano della "disgiunzione", a causa delle implicazioni anatomiche che vi sono collegate. Egli preferisce il termine *schizofrenia*, e intende con essa evidentemente un disturbo *funzionale*. Questi disturbi, o almeno disturbi molto simili, si possono osservare in stati deliranti di varia natura. Bleuler stesso fa notare la considerevole somiglianza che sussiste tra le associazioni schizofreniche e i fenomeni di associazione nei sogni e negli stati di dormiveglia. Dalla sua descrizione risulta chiaramente che il sintomo primario coincide con quello stato che Pierre Janet ha chiamato "abaissement du niveau mental". Esso viene causato da una particolare "faiblesse de la volonté". Se la più importante forza di guida e di controllo della nostra vita psichica è la forza di volontà, si può dire che il concetto di Janet dell'"abaissement" spiega uno stato psichico in cui un corso di pensieri non viene portato avanti fino alla conclusione logica oppure viene interrotto da contenuti bizzarri, non sufficientemente inibiti. Benché Bleuler non faccia menzione di Janet, credo che l'"abaissement" di

Janet corrisponda esattamente alle opinioni di Bleuler sui sintomi primari.

È vero che Janet utilizza la sua ipotesi principalmente per spiegare la sintomatologia dell'isterismo e di altre nevrosi, che sono indubbiamente psicogene e assai diverse dalla schizofrenia. Ma esistono certe analogie degne di nota tra lo stato mentale nevrotico e quello schizofrenico. Se si esaminano i test di associazione dei nevrotici, si scoprirà che le loro associazioni normali sono disturbate dall'intervento spontaneo di contenuti complessuali tipici di un abaissement. La dissociazione può persino arrivare al punto di creare una o più personalità secondarie, ognuna delle quali, si direbbe, ha una propria coscienza. Ma la differenza fondamentale tra nevrosi e schizofrenia sta nella conservazione dell'unità potenziale della personalità. Nonostante il fatto che la coscienza può essere scissa in parecchie coscienze personali, l'unità di tutti i frammenti dissociati non solo è visibile all'occhio dello specialista, ma la si può anche ripristinare per mezzo dell'ipnosi. Questo non accade nella schizofrenia. Un test di associazione può svolgersi in modo del tutto analogo in uno schizofrenico e in un nevrotico. Ma un esame più approfondito mostra che in un paziente schizofrenico il legame tra l'Io e alcuni complessi è rotto più o meno completamente. La scissione non è relativa, ma assoluta. Un paziente isterico può soffrire di un delirio di persecuzione, che si avvicina molto a un'autentica paranoia; ma la differenza consiste nel fatto che nel primo caso si può riportare il delirio sotto il controllo della coscienza, mentre ciò non è possibile nel caso di una paranoia. È vero che una nevrosi è caratterizzata dalla relativa autonomia dei suoi complessi; in una schizofrenia, però, i complessi sono divenuti frammenti autonomi, staccati, che o non si reinseriscono nella totalità psichica oppure, in caso di remissione, si trovano inaspettatamente ricollegati tra loro, come se nulla fosse accaduto.

La dissociazione nella schizofrenia è non solo di gran lunga più grave, ma molto spesso anche irreversibile. Non è più fluida e variabile come in una nevrosi, ma è piuttosto come uno specchio rotto.

L'unità della personalità, che nel caso dell'isterismo dà alle sue personalità secondarie un carattere umanamente comprensibile, è definitivamente fatta a pezzi. In una personalità multipla isterica esiste una collaborazione piuttosto tranquilla, persino rispettosa, tra le diverse personalità, che aderiscono ai loro singoli ruoli e se possibile evitano di molestarsi a vicenda. Si sente la presenza di uno spiritus rector, di un organizzatore centrale, che predispone la scena in modo quasi razionale per le diverse persone, spesso sotto forma di un dramma più o meno sentimentale. Ogni figura ha un nome suggestivo e un carattere accettabile, e tutte sono altrettanto isteriche e altrettanto sentimentali quanto la coscienza del paziente.

Il quadro di una dissociazione della personalità nella schizofrenia è completamente diverso. Le figure dissociate assumono nomi e caratteri banali, grotteschi o estremamente esagerati e spesso sotto molti aspetti sono tutt'altro che ineccepibili. Inoltre non cooperano con la coscienza del paziente, non hanno tatto e non hanno alcun rispetto dei valori sentimentali. Al contrario, fanno continuamente irruzione e disturbano, tormentano l'Io in mille modi; tutte sono sgradevoli e urtanti, o per il loro comportamento chiassoso e impertinente o per la loro grottesca crudeltà e oscenità. È un apparente caos di visioni, di voci e caratteri sconnessi, tutti di natura violentemente bizzarra e incomprensibile. Se si tratta di una rappresentazione drammatica, essa è certamente al di là delle possibilità di comprensione del paziente. Nella maggior parte dei casi supera anche la capacità di comprensione del medico, a tal punto che egli tende a dubitare della normalità di mente di chiunque altro voglia vedere nelle idee deliranti di un pazzo qualcosa di più della mera pazzia.

Le figure autonome sono sfuggite così completamente al controllo dell'Io, che la loro partecipazione originaria alla struttura psichica del paziente è completamente scomparsa. L'abaissement ha raggiunto un grado sconosciuto nella sfera delle nevrosi. Una dissociazione isterica viene superata dall'unità ancora funzionante della personalità, mentre nella schizofrenia vengono scossi proprio i fondamenti della personalità.

L'abaissement:

1) causa la perdita di interi settori di contenuti normalmente controllati;

2) produce frammenti dissociati della personalità;

3) impedisce che normali corsi di pensieri vengano portati avanti e compiuti logicamente;

4) riduce la responsabilità e la reazione adeguata dell'Io;

5) causa rappresentazioni incomplete della realtà e in tal modo suscita reazioni emotive insufficienti e inadeguate;

6) abbassa la soglia della coscienza e permette in tal modo a contenuti normalmente rimossi dell'inconscio di penetrare nella coscienza sotto forma di invasioni autonome.

Noi troviamo tutti questi effetti dell'abaissement sia nella nevrosi sia nella schizofrenia. Ma, mentre nella nevrosi l'unità della personalità è almeno potenzialmente conservata, nella schizofrenia essa è quasi irreparabilmente danneggiata. A causa di questa lesione fondamentale la separazione tra elementi dissociati della psiche significa una reale distruzione dei loro precedenti rapporti.

La psicogenesi della schizofrenia dunque ci costringe in primo luogo a domandarci: si può considerare il sintomo primario, l'abaissement estremo, una conseguenza di conflitti psicologici o di altre difficoltà di natura emotiva, oppure no? Non considero necessario discutere particolareggiatamente se i sintomi secondari, quali Bleuler li ha descritti, debbano la loro esistenza e la loro forma specifica a determinazione psicologica oppure no. Quanto a lui, Bleuler è pienamente convinto che la loro forma e il loro contenuto, cioè la loro fenomenologia individuale, siano completamente derivati da complessi emotivi. Io concordo con Bleuler, la cui esperienza della psicogenesi dei sintomi secondari coincide con la mia, perché negli anni che precedettero il suo celebre libro sulla dementia praecox abbiamo lavorato insieme. In effetti ho cominciato già nell'anno 1903 ad analizzare casi di schizofrenia a fini terapeutici. Non può veramente sussistere alcun dubbio sulla determinazione psicologica dei sintomi secondari. La loro struttura e la loro origine non sono diverse da quelle dei sintomi nevrotici, a eccezione naturalmente del fatto importante che essi presentano tutte le caratteristiche di contenuti mentali che non sottostanno più al controllo d'una personalità unitaria. In effetti quasi non esiste sintomo secondario che non lasci riconoscere qualche segno d'un tipico abaissement. Questa caratteristica tuttavia non dipende dalla psicogenesi, ma è derivata esclusivamente dal sintomo primario. Le cause psicologiche, in altre parole, producono sintomi secondari solo sulla base della condizione primaria.

Perciò, quando trattiamo la questione della psicogenesi nella schizofrenia, possiamo tralasciare i sintomi secondari. C'è solo un problema, e precisamente quello della psicogenesi della condizione primaria, cioè dell'estremo abaissement, che dal punto di vista psicologico è la radice del disordine schizofrenico. Noi domandiamo perciò: esiste un motivo per credere che l'abaissement possa avere delle cause che sono puramente psicologiche? Un abaissement può insorgere, come noi sappiamo, per molti motivi: affaticamento, sonno normale, intossicazione, febbre, anemia, forti affetti, shock, malattie organiche del sistema nervoso centrale; allo stesso modo può essere occasionato dalla psicologia di massa o da mentalità primitiva, da fanatismo politico o religioso ecc. Può anche nascere da fattori costituzionali o ereditari.

La forma più generale di abaissement non lede l'unità della personalità, comunque non seriamente. Perciò tutte le dissociazioni e altri fenomeni psichici che derivano da questa forma generale di abaissement portano il marchio della personalità intatta.

Le nevrosi sono conseguenze specifiche di un abaissement; esse nascono solitamente da una forma abituale o cronica di questo. Là dove sembrano essere le conseguenze d'una forma acuta, esisteva sempre una disposizione psicologica più o meno latente all'abaissement, così che quest'ultimo non è altro che una causa condizionata.

Ora non c'è dubbio che un abaissement che conduce a una nevrosi è prodotto o da fattori esclusivamente psicologici, oppure da questi in unione con altre condizioni, forse più fisiche. Ogni abaissement, specialmente uno che porti alla nevrosi, significa di per sé che il controllo superiore è divenuto più debole. Una nevrosi è una dissociazione relativa, un conflitto tra l'Io e una forza contraria, che si basa su contenuti inconsci. Questi contenuti hanno più o meno perduto il loro legame con la totalità psichica. Essi diventano dei frammenti, la cui perdita significa un depotenziamento della personalità cosciente. L'intenso conflitto esprime d'altra parte un desiderio altrettanto intenso di ricostituzione del legame interrotto. Non c'è una chiara collaborazione, ma almeno è presente un violento conflitto che agisce al posto di un legame positivo. Ogni nevrotico lotta per la conservazione e la supremazia del suo Io-coscienza e per il soggiogamento delle energie inconsce che si oppongono. Ma un paziente che si lascia guidare da bizzarri contenuti penetrati dall'inconscio, un paziente che non lotta, che s'identifica anzi con gli elementi morbosi, si espone immediatamente al sospetto di schizofrenia. Il suo abaissement ha raggiunto il grado infausto, estremo, in cui l'Io perde tutte le forze che gli permettono di resistere all'attacco di un inconscio apparentemente più potente.

La nevrosi sta al di qua del punto critico, la schizofrenia sta al di là. Noi non dubitiamo che motivi psicologici possano produrre un abaissement, che poi diventa una nevrosi. Una nevrosi si avvicina alla linea del pericolo, ma riesce in qualche modo a restare al di qua. Se dovesse sorpassare la linea, cesserebbe di essere una nevrosi. Ma siamo del tutto sicuri che una nevrosi non superi mai la linea del pericolo? Voi sapete che esistono casi che per anni conservano tutte le apparenze della nevrosi; ma poi succede improvvisamente che il paziente superi il limite e si trasformi definitivamente in un vero psicotico.

Che diciamo in un caso del genere? Diciamo che è sempre stata una psicosi, una psicosi "latente", nascosta o dissimulata da un'apparente nevrosi. Ma che cosa è successo in realtà? Per molti anni il paziente ha lottato per la conservazione del suo Io, per il controllo e l'unità della sua personalità. Ma alla fine ha ceduto, si è sottomesso all'invasore, che non è stato capace di respingere più a lungo. Non è stato semplicemente sopraffatto da una violenta emozione, ma è stato veramente sommerso dalla marea di forze insuperabilmente potenti e di forme di pensiero che vanno molto al di là di ogni normale emozione, per quanto violenta. Tali forze e tali contenuti inconsci erano in lui già da molto tempo, ed egli ha lottato per anni con successo contro di loro. In effetti questi bizzarri contenuti non sono propri al malato soltanto, ma si trovano ugualmente nell'inconscio delle persone normali, che però hanno la fortuna di non saperne nulla. Queste forze nel nostro paziente non sono sorte dal nulla. Sicuramente non sono il prodotto di cellule cerebrali intossicate, bensì componenti normali della nostra psiche inconscia. Esse sono apparse in innumerevoli sogni, in forma uguale o simile, in un periodo della vita in cui sembrava non esserci nulla di anormale. Ed esse compaiono nei sogni degli uomini normali che non sfiorano mai una psicosi. Ma ove in un uomo normale si dovesse improvvisamente produrre un pericoloso abaissement, allora i suoi sogni lo afferrerebbero subito e lo costringerebbero a pensare, sentire, e agire come un malato di mente. Ed egli diventerebbe pazzo, come l'uomo di quel racconto di Andreev, il quale credeva di poter abbaiare alla luna senza pericolo, perché sapeva di essere perfettamente normale. Ma mentre abbaiava, perse la coscienza della piccola differenza tra normalità e follia, così che l'altro lato lo sopraffece ed egli divenne pazzo.

Era accaduto che il nostro paziente aveva subìto un attacco di debolezza – in realtà si tratta spesso d'un improvviso panico – che lo rese privo di speranza o disperato, e allora il materiale rimosso straripò e lo sommerse.

Nei miei quasi quarant'anni di esperienza ho visto un buon numero di casi in cui da uno stato nevrotico si è sviluppato un episodio psicotico o una psicosi permanente. Facciamo per una volta l'ipotesi che questi malati soffrissero veramente di una psicosi latente, nascosta dietro la maschera d'una nevrosi. Che cosa è, allora, esattamente una psicosi latente? Evidentemente non è altro che la possibilità che in una persona in un qualche periodo della vita possa manifestarsi un disturbo mentale. L'esistenza di materiale inconscio strano non prova niente. Lo stesso materiale si trova in nevrotici, pittori e poeti moderni, e anche in soggetti piuttosto normali sottoposti a un accurato esame dei loro sogni. Inoltre, paralleli estremamente suggestivi si trovano nella mitologia e nel simbolismo di tutti i popoli e di tutti i tempi. La possibilità d'una futura psicosi non ha nulla a che fare con i particolari contenuti dell'inconscio. Ma ha a che fare, eccome, col fatto che una persona possa o no sopportare un certo panico o sostenere la tensione cronica di una psiche in lotta con sé stessa. Molto spesso è solo questione di un eccesso infinitesimale, della goccia che fa traboccare il vaso, o della scintilla che appicca il fuoco a un barile di polvere.

Sotto la pressione di un estremo abaissement la totalità psichica si scinde in complessi e il complesso dell'Io cessa di avere tra questi la parte più importante. Esso non è che uno dei molti complessi, che sono tutti ugualmente importanti, o forse persino più importanti dell'Io. Tutti questi complessi acquistano un carattere personale, pur restando frammenti. È comprensibile che degli esseri umani cadano in preda al panico o alla sfiducia sotto la pressione di una tensione cronica, o che dubitino delle loro speranze e attese. È altrettanto comprensibile che la loro forza di volontà diventi più debole e il loro autocontrollo si allenti e non domini più le circostanze, gli umori e i pensieri. In un simile stato mentale è del tutto comprensibile che qualche parte più indomabile della psiche del paziente raggiunga allora un certo grado di autonomia.

Fin qui la schizofrenia non si comporta affatto diversamente da un disturbo puramente psicologico. In questa parte della sintomatologia cercheremmo invano qualcosa di tipico per questa malattia. Le vere difficoltà cominciano con la disintegrazione della personalità e col fatto che il complesso dell'Io viene privato della sua consueta posizione di preminenza. Come ho già sottolineato, nemmeno una personalità multipla o certi fenomeni religiosi o "mistici" possono essere paragonati a ciò che accade nella schizofrenia. Il sintomo primario sembra non avere alcuna analogia con una qualunque forma di disturbo funzionale. È come se i fondamenti stessi della psiche cedessero, come se un'esplosione o un terremoto lacerassero una casa normalmente costruita. Io utilizzo intenzionalmente questo esempio, perché corrisponde alla sintomatologia degli stadi iniziali. Sollier ci ha dato una vivace descrizione di questi "troubles cénesthésiques",[2] che vengono paragonati a esplosioni, colpi di pistola e altri forti rumori nella testa. Nella proiezione essi appaiono come terremoti, catastrofi cosmiche, come la caduta delle stelle, lo scindersi del sole, il frantumarsi della luna, la trasformazione degli uomini in cadaveri, il congelarsi dell'universo e così via.

Ho detto che il sintomo primario sembra non avere alcuna somiglianza con un qualunque disturbo funzionale; ma non ho ancora menzionato il fenomeno del *sogno*. I sogni possono produrre immagini analoghe di grandi catastrofi. Essi possono manifestare tutti gli stadi della disintegrazione personale, così che si può dire senza esagerare che il sognatore è normalmente un pazzo, oppure che la pazzia è un sogno che ha preso il posto della coscienza normale. Dire che la pazzia è un sogno divenuto realtà non è metafora. La fenomenologia del sogno e quella della schizofrenia sono quasi identiche, naturalmente con una certa differenza; perché l'una si verifica solitamente durante il sonno, l'altra invece sconvolge lo stato vigile o cosciente. Anche il sonno è un "abaissement du niveau mental", che porta a una più o meno completa dimenticanza dell'Io. Il meccanismo psichico che determina l'estinzione e la disintegrazione della coscienza durante il sonno è dunque una funzione normale, che quasi obbedisce alla nostra volontà. Nella schizofrenia sembra che la funzione venga messa in moto per provocare uno stato simile al sonno, in cui la coscienza è ridotta al livello dei sogni, o in cui i sogni acquistano un grado d'intensità che uguaglia quello della coscienza.

[2] Cap. 4, in particolare p. 208.

Ma anche se noi sapessimo che il sintomo primario viene prodotto con l'aiuto d'una funzione normale sempre presente, ci resterebbe ancora da spiegare perché invece della conseguenza normale, cioè il sonno, compaia uno stato morboso. Bisogna tuttavia sottolineare che propriamente non è il sonno a venire prodotto, ma qualcosa che disturba il sonno, vale a dire il sogno. I sogni si formano a causa di un'estinzione non completa della coscienza o a causa di uno stato alquanto eccitato dell'inconscio, che ha un effetto perturbatore sul sonno. Il sonno viene disturbato se troppe parti della coscienza restano ancora in attività o se contenuti inconsci sono presenti con un'eccessiva carica d'energia, perché in tal caso essi superano la soglia e creano uno stato di relativa coscienza. Perciò è meglio spiegare molti sogni come residui di impressioni coscienti, mentre altri provengono direttamente da fonti inconsce, che non sono mai state nella coscienza. I sogni del primo tipo hanno un carattere personale e sono in accordo con le leggi d'una psicologia personalistica; quelli del secondo tipo hanno un carattere collettivo, in quanto essi contengono particolari immagini mitologiche, leggendarie o generalmente arcaiche. Per spiegare simili sogni bisogna occuparsi di simbologia storica o primitiva.

Entrambi i tipi di sogni si rispecchiano nella sintomatologia della schizofrenia. Questa presenta, proprio come i sogni, una mescolanza di materiale personale e collettivo. Ma al contrario di quanto accade nei sogni normali, il materiale collettivo sembra essere predominante. Ciò diviene particolarmente evidente nei cosiddetti stati oniroidi o episodi deliranti e nella paranoia. Sembra predominare anche nelle fasi catatoniche, per quel che possiamo intravedere nelle esperienze interiori di simili pazienti. Quando il materiale collettivo prevale in condizioni normali, esso produce sempre sogni importanti. I primitivi li chiamano "grandi sogni" e attribuiscono loro un valore per l'intera tribù. Lo stesso accadeva presso i greci e i romani, presso i quali questi sogni venivano riferiti all'Aeropago o al Senato. Questi sogni si verificano spesso nei momenti o periodi decisivi della vita: nell'infanzia, dal terzo al sesto anno di vita; nella pubertà, dai quattordici ai sedici; nel periodo di maturazione, dai venti ai venticinque; nell'età media, dai trentacinque ai quaranta; e prima della morte. Essi fanno la loro comparsa anche in situazioni particolarmente importanti psicologicamente. Sembra che questi sogni vengano principalmente in momenti o periodi in cui l'uomo dell'antichità o il primitivo avrebbe ritenuto necessario eseguire certi riti religiosi o magici, per ottenere in tal modo risultati positivi o per impetrare il favore degli dèi.

Possiamo tenere per certo che importanti occasioni o preoccupazioni personali spiegano i sogni personali. Ci troviamo su un terreno meno sicuro quando si tratta di sogni collettivi, con le loro immagini spesso arcaiche e inquietanti, che non si possono ricondurre a fonti personali. La storia dei simboli offre tuttavia i paralleli più sorprendenti e chiarificatori, senza i quali non potremmo comprendere il notevole significato di questi sogni.

Questo fatto mette in evidenza quanto la preparazione psicologica dello psichiatra sia insufficiente. Senza un'approfondita conoscenza dei simboli storici ed etnici è naturalmente impossibile valutare correttamente l'importanza della psicologia comparativa per la teoria dei deliri. Avevamo appena iniziato, nella clinica psichiatrica di Zurigo, l'analisi qualitativa della schizofrenia, che ci rendemmo conto della necessità di una simile informazione complementare. Naturalmente abbiamo cominciato con una psicologia medica totalmente personalistica, specialmente del tipo rappresentato da Freud. Ma scoprimmo ben presto che la psiche umana nella sua struttura di fondo è tanto poco personalistica quanto il corpo. Essa è ben piuttosto qualcosa di ereditario e di universale. La logica dell'intelletto, la "raison du cœur", le emozioni, gli istinti, le immagini e le forme fondamentali dell'immaginazione hanno tutte in verità una maggiore rassomiglianza con le kantiane categorie a priori o con gli "eide" di Platone, che con le scurrilità, le minuzie, gli umori e le peculiarità del nostro spirito personale. Specialmente la schizofrenia presenta un'enorme quantità di simboli collettivi, le nevrosi invece molto meno, dato che esse, salvo poche eccezioni, presentano una psicologia prevalentemente personale. Il fatto che la schizofrenia frantumi i fondamenti della psiche spiega il prevalere dei simboli collettivi, perché questi costituiscono la struttura di base della personalità.

Da questo punto di vista possiamo concludere che lo stato mentale schizofrenico, nella misura in cui presenta materiale arcaico, ha tutte le caratteristiche di un "grande sogno"; in altre parole, è un evento importante, che presenta le stesse qualità "numinose" che nelle culture primitive vengono assegnate a un rituale magico. In effetti il malato di mente ha sempre goduto della prerogativa di essere colui che è posseduto dagli spiriti o perseguitato dai demoni. Il che – sia detto incidentalmente – è una corretta interpretazione della condizione psichica d'un simile individuo, perché egli viene sopraffatto da figure e forme di pensiero autonome. Inoltre la valutazione primitiva della malattia mentale sottolinea una caratteristica speciale, che non dovremmo trascurare: essa attribuisce all'inconscio personalità, iniziativa e intenzionalità, interpretazione anche questa corretta di fatti evidenti. Dal punto di vista primitivo è del tutto chiaro che l'inconscio ha preso possesso dell'Io per un suo proprio impulso. Secondo questa concezione, non è l'Io ad essere indebolito; piuttosto è l'inconscio che viene rafforzato dalla presenza di un demone. Il primitivo, dunque, non cerca la ragione di un disturbo mentale in una debolezza primaria della coscienza, ma piuttosto in una disordinata forza dell'inconscio.

Ammetto che sia estremamente difficile decidere se si tratti di una debolezza primaria della coscienza e della corrispondente dissociabilità della coscienza oppure della forza primaria dell'inconscio. Quest'ultima possibilità non può venire semplicemente esclusa, perché si può pensare che il ricco materiale arcaico nella schizofrenia sia l'espressione di una mentalità infantile, e quindi primitiva, tuttora presente. Può trattarsi di atavismo. Io prendo seriamente in considerazione la possibilità di un cosiddetto "arresto dello sviluppo", in cui una parte di psicologia primitiva maggiore della normale rimane intatta e non si adatta alle condizioni moderne. È naturale che in tali condizioni una parte considerevole della psiche non riesca ad andare di pari passo con il normale progredire della coscienza. Nel corso degli anni la distanza tra l'inconscio e il conscio aumenta, e suscita un conflitto, dapprima latente. Ma quando diviene necessario un particolare sforzo di adattamento e la coscienza deve ricorrere alle sue risorse istintive inconsce, il conflitto diviene manifesto; lo spirito primitivo fino allora latente erompe improvvisamente con contenuti che sono troppo incomprensibili e troppo bizzarri per poter venire assimilati. In un gran numero di casi un simile momento segna l'inizio d'una psicosi.

Non si dovrebbe dimenticare che molti pazienti sembrano senz'altro possedere una coscienza moderna, sufficientemente sviluppata, talvolta particolarmente concentrata, razionale e ostinata. Tuttavia bisogna subito aggiungere che una simile coscienza presenta presto segni di una natura difensiva. Questo è un sintomo di debolezza, non di forza.

Può darsi che nella schizofrenia una coscienza normale venga messa a confronto con un inconscio insolitamente forte; può anche darsi che la coscienza del paziente sia solo debole e perciò incapace di tenere a bada l'afflusso di materiale inconscio. Nella prassi devo prendere in considerazione l'esistenza di due gruppi di schizofrenia: uno con una coscienza debole, l'altro con un inconscio forte. Abbiamo qui una certa analogia con le nevrosi, dove pure troviamo molti pazienti con una coscienza particolarmente debole e poca forza di volontà, mentre altri possiedono una considerevole quantità di energia, ma sono soggetti a una determinazione inconscia di forza quasi schiacciante. Ciò accade particolarmente quando impulsi creativi (artistici o d'altro tipo) sono associati a incompatibilità inconsce.

Se ora ritorniamo al problema iniziale, la psicogenesi della schizofrenia, arriviamo alla conclusione che il problema stesso è molto complicato. In ogni caso dovremmo mettere in chiaro che l'espressione "psicogenesi" significa due cose diverse: 1. un'origine esclusivamente psicologica; 2. un certo numero di condizioni psicologiche. Abbiamo trattato il secondo punto, ma non abbiamo ancora toccato il primo. Questo considera la psicogenesi sotto l'angolo visuale di *causa efficiens*. La domanda è: l'unica e assoluta causa della schizofrenia è psicologica oppure no?

In tutto l'ambito della medicina una simile domanda, come voi sapete, è più che penosa. Solo in pochissimi casi le si può veramente dare una risposta. L'etiologia consiste solitamente in una competizione tra diverse determinanti. Perciò è stato richiesto di cancellare le parole *causalità* e *causa* dal vocabolario medico e di sostituirle con l'espressione *condizionalismo*. Io sono completamente favorevole a una tale richiesta, dato che è pressoché impossibile dimostrare anche solo approssimativamente che la schizofrenia è primariamente una malattia organica, ed è altrettanto impossibile dimostrare la sua origine esclusivamente psicologica. Possiamo nutrire forti dubbi sulla natura organica del sintomo primario, ma non possiamo ignorare il fatto ben dimostrato che molti sono i casi sviluppatisi da uno shock emotivo, una delusione, una situazione difficile, un rovescio di fortuna ecc.; e anche che molte ricadute, come pure molti miglioramenti, sono condizionati da circostanze psicologiche. Che cosa diremo di un caso come il seguente? Un giovane studente vive una grande delusione in una vicenda amorosa. Ha un attacco catatonico, dal quale si riprende dopo alcuni mesi. Porta poi a termine gli studi e diventa un professionista di successo. Alcuni anni più tardi ritorna a Zurigo, dove ha vissuto la sua vicenda amorosa. Immediatamente subisce un nuovo attacco, molto simile al precedente. Egli dice che crede di aver visto la ragazza da qualche parte. Guarisce, e per parecchi anni evita di tornare a Zurigo. Poi ritorna, ed entro pochi giorni è di nuovo in clinica con un attacco catatonico, ancora una volta sotto l'impressione di aver visto la ragazza, ormai sposata e madre.

Il mio maestro Eugen Bleuler era solito dire che una causa psicologica può produrre solo i sintomi di una malattia, ma non la malattia. Questa affermazione può essere profonda, o può essere il contrario. In ogni caso rende evidente il dilemma dello psichiatra. Si potrebbe dire per esempio che il nostro paziente era ritornato a Zurigo quando aveva sentito approssimarsi la malattia: si crede allora di aver detto qualcosa di molto intelligente. Egli lo nega: naturalmente, si dirà. Ma quest'uomo amava ancora molto la ragazza. Non avvicinò mai altre donne e i suoi pensieri ritornavano sempre a Zurigo. Che cosa potrebbe essere più naturale del fatto che egli di tanto in tanto cedesse alla sua insuperabile nostalgia di rivedere le strade, le case, i luoghi dove l'aveva incontrata, malattia mentale o no? E inoltre, non sappiamo quali estasi e avventure egli vivesse nella sua follia, e quali eccitanti attese lo inducessero a cercare ancora una volta quell'esperienza. Io ebbi in cura una volta una ragazza schizofrenica che mi disse di odiarmi, perché le avevo reso impossibile ritornare nella sua bella psicosi. Ho sentito i miei colleghi psichiatri dire: "Quella non era schizofrenia." Ma essi non sapevano che la diagnosi della mia paziente l'avevano stabilita loro stessi, insieme con almeno altri tre specialisti.

Dobbiamo dire ora che il nostro paziente si era ammalato prima d'innamorarsi e prima di venire a Zurigo? Se è così, siamo costretti a fare l'affermazione paradossale che egli era già malato quando era ancora normale, e che s'innamorò a causa della sua malattia, e che per lo stesso motivo ritornò nel luogo fatale. Oppure dobbiamo dire che lo shock del suo amore appassionato era stato troppo forte per lui e che, invece di suicidarsi, egli era diventato pazzo, e che era stata la sua nostalgia a riportarlo al luogo dei suoi fatali ricordi?

Ma certo, si potrà obiettare che non tutti diventano pazzi a causa d'una delusione amorosa. Certamente no, così come non tutti si suicidano, né s'innamorano così appassionatamente, o rimangono sempre fedeli al primo amore. Dobbiamo mettere l'accento piuttosto su una debolezza organica, di cui non abbiamo alcuna prova tangibile, o sulla sua passione, della quale sono presenti tutti i sintomi?

Le estese conseguenze dell'abaissement iniziale, tuttavia, costituiscono un'importante obiezione contro l'ipotesi della psicogenesi pura. Purtroppo quasi tutto ciò che sappiamo del sintomo primario e della sua supposta natura organica si assomma in una serie di punti interrogativi, mentre la nostra conoscenza delle possibili determinanti psicogene consiste in molti fatti accuratamente osservati. Esistono effettivamente dei casi organici con edema cerebrale ed esito mortale. Essi sono tuttavia solo un piccolo numero, e non è sicuro se si debba chiamare schizofrenia una malattia di questo genere.

Un'importante obiezione contro la psicogenesi della schizofrenia è la prognosi sfavorevole, l'inguaribilità e la demenza finale. Ma, come ho detto vent'anni fa,[3] le statistiche delle cliniche si basano essenzialmente su una selezione dei casi più gravi; i casi più leggeri sono totalmente esclusi.

Due fatti mi si sono impressi in mente durante la mia attività di psichiatra e di psicoterapeuta. L'uno è l'enorme trasformazione che il manicomio in media ha subìto durante il corso della mia vita. La folla disperata dei catatonici completamente degenerati è praticamente scomparsa, semplicemente perché si è dato loro qualcosa da fare. L'altro fatto, che mi ha particolarmente impressionato, è stata la scoperta che feci all'inizio della mia pratica psicoterapeutica: fui estremamente meravigliato del numero di schizofrenici che non vediamo quasi mai nelle cliniche psichiatriche. Questi casi sono in parte mascherati come deliri di persecuzione, nevrosi ossessive, fobie e isterismi, e molto accuratamente evitano di avvicinarsi a un manicomio. Questi pazienti chiedono un trattamento, e, come fedele discepolo di Bleuler, mi sono cimentato su casi che non avremmo mai trattato nella clinica, casi che già prima di cominciare un trattamento si potevano con certezza riconoscere come schizofrenici. Mi sentivo disperatamente antiscientifico per il solo fatto di curarli, e dopo il trattamento mi si disse che non si era di certo trattato di schizofrenici. Esistono molte psicosi latenti — e alcune assai meno latenti — che in circostanze favorevoli possono essere sottoposte a un'analisi psicologica, talvolta con risultati davvero discreti. Anche quando con un paziente non ho molte speranze, cerco di somministrargli quanta psicologia può tollerare, perché ho visto molti casi in

[3] *Il problema della psicogenesi nella malattia mentale* (1919) [pp. 235-53 di questo volume].

cui gli attacchi successivi furono meno gravi e la prognosi migliore, e precisamente come risultato di un'ampliata comprensione psicològica. Perlomeno così a me è parso. Voi sapete come sia difficile giudicare correttamente queste cose. In simili casi dubbi, in cui si fa un lavoro da pionieri, bisogna avere una certa fiducia nella propria intuizione e poter seguire il proprio sentimento, anche a rischio di commettere degli errori. Fare una diagnosi corretta e poi scuotere il capo con gravità di fronte a una prognosi sfavorevole è l'aspetto meno importante dell'arte medica. Questo può persino paralizzare l'entusiasmo, e in psicoterapia l'entusiasmo è il segreto del successo.

I risultati della terapia occupazionale nei manicomi hanno mostrato chiaramente che la condizione dei casi disperati può venir enormemente migliorata. E i casi molto più leggeri, che non entrano in clinica, hanno talvolta dei risultati incoraggianti sotto trattamento psicoterapeutico. Non vorrei apparire ottimista a oltranza. Abbastanza spesso si può fare poco o nulla; ma d'altra parte si possono ottenere risultati inaspettati. Per circa quattordici anni ho avuto in cura una donna che oggi ha sessantaquattro anni. Non la vedo più di quindici volte l'anno. Essa è schizofrenica, e per due volte ha trascorso parecchi mesi in clinica con una psicosi acuta. È tormentata da innumerevoli voci, distribuite per tutto il suo corpo. Trovai una voce che era veramente ragionevole e disposta a collaborare. Cercai di coltivare questa voce, con il risultato che il lato destro del suo corpo da circa due anni è libero da voci. Solo il lato sinistro si trova ancora sotto il dominio dell'inconscio. Non si sono verificati altri attacchi. Purtroppo la paziente non è intelligente. La sua struttura mentale è quella dell'alto Medioevo, e io ho potuto stabilire un contatto sufficientemente buono solo adattando la mia terminologia a quella dell'alto Medioevo. Allora non si parlava di allucinazioni; ma solo di diavoli e stregonerie.

Questo non è un caso brillante, ma ho scoperto che imparo sempre di più dai pazienti difficili o addirittura impossibili. Curo simili casi come se non fossero organici, ma psicogeni, e come se si potessero guarire con mezzi puramente psicologici. Ammetto che non posso pretendere di affermare che qualcosa di "soltanto" psicologico possa causare un abaissement che distrugge l'unità della personalità, troppo spesso irreparabilmente. Ma so, per lunghi anni di esperienza, non solo che la grande maggioranza dei sintomi è determinata psicologicamente, ma che in un numero non specificato di casi la malattia è influenzata da fattori psichici, o associata a fattori che nel caso d'una nevrosi definiremmo senza esitazione causali. Le statistiche non mi dimostrano nulla sotto questo aspetto, perché io so che persino in una nevrosi si scoprirà l'anamnesi corretta probabilmente solo dopo mesi di accurata analisi. Nell'anamnesi psichiatrica regna una mancanza di conoscenze psicologiche, che talvolta è spaventosa. Non dico che il medico generico dovrebbe sapere qualcosa di psicologia, ma se lo psichiatra vuole praticare la psicoterapia, ha certamente bisogno di una vera e propria preparazione psicologica. Ciò che noi chiamiamo "psicologia medica", è purtroppo una faccenda molto unilaterale. Essa dà forse una certa conoscenza dei complessi di ogni giorno, ma si sa troppo poco di ciò che avviene al di fuori dell'ambito della medicina. La psicologia non consiste in regole mediche di buonsenso. Essa ha assai più a che fare con la storia della civiltà, della filosofia, della religione e particolarmente con la mentalità primitiva. Lo spirito malato è una vasta, quasi inesplorata regione, e finora in questo campo si è fatto relativamente poco, mentre si è dedicata tutta l'attenzione richiesta alla biologia, all'anatomia e fisiologia della schizofrenia. E, dopo tutto questo lavoro, quale esatta conoscenza abbiamo dell'ereditarietà o della natura del sintomo primario? Io direi: discuteremo di nuovo la questione della psicogenesi, quando l'aspetto psichico della schizofrenia sarà stato trattato adeguatamente.

6

Nuove considerazioni sulla schizofrenia

1957/1959

Secondo ogni apparenza siamo alla soglia di una nuova epoca, che ci porrà di fronte a diversi problemi difficili. La preghiera rivoltami di dire qualcosa sullo sviluppo futuro nel campo della psicologia, della psicopatologia e della psicoterapia, mi pone, come ci si può immaginare, davanti a un compito tutt'altro che semplice. È un fatto ben noto nella storia delle scienze che proprio le conquiste più importanti e decisive molto spesso si basano su scoperte del tutto inattese o prendono l'avvio da settori dello spirito che fino allora erano stati trascurati o sottovalutati. In queste circostanze, fare pronostici è un'impresa tanto problematica che preferisco astenermi da simili inadeguati tentativi profetici. Preferisco quindi presentare le mie opinioni come l'espressione dei desideri di uno psichiatra all'inizio della seconda metà del ventesimo secolo.

Le cose più desiderabili sono solitamente quelle che non si possiedono. Bisogna perciò cominciare dai problemi che non hanno ancora ricevuto una soluzione, o dalle ipotesi speculative che sono basate su fatti dell'esperienza. Il più imperioso bisogno, in psicologia così come in psicopatologia, è, a mio parere, l'approfondimento e l'allargamento della conoscenza delle complesse strutture psichiche che lo psicoterapeuta deve affrontare. Noi sappiamo troppo poco dei contenuti e del significato dei prodotti mentali morbosi, e anche il poco che sappiamo è messo in pericolo da pregiudizi teorici. Ciò vale in modo particolare per la psicologia della schizofrenia. La nostra conoscenza di questa malattia mentale, di tutte la più frequente, si trova ancora a uno stadio veramente insoddisfacente. Dopo il modesto tentativo,[1] che io feci cinquant'anni or sono in questo campo ancora inesplorato, non è stato compiuto nessun progresso capitale. Benché nel frattempo io stesso abbia avuto in osservazione, analizzato e trattato un gran numero di schizofrenici, non mi è stato possibile condurre degli studi sistematici, come avrei fatto volentieri. Il motivo si deve cercare nel fatto che mancava un sano fondamento scientifico per una simile impresa. Per questa occorre il "point de repère" esterno, il punto extra rem di Archimede, cioè in questo caso la possibilità di confronto con una psicologia normale corrispondente ed equivalente.

Già nell'anno 1907 ho fatto notare che il confronto con la mentalità nevrotica e la sua specifica psicologia è valido solo fino a un certo punto, cioè solo finché si può applicare il punto di vista personalistico. Nella psicologia degli schizofrenici esistono tuttavia elementi manifesti che non si possono inserire in un sistema di riferimento puramente personalistico. Benché la psicologia personalistica (vedi le ipotesi euristiche di Freud e Adler) porti fino a un certo punto a risultati soddisfacenti, il suo valore diviene dubbio se la si applica ai particolari prodotti mentali tipici della schizofrenia paranoide, o alla specifica dissociazione che ne sta alla base, e che a suo tempo ha autorizzato E. Bleuler a definire questa malattia col nome di "schizofrenia". Questo concetto esprime la differenza tra la dissociazione nevrotica e quella psicotica, in quanto la prima rappresenta una dissociazione "sistematica" della personalità, mentre per la seconda si tratta d'una disgregazione "non fisiologica" e non sistematica degli elementi psichici, vale a dire delle rappresentazioni. Mentre i fenomeni nevrotici corrispondono maggiormente ai processi normali, quali si osservano soprattutto in condizioni di emozione, i sintomi della schizofrenia assomigliano piuttosto ai fenomeni che si

[1] *Psicologia della dementia praecox* (1907) [pp. 1-176 di questo volume].

possono osservare nel sogno o negli stati d'intossicazione. Nella misura in cui i sogni sono da considerare come fenomeni del sonno normale, la loro analogia con la disintegrazione schizofrenica rimanda a un comune denominatore, che consiste in un "abaissement du niveau mental" (Pierre Janet). Questo abaissement, quale che ne sia la causa, inizia con un rilassamento della concentrazione o dell'attenzione. Le associazioni perdono valore e diventano superficiali. Al posto dei collegamenti significativi compaiono associazioni verbomotorie e fonetiche (rima, allitterazione ecc.) così come perseverazioni, e prendono sempre più il sopravvento. Infine non solo il significato delle frasi, ma anche le parole possono dissolversi. Inoltre la continuità tematica viene disturbata da bizzarre e illogiche interferenze.

Questo abaissement si può osservare non solo nello stato del sogno, ma anche nella schizofrenia. Esiste tuttavia una differenza sostanziale, in quanto in quest'ultima la coscienza non è diminuita come nel sogno. Nella schizofrenia (eccettuati gli stati oniroidi e deliranti) la memoria e l'orientamento generale funzionano normalmente, anche se sono indubbiamente presenti sintomi di abaissement. Questo fatto dimostra chiaramente che i fenomeni della schizofrenia non sono determinati da una generale diminuzione dell'attenzione e della coscienza, ma dipendono da un altro fattore di disturbo, che per parte sua è evidentemente collegato a certi particolari elementi psichici. In generale non si può dire in anticipo quali rappresentazioni saranno disturbate. Esiste tuttavia una certa probabilità che esse appartengano al campo emotivo di un complesso riconoscibile, la cui presenza di per sé non è uno specifico segno di schizofrenia. Si tratta al contrario di un complesso identico a quelli che si possono osservare sia nei soggetti normali che nei nevrotici. Benché un complesso emotivo possa disturbare o diminuire la generale attenzione e concentrazione assorbendo la loro energia, esso tuttavia non distrugge mai i suoi stessi elementi o contenuti psichici nel modo in cui lo fa un complesso schizofrenico. Si può persino dire che gli elementi di un complesso nevrotico o normale sono non solo ben formati, ma ipertrofici grazie al loro maggiore valore energetico. Essi hanno una pronunciata tendenza ad aumentare la loro estensione mediante l'esagerazione e le aggiunte fantastiche.

Al contrario, il complesso schizofrenico è caratterizzato da una peculiare degenerazione e da una disgregazione delle sue rappresentazioni, mentre nel suo ambito generale l'attenzione è assai poco compromessa. Si direbbe che il complesso si annienti da sé stesso stravolgendo i suoi contenuti e la sua capacità di comunicazione, cioè la sua capacità di esprimersi mediante il pensiero coordinato e la parola. Esso non sembra trarre la sua energia da altri processi mentali, dato che né l'orientamento generale né altre funzioni vengono danneggiate. È al contrario piuttosto evidente che il complesso schizofrenico consuma la sua stessa energia, sottraendola ai suoi propri contenuti mediante l'abbassamento del loro "niveau mental". Si potrebbe anche avanzare un diverso punto di vista, e dire che l'intensità emotiva del complesso porta a un inatteso sprofondamento dei suoi stessi fondamenti o a un disturbo della normale sintesi delle rappresentazioni. Certo è difficile immaginarsi un processo psichico che porti a un risultato di questo genere. La psicopatologia delle nevrosi non dà alcuna indicazione in tal senso, perché tutti i processi nevrotici si svolgono con elementi psichici del tutto ordinati. Nessuna disintegrazione delle rappresentazioni ecc. si verifica nel loro campo. Se in una nevrosi compaiono tracce del genere, allora si hanno tutti i motivi di sospettare che si tratti di una schizofrenia latente.

L'autodistruzione del complesso schizofrenico si esprime in primo luogo con un disturbo della capacità di espressione e comunicazione. A prescindere da questo, si presenta anche un altro fenomeno, che salta meno all'occhio, vale a dire un'affettività inadeguata. Certo, anche nelle nevrosi si può osservare una certa inadeguatezza emotiva (per esempio esagerazione, apatia, depressione ecc.), tuttavia questa, a differenza della schizofrenia, è sempre sistematica, e riconoscibile solo dall'osservatore esperto. Allorché si conoscono tutti gli aspetti del complesso nevrotico centrale, tutti i tratti inadeguati diventano trasparenti e comprensibili. Nella schizofrenia invece la partecipazione affettiva è sconvolta da cima a fondo, cioè una mancanza o un altro disturbo dell'affettività non compaiono solo nell'ambito del complesso sensu strictiori, bensì si rivelano anche nel comportamento generale. All'interno del complesso i valori emotivi sembrano distribuiti in modo assurdo, o non esistenti, la loro disgregazione corrispondendo largamente al disturbo degli elementi mentali. Questo fenomeno è tuttavia piuttosto complicato e, forse, di natura secondaria. Forse si tratta soltanto d'una reazione psicologica al complesso. In questo caso ci aspetteremmo che esso presentasse una struttura sistematica. Potrebbe anche essere il segno d'una generale distruzione dell'affettività stessa. Non so e non oso dare una risposta definitiva a queste domande.

Comunque ci si rappresenti il particolare comportamento del complesso schizofrenico, tuttavia il contrasto con quello del complesso nevrotico o normale è chiaramente evidente. In considerazione del fatto che finora non si sono potuti scoprire processi specificamente psicologici cui attribuire la responsabilità dell'effetto schizofrenico, cioè della specifica dissociazione, sono giunto alla conclusione che potrebbe esistere una causa tossica. Questa si potrebbe ricondurre a una disintegrazione organica e locale, cioè a un'alterazione fisiologica, che sarebbe scatenata dal fatto che la pressione dell'intensità emotiva supera la capacità delle cellule cerebrali (i "troubles cénesthésiques" descritti da Sollier circa sessant'anni fa sembrano indicare questa direzione). Esperienze compiute con mescalina e droghe affini appoggiano l'ipotesi di un'origine tossica.[2] Riguardo alla questione delle future possibilità di sviluppo nel campo della psichiatria vorrei sottolineare che qui si apre, al lavoro dei pionieri scientifici, un campo praticamente inesplorato.

[2] Vedi *ibid.*

Mentre esaminare il problema d'una tossina specifica, a causa dei suoi aspetti formali, rappresenta un compito per la psichiatria clinica, esaminare quello dei contenuti della schizofrenia e del loro significato è un compito importante sia per lo psicopatologo sia per lo psicologo del futuro.[3] Entrambi i problemi hanno, in primo luogo, un estremo interesse teorico; ma oltre a ciò la loro soluzione costituirà un indispensabile fondamento per la terapia della schizofrenia. Perché, come sappiamo già, questa malattia ha due aspetti di grande importanza, quello biochimico e quello psicologico. È un fatto noto, che con mia grande soddisfazione ho potuto dimostrare io stesso cinquant'anni fa, che la malattia, anche se solo in misura limitata, si può curare con la psicoterapia.[4] Non appena si intraprende il trattamento psicologico, inizia il problema dei contenuti psicotici e del loro significato. Sappiamo già che in molti casi abbiamo a che fare con un materiale psicologico paragonabile a quello delle nevrosi o dei sogni e comprensibile dal punto di vista personalistico. Ma, a differenza dei contenuti di una nevrosi, che possono venire spiegati in misura soddisfacente attraverso dati biografici, i contenuti psicotici presentano particolarità che sfuggono a una riduzione a circostanze biografiche individuali, proprio come esistono anche sogni il cui simbolismo non si può spiegare soddisfacentemente sulla base di dati personali. Con questo voglio dire che i contenuti nevrotici possono essere confrontati con i contenuti dei complessi normali, mentre i contenuti psicotici, specialmente nei casi paranoidi, presentano una stretta analogia con quel tipo di sogno che il primitivo definisce appropriatamente "grande sogno". Al contrario dei sogni abituali, un simile sogno è profondamente impressionante, numinoso, e le sue immagini si servono spesso di motivi che sono analoghi o addirittura identici a quelli dei miti. Queste strutture io le chiamo col nome di "archetipi", perché funzionano in modo simile ai modi di comportamento istintivi. Inoltre perlopiù si possono in-

[3] Vedi *Il contenuto della psicosi* (1908/1914) [pp. 177-224 di questo volume].
[4] *Trasformazioni e simboli della libido* (1912) [*Simboli della trasformazione* (1952)].

contrare dappertutto e in tutti i tempi: nel folclore delle popolazioni primitive, nei miti greci, egiziani e dell'antico Messico, così come nei sogni, nelle visioni e nelle rappresentazioni deliranti degli uomini di oggi, che nulla sanno di queste tradizioni.

In questi casi si cerca invano una causalità personalistica per trovare una spiegazione della loro strana forma arcaica e del loro significato. Perciò si deve piuttosto ritenere che si tratti come di contenuti dell'inconscio universalmente presenti, che rappresentano il suo strato collettivo più profondo, a differenza dei contenuti, acquisiti personalmente, degli strati superficiali, che si possono anche definire come inconscio personale. Considero queste strutture archetipiche come la matrice di tutte le costruzioni mitologiche. Esse non solo compaiono in condizioni fortemente emotive, ma molto spesso sembrano anche esserne la causa. Sarebbe un errore ritenerle rappresentazioni ereditarie, perché sono solo condizioni per la formazione di rappresentazioni, come gli istinti sono i presupposti dinamici dei più diversi modi di comportamento. Anzi probabilmente gli archetipi sono l'espressione o manifestazione psichica dell'istinto.

La questione dei modi di comportamento e delle forme di pensiero arcaiche non si può evidentemente trattare solo dal punto di vista della psicologia personalistica. Lo studio di questo campo deve riallacciarsi a manifestazioni dello spirito umano più generali di quelle della vita personale. Ogni tentativo di penetrare più in profondità porta inevitabilmente al problema della psiche umana in toto. La psiche individuale non può venir compresa attraverso sé stessa e partendo da sé stessa. Per comprenderla è necessaria una prospettiva molto più vasta; in altre parole, l'esplorazione degli strati psichici più profondi può essere portata avanti solo con l'aiuto di numerose altre discipline. Questo è il motivo per cui la ricerca in questo campo è ancora agli inizi. I risultati ottenuti finora sono tuttavia incoraggianti.

Lo studio della schizofrenia è, a mio parere, uno dei compiti più importanti della psichiatria del futuro. Il problema ha due aspetti, uno fisiologico e uno psicologico, perché, per quanto possiamo vedere oggi, questa malattia non permette una spiegazione a orientamento unilaterale. La sua sintomatologia rimanda da un lato a un processo distruttivo basilare, probabilmente di natura tossica, e d'altro lato – nella misura in cui un'etiologia psicogena non può essere esclusa e in cui un trattamento psicologico si rivela, in casi appropriati, efficace – rimanda a un fattore psichico della stessa importanza. Entrambe le vie di accesso aprono vaste prospettive dal punto di vista sia teorico sia terapeutico.

Bibliografia

Viene qui riportata la bibliografia di Jung; seguono in parentesi quadre le traduzioni italiane cui la nostra edizione fa riferimento per citazioni e rimandi di pagina.

ADLER, ALFRED, *Über den nervösen Charakter* (Wiesbaden 1912).

ARNDT, ERICH, *Über die Geschichte der Katatonie*, Zbl. Nervenheilk. Psychiat., a. 25, vol. 14, 81-117 (1902).

ASCHAFFENBURG, GUSTAV, *Die Katatoniefrage*, Allg. Z. Psychiat., vol. 54, 1004-26 (1898).

— Vedi *Bericht über die 28. Versammlung*.

BAETZ, E. VON, *Über Emotionslähmung*, Allg. Z. Psychiat., vol. 58, 717-21 (1901).

BALL, B., *La folie du doute*, Revue scient., Paris, 3ª s., vol. 4 (N. 30 della collana), 42-46.

Bericht der 19. Wanderversammlung der südwestdeutschen Neurologen und Irrenärzte in Baden-Baden, 2. und 3. Juni 1894, Arch. Psychiat. Nervenkr., vol. 26, 584-612 (1894). [Su Kraepelin, p. 595.]

Bericht über die 28. Versammlung des südwestdeutschen psychiatrischen Vereins in Karlsruhe 6./7. Nov. 1897, Allg. Z. Psychiat., vol. 54, 60-67 (1898) [sulla relazione di Aschaffenburg].

BINET, ALFRED, *Les altérations de la personnalité* (Parigi 1892).

— *Attention et adaptation*, Année psychol., vol. 6, 247-404 (1900).

BLEULER, EUGEN, *Frühe Entlassungen*, Psychiat.-neurol. Wschr., vol. 6, 441-44 (1904-05).

— *Die negative Suggestibilität, ein physiologisches Prototyp des Negativismus, der conträren Autosuggestion und gewisser Zwangsideen*, Psychiat.-neurol. Wschr., vol. 6, 249-53 e 261-63 (1904-05).

— *Affektivität, Suggestibilität, Paranoia* (Halle 1906).

— *Dementia praecox oder Gruppe der Schizophrenien* (Lipsia e Vienna 1911).

Bohn, Wolfgang, *Ein Fall von doppeltem Bewusstsein* (Breslavia 1898). Dissertazione.

Bonhoeffer, K., *Über den pathologischen Einfall. Ein Beitrag zur Symptomatologie der Degenerationszustände*, Dt. med. Wschr., vol. 39, 1420-23 (1904).

Bresler, Johann, *Culturhistorischer Beitrag zur Hysterie*, Allg. Z. Psychiat., vol. 53, 333-76 (1897).

Breuer, Josef e Freud, Sigmund, *Studien über Hysterie* (Lipsia e Vienna 1895). [Trad. it. *Studi sull'isteria* (1892-95), in "Opere di Sigmund Freud", vol. 1 (Boringhieri, Torino 1967).]

Breukink, H., *Über eknoische Zustände*, Mschr. Psychiat. Neurol., vol. 14, 97-112 (1903).

Chaslin, Philippe, *La confusion mentale primitive* (Parigi 1895).

Claparède, Edouard, *Esquisse d'une théorie biologique du sommeil*, Archs Psychol. Suisse rom., vol. 4, 245-349 (1904-05).

Claus, A., *Catatonie et stupeur* (Bruxelles 1903). [Congresso di medici alienisti e neurologi di Francia e dei Paesi di lingua francese, 13ª sessione.]

De Sanctis, Sante, *Die Träume* (Halle 1901). [*I sogni* (1899).]

"Diagnostische Assoziationsstudien. Beiträge zur experimentellen Psychopathologie", a cura di C. G. Jung, 2 voll. (J. A. Barth, Lipsia 1906-09). Nuove edizioni: 1911 e 1915. Saggi citati nel presente volume:

1. Jung, C. G. e Riklin, Franz, *Experimentelle Untersuchungen über Assoziationen Gesunder.*
2. Wehrlin, K., *Über die Assoziationen von Imbezillen und Idioten.*
3. Jung, C. G., *Analyse des Assoziationen eines Epileptikers.*
4. — *Über das Verhalten der Reaktionszeit beim Assoziationsexperiment.*
6. — *Psychoanalyse und Assoziationsexperiment.*
7. Riklin, Franz, *Kasuistische Beiträge zur Kenntnis hysterischer Assoziationsphänomene.*
8. Jung, C. G., *Assoziation, Traum und hysterisches Symptom.*
9. — *Über die Reproduktionsstörungen beim Assoziationsexperiment.*

— Vedi anche Jung e Riklin.
DIEM, OTTO, *Die einfach demente Form der Dementia praecox (Dementia simplex)*, Arch. Psychiat. Nervenkr., vol. 37, 111-87 (1903).
EVENSEN, HANS, *Die psychologische Grundlage der katatonischen Krankheitszeichen*, Neurologia, vol. 2, N. 1, 1-24 (1903).
FEINDEL, E., vedi Meige.
FÉRÉ, CHARLES-SAMSON, *La pathologie des émotions* (Parigi 1892).
FERENCZI, SÁNDOR, *Über die Rolle des Homosexualität in der Pathogenese der Paranoia*, Jb. psychoanal. psychopath. Forsch., vol. 3, 101-19 (1911).
FLOURNOY, THÉODORE, *Des Indes à la planète Mars. Etude sur un cas de somnambulisme avec glossolalie*, 3ª ed. (Parigi e Ginevra 1900).
— *Nouvelles observations sur un cas de somnambulisme avec glossolalie*, Archs Psychol. Suisse rom., vol. 1, 101-255 (1901).
FOREL, AUGUSTE-HENRI, *Selbstbiographie eines Falles von Mania acuta*, Arch. Psychiat. Nervenkr., vol. 34, 960-97 (1901).
FREUD, SIGMUND [per le traduzioni italiane delle opere citate, vedi "Opere di Sigmund Freud", in corso di pubblicazione presso l'editore Boringhieri]:
— *Weitere Bemerkungen über Abwehr-Neuropsychosen*, Neurol. Zbl., vol. 8 (1896), e in *Sammlung kleiner Schriften zur Neurosenlehre aus den Jahren 1893-1906* (Lipsia e Vienna 1906).
— *Die Traumdeutung* (Lipsia e Vienna 1900).
— *Drei Abhandlungen zur Sexualtheorie* (Lipsia e Vienna 1905).
— *Zur Psychopathologie des Alltagslebens. (Über Vergessen, Versprechen, Vergreifen, Aberglaube und Irrtum)*, 2ª ed. (Berlino 1907).
— *Der Gegensinn der Urworte*, Jb. psychoanal. psychopath. Forsch., vol. 2, 179-84 (1910).
— *Psychoanalytische Bemerkungen über einen autobiographisch beschriebenen Fall von Paranoia (Dementia paranoides)*, Jb. psychoanal. psychopath. Forsch., vol. 3, 9-68 (1911). [Appendice: P. Schreber: *Denkwürdigkeiten eines Nervenkranken*, ibid., 588-90.]
— Vedi Breuer.
FREUSBERG, *Über motorische Symptome bei einfachen Psychosen*, Arch. Psychiat. Nervenkr., vol. 17, 757-94 (1886).
FUHRMANN, M., *Über acute juvenile Verblödung*, Arch. Psychiat. Nervenkr., vol. 40, 817-47 (1905).

Fürstner, C., *Die Zurechnungsfähigkeit der hysterischen*, Arch. Psychiat. Nervenkr., vol. 31, 627-39 (1899).

Gierlich, N., *Über periodische Paranoia und die Entstehung der paranoischen Wahnideen*, Arch. Psychiat. Nervenkr., vol. 40, 19-40 (1905).

Godfernaux, André, *Le sentiment et la pensée et leurs principaux aspects physiologiques* (Parigi 1894).

Grebelskaja, S., *Psychologische Analyse eines Paranoiden*, Jb. psychoanal. psychopath. Forsch., vol. 4, 116-40 (1912).

Gross, Otto, *Die zerebrale Sekundärfunktion* (Lipsia 1902).

— *Beitrag zur Pathologie des Negativismus*, Psychiat. Neurol. Wschr., vol. 5, 269-73 (1903-04).

— *Über Bewusstseinszerfall*, Mschr. Psychiat. Neurol., vol. 15, 45-51 (1904).

— *Zur Nomenklatur "Dementia sejunctiva"*, Neurol. Zbl., vol. 23, 1144-46 (1904).

— *Zur Differentialdiagnostik negativistischer Phänomene*, Psychiat.-neurol. Wschr., vol. 6, 345-53 e 357-63 (1904-05).

Hauptmann, Gerhart, *Hanneles Himmelfahrt. Traumdichtung in zwei Teilen* (Berlino 1902).

Heilbronner, Karl, *Über Haftenbleiben und Stereotypie*, Mschr. Psychiat. Neurol., vol. 18, 293-371 (1905).

Henry, Victor, *Antinomies linguistiques* (Parigi 1896).

Hufeland, Christoph Wilhelm, *Makrobiotik oder die Kunst, das menschliche Leben zu verlängern*, 5ª ed. (Reutlingen 1817).

Itten, W., *Beiträge zur Psychologie der Dementia praecox*, Jb. psychoanal. psychopath. Forsch., vol. 5, 1-54 (1913).

James, William, *Pragmatism: a New Name for Some Old Ways of Thinking* (Londra e Cambridge, Mass. 1907).

Janet, Pierre, *L'automatisme psychologique* (Parigi 1889).

— *Névroses et idées fixes*, 2 voll. (Parigi 1898).

— *Les obsessions et la psychasthénie*, 2 voll. (Parigi 1903).

Jung, C. G., vedi anche "Diagnostische Assoziationsstudien".

Kaiser, O., *Beiträge zur Differentialdiagnose der Hysterie und Katatonie*, Allg. Z. Psychiat., vol. 58, 957-69 e 1126-59 (1901).

Kant, Immanuel, *Kritik der praktischen Vernunft*, a cura di Karl Kehrbach (Reclam, Lipsia s.d.).

Kazowsky, A. D., *Zur Frage nach dem Zusammenhange von Träumen und Wahnvorstellungen*, Neurol. Zbl., vol. 20, 440-47 e 508-13 (1901).

Klinke, O., *Über das Symptom des Gedankenlautwerdens*, Arch. Psychiat. Nervenkr., vol. 26, 147-201 (1894).

Kraepelin, Emil, *Psychiatrie. Ein Lehrbuch für Studierende und Ärzte*, 7ª ed. ampiamente rielaborata, 2 voll. (Lipsia 1903-04).

— *Über Sprachstörungen im Traume*, in "Psychologische Arbeiten" [a cura di Kraepelin] (1910) vol. 5, pp. 1-104.

— Vedi *Bericht der 19. Wanderversammlung*.

Krafft-Ebing, Richard von, *Lehrbuch der Psychiatrie auf klinischer Grundlage für praktische Ärzte und Studierende*, 4ª ed. parzialmente rielaborata (Stoccarda 1890).

Leupoldt, C. von, *Zur Symptomatologie der Katatonie*, Klinik psychol. nerv. Krankh., vol. 1, 39-50 (1906).

Liepmann, Hugo, *Über Ideenflucht. Begriffsbestimmung und psychologische Analyse* (Halle 1904).

Maeder, Alphonse, *Psychologische Untersuchungen an Dementia praecox-Kranken*, Jb. psychoanal. psychopath. Forsch., vol. 2, 185-245 (1910).

Margulиés, Alexander, *Die primäre Bedeutung der Affecte im ersten Stadium der Paranoia*, Mschr. Psychiat. Neurol., vol. 10, 265-88 (1901).

Masselon, René, *Psychologie des déments précoces* (Parigi 1902). Tesi.

— *La démence précoce* (Parigi 1904).

Mayer, Karl, *Sechzehn Fälle von Halbtraumzustand*, Jb. Psychiat. Neurol., 236-52 (1892).

— Vedi Meringer.

Meige, H. e Feindel, E., *Les tics et leur traitement* (Parigi 1902). Ed. ted.: *Der Tic* (Lipsia 1903).

Mendel, Emanuel, *Leitfaden der Psychologie* (Stoccarda 1902).

Meringer, Rudolf e Mayer, Karl, *Versprechen und Verlesen. Eine psychologisch-linguistische Studie* (Stoccarda 1895).

Meyer, Ernst, *Beitrag zur Kenntnis der acut entstandenen Psychosen* (Berlino 1899). Tesi di abilitazione.

Müller, Georg E. e Pilzecker, A., *Experimentelle Beiträge zur Lehre vom Gedächtnis*, Z. Psychol. Physiol. Sinnesorg., vol. suppl. 1 (1901).

Neisser, Clemens, *Über die Katatonie. Ein Beitrag zur klinischen Psychiatrie* (Stoccarda 1887).
— *Paranoia und Schwachsinn*, Allg. Z. Psychiat., vol. 53, 241-69 (1897).
— *Über Sprachneubildungen Geisteskranker. 74. Sitzung des Vereins ostdeutscher Irrenärzte zu Breslau*, Allg. Z. Psychiat., vol. 55, 443-46 (1898).
— *Individualität und Psychose* (Berlino 1906). Conferenza tenuta all'assemblea generale della Gesellschaft deutscher Naturforscher und Ärzte (Merano, 29 settembre 1905).
Nelken, Jan, *Analytische Beobachtungen über Phantasien eines Schizophrenen*, Jb. psychoanal. psychopath. Forsch., vol. 4, 504-62 (1912).
Nietzsche, Friedrich, Dichtungen, in "Werke", vol. 8 (Lipsia 1899).
— *Also sprach Zarathustra. Ein Buch für Alle und Keinen*, ibid., vol. 6 (Lipsia 1901).
— *Die Entstehung von "Also sprach Zarathustra"*, a cura di Elisabeth Förster-Nietzsche, ibid., vol. 6 (Lipsia 1901).
Paulhan, Frédéric, *L'activité mentale et les éléments de l'esprit* (Parigi 1889).
— *Les mensonges du caractère* (Parigi 1905).
Pelletier, Madeleine, *L'association des idées dans la manie aiguë et dans la débilité mentale* (Parigi 1903). Tesi.
Pfister, Oskar, *Über Verbigeration*, Psychiat.-neurol. Wschr., vol. 7 (1906).
Pick, Arnold, *Über pathologische Träumerei und ihre Beziehung zur Hysterie*, Jb. Psychol. Neurol., vol. 14, 280-301 (1896).
— *On Contrary Actions*, J. nerv. ment. Dis., vol. 31, 1-14 (1904).
Pilzecker, A., vedi Müller.
"Psychologische Arbeiten", vedi Kraepelin.
Riklin, Franz [sen.], *Analytische Untersuchungen der Symptome und Assoziationen eines Falles von Hysterie (Lina H.)*, Psychiat.-neurol. Wschr., vol. 6, 449, 464, 469, 481, 493, 505 e 521 (1904-05).
— *Zur Psychologie hysterischer Dämmerzustände und des Ganser'schen Symptoms*, Psychiat.-neurol. Wschr., vol. 6, 185-93 (1904-05).
— *Über Versetzungsbesserungen*, Psychiat.-neurol. Wschr., vol. 7, 153, 165, 179 (1905-06).
— Vedi anche "Diagnostische Assoziationsstudien".

ROLLER, C. F. W., *Über motorische Störungen beim Einfachen Irresein*, Allg. Z. Psychiat., vol. 42, 1-60 (1885).
ROYCE, JOSIAH, *The Case of John Bunyan*, Psychol. Rev., vol. 1, 22-33, 134-51 e 230-40 (1894).
SCHREBER, DANIEL PAUL, *Denkwürdigkeiten eines Nervenkranken* (Lipsia 1903).
SÉGLAS, JULES, *Leçons cliniques sur les maladies mentales et nerveuses* (Parigi 1895).
SOKOLOWSKI, ERNST, *Hysterie und hysterisches Irresein*, St Petersb. med. Wschr., a. 20, n.s., vol. 12, 441-44 (1895). In seguito in Zbl. Nervenheilk. Psychiat., a. 19, n.s., vol. 6, 302-12 (1896).
SOLLIER, PAUL-AUGUSTE, *Le mécanisme des émotions* (Parigi 1905).
SOMMER, ROBERT, *Zur Lehre von der "Hemmung" geistiger Vorgänge*, Allg. Z. Psychiat., vol. 50, 134-57 (1894).
— *Lehrbuch der psychopathologischen Untersuchungsmethoden* (Berlino e Vienna 1899).
SPIELREIN, SABINA, *Über den psychologischen Inhalt eines Falles von Schizophrenie (Dementia praecox)*, Jb. psychoanal. psychopath. Forsch., vol. 3, 329-400 (1911).
STADELMANN, HEINRICH, Geisteskrankheit und Schicksal (Monaco 1905).
STRANSKY, ERWIN, *Zur Kenntnis gewisser erworbener Blödsinnformen. (Zugleich ein Beitrag zur Lehre der Dementia praecox)*, Jb. Psychiat. Neurol., vol. 24, 1-149 (1903).
— *Zur Affassung gewisser Symptome der Dementia proecox*, Neurol. Zbl., vol. 23, 1074-85 e 1137-43 (1904).
— *Zur Lehre von der Dementia praecox*, Zbl. Nervenheilk. Psychiat., a. 27, n.s., vol. 15, 1-19 (1904).
— *Über die Dementia praecox in ihrer Bedeutung für die ärztliche Praxis*, Wien. med. Pr., vol. 46, coll. 1379-83, 1435-41, 1478-82 e 1522-27 (1905).
— *Über Sprachverwirrtheit. Beiträge zur Kenntnis derselben bei Geisteskranken und Geistesgesunden*, "Sammlung zwangloser Abhandlungen aus dem Gebiete der Nerven- und Geisteskrankheiten", N. 6 (Halle 1905).
SVENSON, FREY, *Om Katatoni*, Hygieia, 2ª s., vol. 2, 107-38 (Stoccolma 1902).

TILING, T., *Zur Ätiologie der Geistesstörungen*, Zbl. Nervenheilk. Phychiat., a. 26, n.s., vol. 14, 561-79 (1903).

— *Individuelle Geistesartung und Geistesstörung*, "Grenzfragen des Nerven- und Seelenlebens", N. 20 (Wiesbaden 1904).

VOGT, RAGNAR, *Zur Psychologie der katatonischen Symptome*, Zbl. Nervenheilk. Psychiat., a. 25, n.s., vol. 19, 433-37 [1902].

WEHRLIN, K., vedi "Diagnostische Assoziationsstudien".

WEISKORN, JOSEPH, *Transitorische Geistesstörungen beim Geburtsakt* (Bonn 1897). Dissertazione.

WEYGANDT, WILHELM, *Alte Dementia praecox*, Zbl. Nervenheilk. Psychiat., a. 27, n.s., vol. 15, 613-25 (1904).

WUNDT, WILHELM, *Grundriss der Psychologie*, 5ª ed. (Lipsia 1902).

— *Grundzüge der physiologischen Psychologie*, 3 voll., 5ª ed. (Lipsia 1903).

ZIEHEN, GEORG THEODOR, *Leitfaden der physiologischen Psychologie*, 3ª ed. (Jena 1896).

— *Psychiatrie für Ärzte und Studierende bearbeitet*, 2ª ed. (Lipsia 1902).

ZOLA, EMILE, *Lourdes* (Parigi 1884). Romanzo.

— *Le rêve* (Parigi 1888). Romanzo.

ZÜNDEL, FRIEDRICH, *Pfarrer Joh. Christoph Blumhardt. Ein Lebensbild* (Zurigo e Heilbronn 1880).

Indice analitico

Cronologia della vita di C. G. Jung

1875 Il 26 luglio a Kesswil, nel cantone svizzero di Turgovia, da Paul Jung, pastore protestante, e da Emilie Preiswerk nasce Carl Gustav Jung

1879 Dopo un soggiorno di tre anni a Laufen presso Sciaffusa, la famiglia si trasferisce in un sobborgo di Basilea

1886 Inizio degli studi secondari al ginnasio; difficoltà nei rapporti con i compagni; sintomi nevrotici poi superati; crisi religiosa; forte influenza della lettura di Schopenhauer e Goethe

1895 Supera l'esame di maturità e si iscrive alla facoltà di medicina dell'Università di Basilea

1896 Muore il padre ed egli diventa capofamiglia. Vive con madre e sorella nel villaggio di Binningen

1898 Dopo la scoperta di Nietzsche e dello *Zarathustra* comincia a interessarsi di spiritismo e sonnambulismo. Esperimenti con la giovane medium Helene Preiswerk, sua cugina

1900 Si laurea in medicina con una tesi, *Psicologia e patologia dei cosiddetti fenomeni occulti*, pubblicata nel 1902. Il suo interesse è ormai soprattutto rivolto alla psichiatria, per cui a fine anno inizia la sua nuova attività a Zurigo, presso l'ospedale psichiatrico Burghölzli diretto da Eugen Bleuler

1902 Frequenta il corso di lezioni tenuto da Pierre Janet alla Salpêtrière, il famoso ospedale psichiatrico di Parigi ove aveva insegnato Charcot, alle cui lezioni aveva assistito Freud

1903-05 Matrimonio con Emma Rauschenbach, che diventerà anche sua collaboratrice e applicherà i suoi metodi psicoterapeutici.Cominciano gli esperimenti con il reattivo di associazione verbale, su cui pubblicherà vari studi. Consegue la libera docenza e inizia corsi universitari alternati: sull'isteria nel semestre invernale e di psicoterapia nel semestre estivo

1904 Nasce la prima figlia, Agathe, cui seguiranno Anna (1906), Franz (1908), Marianne (1910) ed Emma (1914)

1906 Inizia la corrispondenza con Freud, che incontrerà personalmente per la prima volta a Vienna nel 1907, e la sua adesione alla psicoanalisi

1907 Partecipa al Congresso internazionale di psichiatria di Amsterdam parlando sull'isteria come portavoce di Freud. Esce *Psicologia della dementia praecox*, primo studio sulla psicologia del profondo

1909 Lascia il Burghölzli per dedicarsi all'attività psicoterapeutica e agli studi nella nuova casa di Küsnacht sul lago, presso Zurigo. Invitato con Freud ai festeggiamenti per i vent'anni della Clark University a Worcester, nel Massachusetts. Fino al 1913 ha una parte rilevante nel movimento psicoanalitico; diventa primo presidente dell'Associazione psicoanalitica internazionale e direttore dello "Jahrbuch für psychopathologische und psychoanalytische Forschungen"

1910 Dall'estate di quest'anno tiene all'Università di Zurigo un corso di lezioni dal titolo "Introduzione alla psicoanalisi"

1911-12 Dopo un periodo di reciproco entusiasmo, nel quale Freud vede in Jung il proprio successore, la linea junghiana comincia a divergere dalla dottrina del maestro viennese. La pubblicazione di *Trasformazioni e simboli della libido* conferma tale divergenza

1913 Relazione sulla psicoanalisi, contro Janet, al Congresso internazionale di medicina a Londra; dimissioni dall'Associazione psicoanalitica e dalla direzione dello "Jahrbuch"

1914 Rinuncia anche alla libera docenza e si ritira a Küsnacht, dove si dedica alla clientela privata. Inizia un periodo di "malattia creativa", che durerà fino al 1919, analogo al periodo dell' "autoanalisi" di Freud. Inizia la presa di contatto con l'inconscio e la riflessione sugli archetipi; definisce la propria dottrina "psicologia analitica", non più psicoanalisi

1917 Annuncia i primi risultati di questi nuovi studi in un libro che, dopo molte rielaborazioni, assumerà nel 1943 il titolo definitivo di *Psicologia dell'inconscio*

1920 Viaggio ad Algeri, Tunisi e in alcune parti del Sahara

1921 Pubblica *Tipi psicologici*

1923 Compera a Bollingen, al di là del lago, il terreno su cui farà costruire la torre dove trascorrerà vacanze e fine settimana e da cui prenderà il nome la fondazione che promoverà la pubblicazione di tutta l'opera junghiana in America

1924-26 Per approfondire la conoscenza dell'inconscio cerca contatti con i primitivi (viaggi nell'Arizona, nel Nuovo Messico e nel massiccio dell'Elgon)

1928 Esce in edizione definitiva *L'Io e l'inconscio* (prima stesura, 1916)

1930 È nominato presidente onorario della Società tedesca di psicoterapia, che dal 1933 sarà ricostituita in associazione internazionale e lo avrà come presidente

1932 Premio della città di Zurigo per la letteratura

1933-35 Tiene corsi di psicologia al Politecnico di Zurigo

1936 Riceve il titolo *ad honorem* di Doctor of Science dalla Harvard University

1937 Assiste allo storico incontro di Berlino tra Mussolini e Hitler ed è spinto a studiare le psicosi di massa e i pericoli che minacciano l'umanità. Viaggio in India e a Ceylon

1938-39 Riceve un dottorato onorario dall'Università di Oxford ed è eletto Honorary Fellow della Royal Society of Medicine di Londra

1943 Dall'Università di Basilea è nominato professore di psicologia medica, con incarico speciale per la psicoterapia; ma è costretto a dare quasi subito le dimissioni per motivi di salute

1944 Pubblica *Psicologia e alchimia*. Una frattura e un successivo infarto gli causano una perdita dei sensi durante la quale ha una "visione cosmica" che imprimerà una nuova direzione al suo pensiero, facendo di lui il "vecchio saggio di Küsnacht"

1945 Nominato dottore *honoris causa* dall'Università di Ginevra

1948 Fondazione del C. G. Jung-Institut a Zurigo, con lo scopo di continuare le ricerche nel campo della psicologia analitica e di addestrare gli allievi

1951-52 D'ora in poi s'interessa sempre più alla storia dei simboli filosofici, religiosi, alchimistici; pubblica *Aion* e gli importanti scritti sulla teoria della sincronicità

1955	Muore la moglie Emma
1955-58	Esce *Mysterium coniunctionis*, l'opera maggiore degli ultimi anni
1957	Inizia a scrivere i primi capitoli della propria biografia, di cui detterà il seguito ad Aniela Jaffé
1960	Per gli 85 anni riceve la cittadinanza onoraria di Küsnacht
1961	Il 6 giugno muore, dopo breve malattia, nella sua casa sul lago

Cronologia degli scritti di C. G. Jung

1900 Psicologia e patologia dei cosiddetti fenomeni occulti. (1902) Vol. 1

1902 Caso di stupore isterico in una detenuta in carcere preventivo. Vol. 1

1903 Squilibrio affettivo maniacale. Vol. 1
Simulazione di malattia mentale. Vol. 1

1904 Paralessia isterica. Vol. 1
Perizia medica su un caso di simulazione di malattia mentale. Vol. 1
Ricerche sperimentali sulle associazioni di individui normali. (In collaborazione con Franz Riklin.) (1904-05) Vol. 2*

1905 Criptomnesia. Vol. 1
La diagnostica psicologica del fatto. Vol. 1
Analisi delle associazioni di un epilettico. Vol. 2**
I tempi di reazione nell'esperimento associativo. Vol. 2**
Osservazioni sperimentali sulla facoltà di memoria. Vol. 2**
La diagnosi psicologica del fatto. Vol. 2**
Il significato psicopatologico dell'esperimento associativo. (1906) Vol. 2**

1906 Superperizia su due perizie psichiatriche contraddittorie. Vol. 1
Psicoanalisi ed esperimento associativo. Vol. 2**
Notizie statistiche sul reclutamento. Vol. 2**
Associazione, sogno e sintomo isterico. Vol. 2**
Psicologia della dementia praecox. (1907) Vol. 3.
La teoria freudiana dell'isteria: replica alla critica di Aschaffenburg. Vol. 4

1907 Disturbi di riproduzione nell'esperimento associativo. Vol. 2**
Fenomeni psicofisici concomitanti nell'esperimento associativo. Vol. 2**
Ricerche psicofisiche col galvanometro e il pneumografo in individui normali e malati di mente. (In collaborazione con Frederick Peterson.) Vol. 2**
Altre ricerche sul fenomeno galvanico e la respirazione in individui normali e malati di mente. (In collaborazione con Charles Ricksher.) Vol. 2**
La teoria freudiana dell'isteria. (1908) Vol. 4

1908 Le nuove vedute della psicologia criminale. Vol. 2**

/1914 Il contenuto della psicosi. Vol. 3

1909 Il metodo associativo. Vol. 2**
La costellazione familiare. Vol. 2**
L'analisi dei sogni. Vol. 4

/1946 Conflitti dell'anima infantile. Vol. 17

/1949 L'importanza del padre nel destino dell'individuo. Vol. 4

1910 I metodi di ricerca nella Clinica psichiatrica di Zurigo. Vol. 2**
Contributo alla psicologia della diceria. Vol. 4
A proposito di una critica della psicoanalisi. Vol. 4

1911 Sulla dottrina dei complessi. Vol. 2**
Critica a Bleuler, "Teoria del negativismo schizofrenico". Vol. 3
Contributo alla conoscenza del sogno di numeri. Vol. 4
Recensione critica a M. Prince, "Il meccanismo e l'interpretazione dei sogni". Vol. 4

/1952 Trasformazioni e simboli della libido. (1912) Edizione definitiva: Simboli della trasformazione. Vol. 5

1912 Psicoanalisi. Vol. 4
Saggio di esposizione della teoria psicoanalitica. (1913) Vol. 4
Vie nuove della psicologia. Vol. 7

1913 Sulla psicoanalisi. (1916) Vol. 4
Aspetti generali della psicoanalisi. Vol. 4
Questioni attuali di psicoterapia: carteggio Jung-Loÿ. (1914) Vol. 4
Sulla questione dei tipi psicologici. Vol. 6

1914 Sulla comprensione psicologica di processi patologici. Vol. 3
Importanza dell'inconscio in psicopatologia. Vol. 3

1916 La struttura dell'inconscio. Vol. 7
Adattamento. Vol. 7
Individuazione e collettività. Vol. 7

/1942 La psicologia dei processi inconsci. (1917) Edizione definitiva: Psicologia dell'inconscio. (1943) Vol. 7

/1948 Considerazioni generali sulla psicologia del sogno. Vol. 8

/1958 La funzione trascendente. (1957) Vol. 8

1916-17 Prefazioni ai "Collected Papers on Analytical Psychology". Vol. 4

1918 Sull'inconscio. Vol. 10*

1919 Il problema della psicogenesi nella malattia mentale. Vol. 3
Istinto e inconscio. Vol. 8

/1948 I fondamenti psicologici della credenza negli spiriti. (1920) Vol. 8

1920 Tipi psicologici. (1921) Vol. 6

1921/1928 Il valore terapeutico dell'abreazione. Vol. 16

1922 Psicologia analitica e arte poetica. Vol. 10*

1923 Sviluppo ed educazione del bambino. (1928) Vol. 17

1924 Il problema amoroso dello studente. (1928) Vol. 10*

1924/1946 Psicologia analitica ed educazione. (1926) Vol. 17

1925 Tipi psicologici. Vol. 6 (Appendice)
Il significato dell'inconscio nell'educazione individuale. (1928) Vol. 17
Il matrimonio come relazione psicologica. Vol. 17

1926 Spirito e vita. Vol. 8

1927 La donna in Europa. Vol. 10*

/1931 La struttura della psiche. Vol. 8

/1931 Psicologia analitica e concezione del mondo. (1928) Vol. 8

/1931 Anima e terra. Vol. 10*

1928 Malattia mentale e psiche. Vol. 3
Tipologia psicologica. Vol. 6 (Appendice)
L'Io e l'inconscio. Vol. 7
Energetica psichica. Vol. 8
La "riga" svizzera nello "spettro" europeo. Vol. 10*
Psicoanalisi e direzione spirituale. Vol. 11

/1931 Il problema psichico dell'uomo moderno. Vol. 10*

1929 Il contrasto tra Freud e Jung. Vol. 4
Il significato della costituzione e dell'eredità in psicologia. Vol. 8
Paracelso. Vol. 13
Alcuni aspetti della psicoterapia moderna. (1930) Vol. 16
Scopi della psicoterapia. (1931) Vol. 16
I problemi della psicoterapia moderna. Vol. 16

/1957 Commento al "Segreto del fiore d'oro". Vol. 13

1930 Prefazione a W. M. Kranefeldt, "La psicoanalisi". Vol. 4
Psicologia americana. Vol. 10*
L'uomo arcaico. (1931) Vol. 10*
Necrologio di Richard Wilhelm. Vol. 13

/1931 Gli stadi della vita. Vol. 8

/1950 Psicologia e poesia. Vol. 10*

1930-34 Recensioni a Keyserling, "America: nascita di un nuovo mondo", e "La rivoluzione mondiale". Vol. 10*

1931 Il problema fondamentale della psicologia contemporanea. Vol. 8
L'applicabilità pratica dell'analisi dei sogni. (1934) Vol. 16
Prefazione a F. G. Wickes, "Il mondo psichico dell'infanzia". Vol. 17

1932 I rapporti della psicoterapia con la cura d'anime. Vol. 11
Sigmund Freud come fenomeno storico-culturale. Vol. 15
L'"Ulisse": un monologo. Vol. 10*
Picasso. Vol. 10*
Il divenire della personalità. (1934) Vol. 17

1933 Realtà e surrealtà. Vol. 8
Anima e morte. (1934) Vol. 8
Fratel Klaus. Vol. 11
Recensione a "La psiche come organismo" di G. R. Heyer. Vol. 16

/1934 Il significato della psicologia per i tempi moderni. Vol. 10*

/1950 Empiria del processo d'individuazione. Vol. 9*

1933-35 Presentazioni del direttore del "Zentralblatt für Psychotherapie". Vol. 10*

1934 Considerazioni generali sulla teoria dei complessi. Vol. 8
Situazione attuale della psicoterapia. Vol. 10*
Attualità: replica all'articolo del dottor Bally, "Terapia di ceppo tedesco". Vol. 10*

/1954 Gli archetipi dell'inconscio collettivo. Vol. 9*

1935 Contributo a una discussione sulla psicoterapia. Vol. 10*
Princìpi di psicoterapia pratica. Vol. 16
Che cos'è la psicoterapia? Vol. 16
Fondamenti della psicologia analitica. Vol. 15

/1953 Commento psicologico al "Bardo Thödol" (Il libro tibetano dei morti). Vol. 11

1935-38 Discorsi ai Congressi di psicoterapia (ottavo, nono, decimo). Vol. 10*

1936 Tipologia psicologica. Vol. 6 (Appendice)
Determinanti psicologiche del comportamento umano. (1937) Vol. 8
Il concetto d'inconscio collettivo. Vol. 9*
Wotan. Vol. 10*
Psicologia e problemi nazionali. Vol. 10*
Lo yoga e l'Occidente. Vol. 11
Recensione a "La pratica della psicoterapia" di G.R. Heyer. Vol. 16

/1954 Sull'archetipo, con particolare riguardo al concetto di Anima. Vol. 9*

1936-37 Sul "Rosarium philosophorum". Vol. 16

1937 La diagnostica psicologica del fatto in un processo in assise. Vol. 2**

/1940 Psicologia e religione. (1938) Vol. 11

/1954 Le visioni di Zosimo. (1938) Vol. 13

1938/1954 Gli aspetti psicologici dell'archetipo della Madre. Vol. 9*

1939 Psicogenesi della schizofrenia. Vol. 3
Coscienza, inconscio e individuazione. Vol. 9*
Il mondo sognante dell'India. Vol. 10*
Quel che l'India può insegnarci. Vol. 10*
Commento psicologico al "Libro tibetano della grande liberazione". (1954) Vol. 11
Prefazione a D. T. Suzuki, "La grande liberazione. Introduzione al buddhismo zen". Vol. 11
Sigmund Freud: necrologio. Vol. 15
La vita simbolica. Vol. 15

/1950 Sul rinascere. (1940) Vol. 9*

1940 Psicologia dell'archetipo del Fanciullo. Vol. 9*
In merito a "Psicologia e religione". Vol. 11

/1948 Saggio d'interpretazione psicologica del dogma della Trinità. (1942) Vol. 11

1941 Aspetto psicologico della figura di Core. Vol. 9*
Ritorno alla vita semplice. Vol. 10**
Paracelso come medico. Vol. 13
Paracelso come fenomeno spirituale. (1942) Vol. 13
La psicoterapia oggi. (1945) Vol. 16

/1954 Il simbolo della trasformazione nella messa. (1942) Vol. 11

1942 Premessa a "Scritti su Paracelso". Vol. 13
Psicoterapia e concezione del mondo. (1943) Vol. 16
Il bambino dotato. (1943) Vol. 17

/1948 Lo spirito Mercurio. (1943) Vol. 13

1943 Psicologia della meditazione orientale. Vol. 11
Da una lettera a un teologo protestante. Vol. 11
Psicologia e alchimia. (1944) Vol. 12

1944 Santi indiani. Prefazione a H. Zimmer, "La via del Sé". Vol. 11

1945 Dopo la catastrofe. Vol. 10**
Commenti sulla storia contemporanea. Vol. 10**
Medicina e psicoterapia. Vol. 16
La psicologia della traslazione. (1946) Vol. 16

/1948 L'essenza dei sogni. Vol. 8

/1948 Fenomenologia dello spirito nella fiaba. (1946) Vol. 9*

/1954 L'albero filosofico. Vol. 13

1946 La lotta con l'Ombra. Vol. 10**
Contributi ai "Saggi di storia contemporanea". Vol. 10**
Premessa a un catalogo di alchimia. Vol. 13.

1946/1954 Riflessioni teoriche sull'essenza della psiche. (1947) Vol. 8

1948 Tecniche di trasformazione dell'atteggiamento mentale in vista della pace nel mondo. Vol. 10**
Prefazione a "I Ching". (1950) Vol. 11
Alchimia e psicologia. Vol. 13

1949 Faust e l'alchimia. (1949-50) Vol. 13

1950 Aion: ricerche sul simbolismo del Sé (1951) Vol. 9**
Simbolismo del mandala. Vol. 9*

1951 Prefazione a Z. Werblowsky, "Lucifero e Prometeo". (1952) Vol. 11
Questioni fondamentali di psicoterapia. Vol. 16
La sincronicità. Vol. 8
A proposito di "Risposta a Giobbe". Vol. 11

1952 La sincronicità come principio di nessi acausali. Vol. 8
Prefazione a V. White, "Dio e l'inconscio". Vol. 11
Risposta a Giobbe. Vol. 11
Risvolto di copertina per "Risposta a Giobbe". Vol. 11
A proposito di "Risposta a Giobbe". Vol. 11
Risposta a Martin Buber. Vol. 11

1953 Sul problema del simbolo di Cristo. Vol. 11

1954 Psicologia della figura del Briccone. Vol. 9*
Mysterium coniunctionis. (1955-56) Vol. 14

1955 Che cosa sono i mandala. Vol. 9*
Su K.E. Neumann, "I discorsi di Gautama Buddha". Vol. 11

1956 Prefazione alla rivista indiana "Psychotherapy". Vol. 16

/1959 Nuove considerazioni sulla schizofrenia. (1957) Vol. 3

1957 Presente e futuro. Vol. 10**
La schizofrenia. (1958) Vol. 3

1958 Un mito moderno: le cose che si vedono in cielo. Vol. 10**
La coscienza morale dal punto di vista psicologico. Vol. 10**

1959 Introduzione a Toni Wolff, "Studi sulla psicologia di C.G. Jung", Vol. 10**
Bene e male nella psicologia analitica. Vol. 11
Sul valore diagnostico dei disegni in psichiatria. Vol. 16

1960 Lettera a "The Listener". Vol. 11

1961 Simboli e interpretazione dei sogni. Vol. 15

CORPUS JUNGHIANO

La casa editrice Bollati Boringhieri, oltre all'edizione completa delle "Opere di C. G. Jung", pubblica un corpus junghiano ridotto e suddiviso per argomenti, inteso a costituire uno strumento ragionato di lettura e di studio (USB: Universale scientifica Boringhieri, continuata nella Universale Bollati Boringhieri).

1. *Psicologia e patologia dei cosiddetti fenomeni occulti e altri scritti* (USB N. 116). Contiene:
   Psicologia e patologia dei cosiddetti fenomeni occulti (1902)
   Caso di stupore isterico in una detenuta in carcere preventivo (1902)
   Simulazione di malattia mentale (1903)
   Paralessia isterica (1904)
   Perizia medica su un caso di simulazione di malattia mentale (1904)
   Criptomnesia (1905)
   Superperizia su due perizie psichiatriche contraddittorie (1906)
2. *Il problema della malattia mentale* (USB NN. 117/118). Contiene:
   Psicologia della dementia praecox (1907)
   Il contenuto della psicosi (1908/1914)
   Importanza dell'inconscio in psicopatologia (1914)
   Il problema della psicogenesi nella malattia mentale (1919)
   Psicogenesi della schizofrenia (1939)
   Nuove considerazioni sulla schizofrenia (1957/1959)
3. *Il contrasto tra Freud e Jung* (USB N. 126). Contiene:
   La teoria freudiana dell'isteria (1908)
   Saggio di esposizione della teoria psicoanalitica (1913)
   Aspetti generali della psicoanalisi (1913)
   Sulla psicoanalisi (1916)
   Il contrasto tra Freud e Jung (1929)
   Prefazione a W. M. Kranefeldt, "La psicoanalisi" (1930)
   Sigmund Freud come fenomeno storico-culturale (1932)
   Sigmund Freud: necrologio (1939)
4. *Psicologia dell'inconscio* (edizione definitiva 1943) (USB N. 28)
5. *Tipi psicologici* (1921) (USB NN. 131/132)
6. *L'Io e l'inconscio* (edizione definitiva 1928) (USB N. 21)
7. *La saggezza orientale* (USB NN. 236/237). Contiene:
   Viaggio in India
   Commento psicologico al "Bardo Thödol" (Il libro tibetano dei morti) (1935/1953)
   Lo yoga e l'Occidente (1936)
   Il mondo sognante dell'India (1939)
   Quel che l'India può insegnarci (1939)
   Commento psicologico al "Libro tibetano della grande liberazione" (1939, pubblicato nel 1954)
   Prefazione a D. T. Suzuki, "La grande liberazione. Introduzione al buddhismo zen" (1939)
   Psicologia della meditazione orientale (1943)
   Santi indiani (1944)
   Prefazione a "I Ching" (1948, pubblicato nel 1950)
   Su K. E. Neumann, "I discorsi di Gautama Buddha" (1955)

Un'antologia accompagnata da inquadramento generale in:

C. G. Jung, *La dimensione psichica*, antologia a cura di Luigi Aurigemma (USB NN. 83/84). Contiene:
Psicoterapia e concezione del mondo (1943)
L'essenza dei sogni (1945/1948)
Psicologia e poesia (1930/1950)
La funzione trascendente (1957/1958)
Gli archetipi dell'inconscio collettivo (1934/1954)
La struttura della psiche (da *Aión: ricerche sulla storia del simbolo*, 1951)
Wotan (1936)
La schizofrenia (1958)
Riflessioni teoriche sull'essenza della psiche (1947/1954)
La coscienza dal punto di vista psicologico (1958)

In collaborazione con Károly Kerényi due studi mitologici in:

C. G. Jung e K. Kerényi, *Prolegomeni allo studio scientifico della mitologia* (USB NN. 199/200). Contiene:
Introduzione: Origine e fondazione nella mitologia (Kerényi)
Il fanciullo divino (Kerényi)
Psicologia dell'archetipo del Fanciullo (1940) (Jung)
Kore (Kerényi)
Aspetto psicologico della figura di Kore (1941) (Jung)
Epilegomeni. Il miracolo di Eleusi (Kerényi)

Nei Saggi sono apparsi i seguenti scritti:

C. G. Jung, *Coscienza inconscio e individuazione*
C. G. Jung, *Esperienza e mistero: cento lettere*
C. G. Jung, *Il simbolismo della messa*
C. G. Jung, *L'albero filosofico*
C. G. Jung, *Psicologia e alchimia*
C. G. Jung, *Realtà dell'anima*. Contiene:
Il problema fondamentale della psicologia contemporanea (1931)
Il significato della psicologia per i tempi moderni (1934)
L'applicabilità pratica dell'analisi dei sogni (1934)
La donna in Europa (1931)
Paracelso (1929)
Sigmund Freud come fenomeno storico-culturale (1932)
Ulisse - Monologo (1932)
Picasso (1932)
Anima e morte (1934)
Presente e futuro (1957)
C. G. Jung e R. Wilhelm, *Il segreto del fiore d'oro*

Universale Bollati Boringhieri

Abraham, Teoria e applicazioni della psicoanalisi [171]
Aleksandrov e altri, Le matematiche [104/105]
Asimov, La fotosintesi [58]
Barnett, Istinto e intelligenza [87]
Bartók, Scritti sulla musica popolare [153]
Baruffi (a cura di), Il desiderio di maternità [185/186]
Bates, La storia naturale [46]
Boas, Arte primitiva [222/223]
Boas, Introduzione alle lingue indiane d'America [180]
Bohr, I quanti e la vita [5]
Boltzmann, Modelli matematici, fisica e filosofia [270]
Bondi, Sciama e altri, Cosmologie a confronto [145]
Bonnor, Universo in espansione [3]
Bonvallet, Veglia e sonno [26]
Boole, L'analisi matematica della logica [262]
Borek, Il codice della vita [17]
Born, La sintesi einsteiniana [43/44/45]
Brewer, L'organizzazione del sistema nervoso [38]
Bridgman, La logica della fisica moderna [6]
Bunge, La causalità [47/48]
Carnot, Riflessioni sulla potenza motrice del fuoco [258]
Cavanna (a cura di), Aspetti scientifici della parapsicologia [91]
Chomsky, La grammatica trasformazionale [130]
Clegg, Homo sapiens [59]
Cocchiara, Il mondo alla rovescia [218/219]
Cocchiara, Il paese di Cuccagna [196/197]
Cocchiara, Storia del folklore in Europa [69/70/71]
Courant e Robbins, Che cos'è la matematica? N. ed. [65/66/67]
Claridge, Psicofarmaci: problemi e prospettive [165/166]
Cremerius (a cura di), Educazione e psicoanalisi [120/121]
Crossley e altri, Che cos'è la logica matematica? [140]
D'Antonio (a cura di), La crisi post-keynesiana [127/128]
Darwin, L'origine delle specie [148/149/150]
de Fermat, Osservazioni su Diofanto [271]
de Martino, Il mondo magico [98/99]
de Martino, Morte e pianto rituale [123/124]
Derry e Williams, Storia della tecnologia [167/168 e 169/170]
Deutsch, Psicologia della donna
vol. 1: L'adolescenza [252/253/254]
vol. 2: La donna adulta e madre [255/256/257]
Dobb, Economia politica e capitalismo [108/109]
Dodwell (a cura di), Prospettive della psicologia [143/144]
Durell, La relatività con le quattro operazioni [15]
Durkheim e altri, Le origini dei poteri magici [159]
Eddington, Spazio, tempo e gravitazione [60]
Einstein, Autobiografia scientifica [193/194]
Einstein, Pensieri degli anni difficili [4]
Einstein, Relatività: esposizione divulgativa [24/25]
Einstein e Infeld, L'evoluzione della fisica [1/2]
Eliade, Tecniche dello Yoga [240/241]
Eliade, Trattato di storia delle religioni [141/142]
Ellenberger, La scoperta dell'inconscio: storia della psichiatria dinamica [201/202/203 e 204/205/206]
Fabietti, Alle origini dell'antropologia [212/213]
Ferenczi, La mia amicizia con Miksa Schächter: scritti preanalitici 1899-1908 [259]
Feynman, La legge fisica [13]
Fogg, La vita e la crescita delle piante [34]
Foss (a cura di), I nuovi orizzonti della psicologia [30/31]
Foss (a cura di), Nuovi orientamenti di psicologia infantile [154]
Frazer, Il ramo d'oro [7/8 e 9/10]
Freud (Anna), Conferenze per insegnanti e genitori [244]
Freud (Anna), Il trattamento psicoanalitico dei bambini [88]
Freud (Anna) e Bergmann, Bambini malati [106]
Freud (Sigmund), vedi alla fine di questo elenco]
Friedrichs, I concetti matematici elementari della fisica [27]
Frings, La comunicazione animale [57]
Frisch, von, Il linguaggio delle api [136]
Galbraith, Il grande crollo [80]
Galbraith, La società opulenta [81/82]
Galois, Scritti matematici [273]
Garma, Psicoanalisi dei sogni [64]
Granit, Le finalità del cervello [190]
Gratton, Relatività Cosmologia Astrofisica [33]
Greenberg, Introduzione alla linguistica [189]
Guerraggio e Nastasi (a cura di), Gentile e i matematici italiani: lettere 1907-1943 [264]
Heisenberg, Mutamenti nelle basi della scienza [172]
Heisenberg e altri, Discussione sulla fisica moderna [195]
Hilbert e altri, Geometria intuitiva [72/73]
Horowitz (a cura di), Marx, Keynes e i neomarxisti [61/62]
Jacobi, La psicologia di C. G. Jung [89]
Jung (C. G.), vedi alla fine di questo elenco
Jung (C. G.), Introduzione alla psicologia analitica [272]
Jung (Emma), Animus e Anima [260]
Katz, La psicologia della forma [179]
Kenny, Wittgenstein [242/243]
Kerényi, Miti e misteri [183/184]
Kitaigorodskij, Ordine e disordine nel mondo degli atomi [32]
Lambert e Brittan, Introduzione alla filosofia della scienza [228]
Lashley e altri, La fisica della mente, a cura di Vittorio Somenzi [114/115]
Lattanzi, La rivoluzione molecolare [103]

Corpus freudiano

Corpus junghiano